ullstein

Mit knapp vierzig bekommt Marie-Claire diesen Satz von ihrer Frauenärztin zu hören: Sie hatten ein Vierteljahrhundert Zeit. Wofür? Für ein Kind natürlich. Marie-Claire, die Journalistin, muss sich fragen, ob sie die wichtigste Deadline ihres Lebens verpasst hat.

Wenn Anahita etwas will, bekommt sie es auch. Sie ist Senatorin, Familie ist ihr Thema, Brüssel ihr Ziel. Doch etwas fehlt, auch wenn es niemand ausspricht. Ist Mutterschaft nicht immer noch die wichtigste Kompetenz im Leben einer Frau?

Glück ist ein Roman über Frauen unter Druck, über die Phase im Leben, in der sie zu alt sind, um noch länger warten zu können, und zu jung, um es hinter sich zu haben. Doch was wäre, wenn sie – wie die Männer schon immer – einfach noch Zeit hätten?

JACKIE THOMAE, geboren 1972 in Halle, schreibt Erzählungen und Romane. Mit *Brüder* stand sie 2019 auf der Shortlist für den Deutschen Buchpreis und wurde mit dem Düsseldorfer Literaturpreis sowie dem Förderpreis des Lessing-Preises ausgezeichnet. Ihr Debütroman *Momente der Klarheit* erscheint in Neuauflage im Taschenbuchprogramm der Ullstein Verlage. *Glück* erschien 2024 im claassen-Verlag. Sie lebt in Berlin.

JACKIE THOMAE

GLÜCK

ROMAN

Ullstein

Besuchen Sie uns im Internet:
www.ullstein.de

MIX
Papier | Fördert gute Waldnutzung
FSC® C021394

PRODUZIERT MIT VERANTWORTUNG

Ungekürzte Ausgabe im Ullstein Taschenbuch
1. Auflage Oktober 2025

Bei Fragen zur Produktsicherheit wenden Sie sich bitte an
produktsicherheit@ullstein.de.
Umschlaggestaltung: zero-media.net, München
nach einer Vorlage von Anzinger und Rasp
Titelabbildung: © Rita Guglielmi / Almy Stock,
Piero della Francesca (Maler): *Madonna del parto*
Satz: GGP Media GmbH, Pößneck
Gesetzt aus der Adobe Garamond Premier
Druck und Bindearbeiten: ScandBook, Litauen
ISBN 978-3-548-07365-1

Für meine Freundinnen

ERSTER TEIL

Neununddreißig

VERLANGEN

Als Marie-Claire Sturm eines Morgens aus wilden Träumen erwachte, betrachtete sie ihr langes Bein, das unter der Bettdecke hervorragte, ihre großen Füße mit den ziegelrot lackierten Nägeln, ihre Brüste, die auseinanderfielen, denn sie lag nackt auf dem Rücken, ihre Unterarme, die sie im Gegensatz zu ihren Beinen nicht mit Wachs enthaarte, wobei sie sich seit Jahren fragte, ob sie es tun sollte, und ihre lange, schlanke Hand, die nach dem Telefon griff, und war zum ersten Mal in ihrem Leben als Frau glücklich mit ihrem Körper. Mehr als glücklich, sie fand ihn perfekt, so wie er war. Und sie war ihm dankbar, dass er sich schmerzfrei bewegte, dass in ihm alles floss, arbeitete, Signale sendete, Hormone und Botenstoffe ausschüttete, so wie es sein sollte, und dass er dieses Wunder jeden Tag ohne Hilfe von außen vollbrachte. Obwohl sie ihm Dinge zugemutet hatte, die keine Hilfe gewesen waren. Obwohl sie nicht jung war, zumindest nicht im medizinischen Sinn. Obwohl beides, Lebensstil und Alter, sowieso keine Garantie für irgendetwas waren. Sie hatte schlicht Glück gehabt mit diesem Körper, und sie hatte tausendmal gehört, wie dankbar man dafür zu sein hatte, was sie verstanden und pflichtschuldig versucht hatte, doch erst jetzt, an diesem Morgen, konnte sie diese Dankbarkeit zum ersten Mal empfinden.

Die Sonne schien ihr ins Gesicht, ließ die Wände und die Bettwäsche erstrahlen wie frischen Schnee und verstärkte den Kontrast zu ihren braunen Beinen, die angewinkelt aussahen, als würde sie an einem Strand liegen. Das einzige nicht perfekte Detail waren die Fensterscheiben, die dringend geputzt gehörten. Sie umfasste ihr Telefon, beobachtete bewusst die routinierten Bewegungen ihrer Finger und erfreute sich an ihnen. War das die totgefeierte Achtsamkeit? *11:27* stand auf dem Display, sie stellte das Telefon zurück in den Flugmodus, es war Samstag.

Sie sank auf den Rücken. Der Zustand hielt an. Ihr Herzschlag war spürbar, vielleicht leicht beschleunigt. Ihr Solarplexus schien zu pulsieren. Wie bei Angst. Es war ihr nie aufgefallen, dass die körperlichen Symptome für Angst und Euphorie dieselben waren. Vielleicht war das hier ja eine Panikattacke, missdeutet als Hochgefühl?

Sie schloss die Augen, tauchte in das Orange hinter ihren Lidern, hatte das Gefühl, sie würde schweben, und fragte sich, ob nicht doch etwas vorgefallen war, was sie gerade vergessen hatte. Es war einiges vorgefallen, ja. Aber nichts davon hatte das hier ausgelöst. Unbegründetes Glück. Vollständige Zufriedenheit. Tiefe Dankbarkeit. Es war fast beängstigend. So überwältigend, dass es sich anfühlte wie ein Erweckungserlebnis, was nicht zu Marie-Claire passte, schon gar nicht am Morgen.

Normalerweise wachte sie auf, als hätte man direkt neben ihrem Kopf einen Gong geschlagen. *Ich habe kein Kind.* Das war ihr erster Gedanke, klar, deutlich, wahr und jedes Mal so schockierend, dass sie Herzrasen bekam. Sie hatte von Trauernden gelesen, die sich vor dem Aufwachen fürchteten, weil es sich anfühlte, als würden sie jeden Morgen aufs Neue erfahren, dass der geliebte Mensch nicht mehr da war. So war es bei ihr auch. Was, während sie tagsüber ihr Leben lebte, mehr oder weniger laut ein Hintergrundrauschen bildete, wurde ihr morgens als Ohrfeige serviert. Dann stand sie auf. Und funktionierte.

Das Verlangen hatte spät eingesetzt. Marie-Claire, the late bloomer.

Sie hatten fünfundzwanzig Jahre Zeit, Mutter zu werden, sehen Sie's mal so. Das ist ein Vierteljahrhundert.

Das hatte Dr. Nonnenmacher, ihre Frauenärztin, gestern Nachmittag zu ihr gesagt und dabei die Augen so begeistert aufgerissen, als hätte sie ihr eine Lösung präsentiert. Hatte sie nicht. Dafür hatte sie Marie-Claire einen neuen Satz geliefert, mit dem sie sich selbst terrorisieren konnte, neben diesen: Ich habe versagt. Ich habe mich verzockt. Ich habe es verpennt, verpeilt, verkackt. Das Einzige, wozu ich hier auf dieser Welt bin, habe ich nicht gebacken gekriegt. Ich habe meine Lebenszeit verplempert. Warum ist mir nicht früher aufgefallen, dass ich unter Zeitdruck stehe? Dass ich die einzige wichtige Deadline meines Lebens im Blick hätte haben müssen? Was habe ich die ganzen letzten Jahre über gemacht? Bin ich dümmer als andere? Werde ich jetzt dafür bestraft? Und, jetzt neu, mit herzlichem Dank an Frau Dr. Nonnenmacher: Ich hatte ein Vierteljahrhundert Zeit. Sogar noch mehr, denn ich habe meine Tage mit zwölf bekommen.

Dazu kamen die Metaphern. Sie war Mitte dreißig gewesen, als sie anfing, die Welt anders zu sehen. Als sie anfing, zu sich selbst in Metaphern zu sprechen und auch zu einigen auserwählten anderen, denen das nicht aufzufallen schien, was wohl hieß, dass ihre Metaphern nicht besonders originell waren. Oder dass die anderen ihr nicht wirklich zuhörten.

Ich sehe einen Zug davonfahren, sagte MC. Ich sehe die Rücklichter. Und ich hasse es, zu rennen. Ich sehe eine Tür, die sich langsam schließt, ich bleibe allein in einem dunklen Zimmer zurück. Ich sehe eine Sanduhr, durch die rieselt die Zeit, die mir noch bleibt. Ich sehe mich selbst bei der Reise nach Jerusalem. Heißt dieses Spiel noch so? Jedenfalls sehe ich mich herumtanzen und keinen freien Stuhl finden. Ich sehe mich selbst auf einem Wühltisch. Gehöre ich auf einen Wühltisch? Gibt's mich jetzt im Ausverkauf? Und auch ich selbst wühle auf einem Wühltisch herum und suche nach Ladenhütern. Die Guten sind weg. Ich bin zu spät.

Wie viel Zeit bleibt mir denn noch?

Das hatte sie gestern ihre Frauenärztin gefragt, und es hatte sich angehört, als ginge es um ihre Lebenszeit. Und Dr. Nonnenmacher, deren Nachname nichts Gutes verhieß, wenn man ein Kind wollte, wie Marie-Claire erst jetzt auffiel, hatte den Blick von ihrem Bildschirm gelöst und sie angelächelt.

Einen exakten Zeitpunkt kann ich Ihnen leider nicht nennen, aber wie gesagt, Sie sind nicht zu alt. Ihre Werte sind okay. Und es gibt Möglichkeiten.

Diese Möglichkeiten zählte sie dann auf: IVF, ICSI, IUI und GIFT, was man mittlerweile kaum noch anwendete, Marie-Claire hatte sich das alles erlesen, die Petrischalen und Spritzen vor sich gesehen, Zuchtstuten vor sich gesehen, die mit unterarmgroßen Kanülen besamt wurden, denn daran erinnerten sie diese Methoden und Begriffe wie intrauterine Insemination. Sie hatte Paare vor sich gesehen: traurige Paare, bestehend aus Mann und Frau, bei denen einer nicht performte; entschlossene Paare, die aus zwei Männern oder zwei Frauen bestanden, die vielleicht beide performten, aber nicht an einer Zeugung durch Heterosex interessiert waren. Marie-Claire hatte zwei dieser Paare in ihrem Freundeskreis, sie hatten sich nach sorgfältiger Abwägung und Planung zu diesem Schritt entschlossen, und sie beneidete sie um ihren Pragmatismus – darum, dass sie nicht an das Märchen vom richtigen Partner zum Kinderzeugen und Kindergroßziehen glaubten, der dann auch noch zum richtigen Zeitpunkt im Leben aufzutauchen und anschließend zu bleiben hatte.

Es war schön, dass all diesen Leuten jetzt geholfen werden konnte, aber: thanks, but no, thanks.

Es ist nun aber so, sagte Marie-Claire, dass ich weder unfruchtbar bin noch ein Kind ohne Partner will.

Gut. Wenn Sie auf den richtigen Partner warten möchten, dann ist das ebenfalls in Ordnung, sagte die Ärztin und schaute wieder auf ihren Bildschirm, als stünde dort etwas Wichtiges, vielleicht noch eine Methode, vielleicht eine lustige Privatsache. Schlechter Stil, dachte Marie-Claire.

Die gute Nachricht bei diesem Arztbesuch, der angestanden hatte, um sie nach Jahren der Ignoranz auf den aktuellen Stand ihrer Reproduktionsfähigkeit zu bringen, war die Gewissheit, dass sie intakt war. Die Worte *warten* und *richtiger Partner* trieben Marie-Claire trotzdem aus ihrem Stuhl. Das Angebot, Frau Dr. Nonnenmachers Therapiegruppe für Frauen mit unerfülltem Kinderwunsch beizutreten, nickte sie eilig weg, während sie ihre Handtasche und ihre Jacke nahm.

Bei Ihnen ist es natürlich noch nicht endgültig, aber es könnte hilfreich sein, zu hören, was Frauen in einer ähnlichen Situation sagen. Ich biete auch Einzelsitzungen an, wie

Sie ja vielleicht wissen, bin ich auch ausgebildete Psychotherapeutin.

Nein, das hatte Marie-Claire nicht gewusst. Es wunderte sie jedoch nicht, dass Dr. N. eine Zusatzqualifikation hatte, vermutlich hatte sie auch mehrere Kinder, ein Haus, ein Auto und ein Pferd – und einen perfekten Mann, ebenfalls Arzt, vielleicht auch Unternehmensberater. Es war auf jeden Fall nicht zu übersehen, dass es bei ihr lief, sie hatte die Aura und das Aussehen einer Frau, die ihr gesamtes Abstraktionsvermögen brauchte, um sich in eine Versager-Biografie wie die von Marie-Claire hineinzuversetzen, und da hatte sie sich wohl gedacht, dass es nicht schaden könnte, dieses Herz für Verliererinnen auch noch zum Zusatzberuf zu machen.

Danke, ich denke darüber nach, murmelte Marie-Claire entkräftet, unabsichtlich gedemütigt von der Fachärztin, deren letzte Sätze sie nur noch in Schlagworten registrierte: Therapie, Voraussetzung, Teilnahme, in Kooperation mit der Uniklinik, neue Methode. Sie wollte keine neue Methode. Sie wollte nichts einfrieren, entnehmen, injizieren lassen. Sie wollte eines Morgens aufwachen, feststellen, dass ihre Regel ausgeblieben war, auf einen Schwangerschaftstest pinkeln, zwei Streifen sehen und jubeln.

Sie kannte die Situation, zwei Mal hatte sie nicht gejubelt. Beim ersten Mal hatte sie geheult und geschrien, es dann ihrer Mutter gebeichtet, die erstaunlicherweise weder schockiert war noch schimpfte, sondern sofort alles in die Wege leitete, wie sie es nannte. Es schien keinen Gedanken an eine Alternative zu geben, das hatte Marie-Claire gewundert. Es trotzdem zu versuchen, es entstehen und leben zu lassen, schien nicht infrage zu kommen. Daran dachte sie in letzter Zeit öfter. Diese beiden Male, jahrelang erfolgreich verdrängt, trieben jetzt an die Oberfläche wie Wasserleichen. Verfolgten sie, flüsterten ihr zu, dass sie dafür bestraft wurde, das Leben nicht zugelassen zu haben.

Sie war siebzehn gewesen. Jahr fünf in der Zeitrechnung von Dr. Nonnenmacher, und viel zu jung. Da waren die Gesellschaft, in der sie lebte, ihre Familie und sie selbst sich ausnahmsweise einig.

Du willst dir doch nicht dein Leben versauen, bevor es überhaupt angefangen hat, sagte Vroni, ihre Mutter, und dann, etwas weicher, das konnte Vroni nur im Nachsatz: Du hast noch alle Zeit der Welt. Du verschiebst das auf später, aber jetzt musst du aufhören zu heulen bitte und deinen Hintern bewegen, denn die Zeit arbeitet gegen dich.

Elfriede, ihre Großmutter, war ebenfalls dafür beziehungsweise dagegen, Katholizismus hin oder her, der passte nun mal nicht in jeder Lebenslage, das hieß nicht, dass man ein schlechter Mensch war, das hieß nur, dass man seine Fehltritte anderswo auszubügeln hatte, da fand sich immer eine Gelegenheit, zur Beichte gehen war auf jeden Fall ein Anfang. Elfriede hatte vieles in ihrem Leben gesehen, Engelmacherinnen gehörten dazu, und da war es doch ein Segen, dass man heute nur noch ein Gespräch mit der Dame von Pro Familia führen musste, die in diesem Fall eine Entscheidung contra familia abzusegnen hatte, und sich anschließend in professionelle ärztliche Hände begeben konnte. Schön war das alles weiß Gott nicht, aber Frau zu sein bedeutete nun mal, dass man sich in ständiger Gefahr befand und am Schluss die Suppe allein auslöffelte, egal für welchen Weg man sich entschied.

Und, fügte Elfriede hinzu, mit einem Kind kriegst du ja gleich gar keinen ab. Das *gleich gar* wies auf Marie-Claires per se schon schlechte Karten auf dem Heiratsmarkt hin. Die Elfriede ihr schon gelegt hatte, als sie in die Pubertät kam und sich herausstellte, dass sie größer als eins achtzig werden würde. Ach komm, Mutter, lass halt gut sein, hatte Vroni daraufhin gesagt, während Marie-Claire weiter weinte und sich fragte, ob sie den Trainerassistenten des Basketballvereins – den *Vater*, was für ein Wort – einweihen sollte oder nicht.

Veronika und Elfriede fragten erst gar nicht nach ihm. Er spielte keine Rolle. Marie-Claire entstammte einer langen mütterlichen Linie von Verwitweten, Verlassenen und Enttäuschten. Von Frauen, die allein zurechtkamen, mit dem Schlimmsten rechneten und sich dann im Schlimmsten einrichteten. Dort wollte sie nicht hin. Doch schon mit siebzehn sah es so aus, als wäre ihre schwerste Aufgabe, ihr kleines Boot gegen diesen starken Strom zu steuern und einen anderen Flusslauf zu finden. Vielleicht war das auch einer ihrer Gründe gewesen, dieses Kind nicht zu bekommen, dachte Marie-Claire später, denn das hätte bedeutet, auf unbestimmte Zeit bei ihrer Mutter festzusitzen. So wie auch Vroni immer wieder bei ihrer Mutter gelandet war, überfordert und müde und allein, erst mit einem Kind, dann mit zweien.

Sie selbst hätte jetzt auch zwei. Sie wären gesund. Da war sie sich sicher.

Sie verließ Dr. Nonnenmachers Praxis zusammen mit einer hochschwangeren Frau, der der sogenannte Glow komplett fehlte, deren Knöchel über die Riemen ihrer Birkenstocks quollen und die sich wie eine kurzatmige Robbe in den Fahrstuhl schleppte. Marie-Claire, die in einem schönheitsfanatischen Frauenhaushalt aufgewachsen war, musste daran denken, wie lange sie geglaubt hatte, nur schöne Frauen würden Kinder bekommen, länger als an den Weihnachtsmann, womöglich länger als an Gott. Verrückt.

Alles Gute, sagte sie zu der schnaufenden Frau, als sie gemeinsam das Haus verließen, und meinte es ernst.

Die gute Nachricht ist, dass ich funktioniere, dachte Marie-Claire, als sie das Knöllchen vom Scheibenwischer fischte – zwanzig Euro, scheißegal, ist nur Geld, ich bin gesund – und in ihr Auto stieg. Selbstredend befand sich Dr. Nonnenmachers Praxis in einem prächtigen Gründerzeitstraßenzug ohne jede Nachkriegslückenbebauung, ohne ein einziges Geschäft, das einer Kette angehörte oder einen ästhetischen Makel darstellen könnte. Man konnte hier Fliesen aus Marokko und Portugal kaufen, griechisches Olivenöl direkt von den sympathischen Erzeugern, rahmengenähte Lederschuhe vom eigenen Leisten bestellen, einen Aperitivo bei einem Italiener trinken, wo die Mamma noch selbst kochte, seine hochwertige Kleidung in eine Spezialreinigung für hochwertige Kleidung bringen und für diese Behandlung mehr bezahlen als für einen Fetzen von einer Fastfashionkette. Man konnte seine Sammlung schöner Teppiche und Kelims erweitern oder die vorhandenen von Profihand der jährlichen Pflege unterziehen lassen, und falls man zusammen mit der ehemals flippigen Boutiquenbesitzerin gealtert war, konnte man sich nach wie vor seine Klamotten bei ihr kaufen, denn sie fuhr weiterhin nach Paris und Mailand für die Einzelstücke für ihre Stammkunden, sie machte sich keine Sorgen um die großen Flagshipstores und vulgären Malls, sie hatte einen Mietvertrag von schätzungsweise 1979. Dieser friedliche und verdiente Wohlstand, die alteingesessenen Geschäftsinhaber und deren werte Kundschaft – das alles machte Marie-Claire, die zu spät geboren und hierhergekommen war, um daran teilnehmen zu können, nicht neidisch und schon gar nicht sozialneidisch, dazu war es zu weit weg. Und auch zu sympathisch. Es weckte eher den Wunsch in ihr, auf Fast Forward zu drücken. Sie, deren größte Angst ihr vierzigster Geburtstag war, wünschte sich beim Anblick dieses Friedens, ihre momentane Lebensphase einfach überspringen zu können. Die K-Frage wäre geklärt, und sie wäre eine glückliche alte Frau unter anderen ihrer Peergroup, ob nun mit oder ohne Kinder, spielte keine Rolle, denn die Kinder wären schon aus dem Haus. Wie man hier auch sehen konnte in diesem überalterten Paradies. Die Kinder, die vielleicht auch die Enkel waren, waren um die zwanzig und saßen mit ihren gut erhaltenen Eltern und Großeltern an den Tischen vor den netten Italienern, Griechen und Franzosen. Die Jeunesse dorée speiste mit der Familie zu Abend, um später noch in schmutzigere Bezirke aufzubrechen, wo sie auch wohnte, weil es hier dann doch zu beschaulich geworden war. Ja, es war fast wie in der Schweiz, leider ohne Alpenblick, aber die Stimmung, besonders in diesem bernsteinfarbenen Abendlicht, durch das Marie-Claire fuhr, war so frei von jeder Art von Reibung und Chaos, dass man als Mensch unter dreißig selbstverständlich das Weite zu suchen hatte. Es wäre schön, wenn sie Kind Nummer eins nach einem Abendessen in eine wilde Nacht entlassen könnte, dachte Marie-Claire und verbot sich sofort, ihre beiden traurigen Erfahrungen Kind zu nennen. Wie kam sie dazu, sich ständig selbst neue Wunden zu reißen? Der Schmerz war jederzeit abrufbar und machte offenbar süchtig, das wusste sie aus Erfahrung und von ihrer Freundin Maren, die sich aus dem Mediabusiness, wie sie es auf ihrer Website nannte, zurückgezogen hatte und nun spirituelle Lebensberaterin und Coach war. Dank ihres Vorlebens als freiberufliche Cutterin hatte Maren ein sicheres Gefühl für Tagessätze und deren Verhandlung entwickelt und war praktisch über Nacht zu einer sehr preisintensiven Coach avanciert.

Die Leute investieren in sich, das sollten sie lernen, das ist praktisch mein Grundkurs, bevor ich mit meiner eigentlichen Arbeit überhaupt angefangen habe, sagte sie, und: Die Leute müssen das Gefühl haben, dass sie es sich wert sind.

Das ist von L'Oréal, sagte Marie-Claire.

Fragwürdige Firma, guter Claim, sagte Maren, der gehört der Allgemeinheit. Verstehst du, was ich meine? Wenn das, was ich tue, die Leute nichts kostet, wenn sie nichts dafür tun müssen, also in diesem Fall bezahlen, wertschätzen sie es nicht.

Maren war überzeugend, die geborene Guru. Und kinderlos. Und Maren hatte sie, glücklicherweise honorarfrei, darauf aufmerksam gemacht, dass sie sich mit ihrer Angst, ihrem Schmerz und ihrer Wut in einem Suchtkreislauf befand.

Resentment, sagte Maren, Englisch für Groll, vom Lateinischen re-sentire, wieder fühlen. Du fühlst es wieder und wieder, du rufst es immer wieder ab, weil es dir, so schmerzhaft es auch ist, eine Art Befriedigung verschafft. Weil du es kennst.

Aha, hatte MC gedacht, auf dem Heimweg aus dem japanischen Restaurant, in dem sie den ganzen Abend Matcha-Tee getrunken hatten, der Marens einziges Genussmittel war. Und jetzt?

Die Grübelei musste aufhören, dafür hätte sie Maren nicht gebraucht, nur ihre eigene Reflexionsfähigkeit, die sehr wohl vorhanden war. Der Gedanke, dass sie sich im Kreis drehte, war ebenfalls nicht neu, wie auch die Feststellung, dass sie sehr viel Zeit auf diese Spiralen verwendete, dass sie ihre Lebenszeit verschwendete. Die Aussage, dass es sich dabei um eine Sucht handelte, war typisch für Maren, die sich als Ex-Süchtige und Suchtexpertin bezeichnete, aber insofern erhellend, als Marie-Claire nun darauf achtete, wie oft sie diese Gedanken abspulte und wie freiwillig dieser Vorgang war. Und auch, ob diese Gedanken, die immer eine Selbstfolter darstellten, nicht durch andere ersetzbar wären.

Die traurige Antwort lautete: Nein. Die Selbsterkenntnis hatte etwas Befreiendes, Erleichterndes, für das sie im Zweifel auch bezahlt hätte, das Problem aber blieb. Und Teil des Problems war es, dass sie jahrelang seine Dringlichkeit übersehen hatte. Das hieß, dass sie jetzt eben nicht so tun konnte, als würde es nicht existieren.

Dafür war es zu real. Es handelte sich nicht um eine diffuse Fragestellung, die formuliert und anschließend eingekreist werden musste: Wer bin ich? Wohin will ich? Wo liegen meine Stärken? Sie befand sich in einem klar abgesteckten Krisengebiet. Sie stand an einem Startblock, der täglich um ein paar Millimeter verschoben wurde, mal nach vorn, mal nach hinten, das Ziel war ein Kind. Die Hürde war ihr Körper, Mutter Natur, die Biologie. Die war nicht aus dem Weg zu räumen, sie war da, machte sie gleichzeitig demütig und klein und mächtig, weil gebärfähig, und sie würde ihr das Ende diktieren. Denn, so war Marie-Claire bei ihrer Gynäkologin klar geworden, sie würde diese Methoden nicht wählen, jedenfalls nicht, bevor sie sich selbst eine letzte Chance gegeben hatte. Wie also sollte sie nicht daran denken? Es war eine Jetzt-oder-nie-Situation, wie es sie sonst kaum gab. Sie könnte ihren Studienabschluss nachholen (kein Interesse, aber möglich), sie könnte auswandern, sie könnte ein Mann werden. Aber das hier, das hatte einfach zu passieren.

Während sie fuhr, überkam sie das Gefühl, alle anderen würden sie aufhalten, ihr wertvolle Zeit rauben. Der Verkehr fühlte sich an wie ein Spiel, bei dem sie jede Runde knapp verlor. Die Vierteljahrhundertansage der Frauenärztin hatte sie in ein Schlangennest aus Zahlen geworfen. Sie hatte siebenundzwanzig Jahre Zeit gehabt. Demografisch zählte man die Frauen einer Bevölkerung bis fünfzig als gebärfähig. Fünfzig, das waren Ausnahmen und mehr und mehr Prominente. Blieb man bei den Frauen, die einfach so schwanger wurden, sank die Wahrscheinlichkeit ab fünfunddreißig, während zugleich der Wunsch, jedenfalls zu dieser Zeit und in diesem Teil der Welt, rasant anstieg. Dieses eigenartig kleine Zeitfenster, das die Frauen sich aussuchten, dachte Marie-Claire, die ihre Deadline mittlerweile bis zur dreiundvierzig verschoben hatte, das gab ihr noch vier Jahre. Sie trommelte auf ihrem Lenkrad herum, während sie sich durch die Namen bekannter Mütter über vierzig in ihrem Kopf scrollte. Ständig kamen neue hinzu.

Marie-Claire, die sich sicher war, nach einer Frauenzeitschrift benannt worden zu sein, auch wenn Vroni das abstritt, und die ihren Berufseinstieg als Volontärin bei einer großen Frauenzeitschrift absolviert hatte, konnte nicht anders, als sich an prominenten Frauen zu orientieren. Auch wenn sie ihre Großmutter belächelte, die von Prominenten redete, als wären sie ihre Bekannten: Die Dings von Dings hat es auch nicht leicht. Der Dings von Bums wünsche ich von Herzen alles

Gute. Tatsächlich war sie an einem Punkt angelangt, an dem sie die Leben fremder Frauen mehr auf ihr eigenes bezog als eine alte Frau, die bunte Blättchen las. In ihrem Kopf sah es aus wie an der Pinnwand eines manischen Detektivs. Auf der einen Seite hingen die Kinderlosen und dienten ihr als Trost. Kein Kind, kein Kind, kein Kind. Kein Mann und kein Kind. Mann und kein Kind. Frau und kein Kind. Sie bewiesen, dass es möglich war, weiterzuleben, sehr gut sogar, sollte man dieses eine Tor nicht schießen. Wieso Tor? Und wer sagte, dass sie je darauf abgezielt hatten? Die Verwendung von Metaphern war genauso zwanghaft geworden wie das Errechnen des Alters jeder Frau bei der Geburt ihres ersten Kindes. Sie hingen auf der anderen Seite ihrer geistigen Wand: die späten und sehr späten Mütter, Mitte vierzig bis Mitte fünfzig. Fast wöchentlich wechselte eine von ihnen die Seite. Vom Vorbild für einen Ausweg zum noch größeren Druck. Leihmutterschaften galten nicht. Adoptionen ebenfalls nicht. Auch wenn es anständig und naheliegend war. Schließlich gab es genug Menschen auf der Welt. Es gab auch genug Babys, deren Situation sich erheblich verbesserte, wenn eine privilegierte Frau ihre Mutter sein wollte. Was hat diese Adoptiererei eigentlich zu bedeuten, hatte MCs Lieblingsjournalistin anlässlich der malawischen Kinder eines Popstars gefragt und war zu dem bissigen Schluss gekommen: Schwarz macht schlank! Das war böse und dabei so gut, dass MC sich den Artikel aufgehoben hatte, damals, als die K-Frage zwar schon auf sie zurollte, sich aber noch nicht zur einzigen Frage aufgebläht hatte. Abgesehen von den strengen Adoptionsauflagen in Deutschland musste Marie-Claire sich eingestehen, dass es ihr nicht in erster Linie um das Zusammensein mit einem Kind ging, sondern um die Weitergabe ihres Erbguts. Was sich nicht egoistisch anhörte, solange man sich diesen Wunsch zur richtigen Zeit erfüllte. Jetzt aber musste sie sich rechtfertigen, was dazu führte, dass sie sich immer öfter vor sich selbst rechtfertigte.

Ich bin gesund, ich bin topfit, warum sollte ich nicht einfach so schwanger werden, dachte sie, als sie nach einer endlosen Rotphase endlich wieder freie Fahrt hatte. Wie die und die und die. Wenn sie vom sogenannten Babyglück dieser Frauen erfuhr, fühlte sie sich verraten und angestachelt zugleich: Wie alt ist sie, achtundvierzig? Scheiße beziehungsweise wow! Es war so dumm, dass sie sich schämte. Und sie war so machtlos dagegen, dass sie sich verzieh. Auch wenn es lachhaft war, dass Leute, die sie nur aus den Medien kannte, ihr so zusetzen konnten. Nicht einmal als Teenager war es möglich gewesen, ihre Gefühle derart zu steuern. Und jedes Kind dieser Frauen, die alles hatten, war ein weiterer Beweis für Marie-Claire, dass sie sich nichts vormachte. Dass es das war, wofür man lebte, was eine Frau zur Frau machte. Es war schrecklich, und es gab Gegenargumente, aber Marie-Claire wollte es zu dieser Zeit so sehen.

Sie verspürte eine leichte Stop-and-go-Übelkeit plus Brainfreeze, verursacht durch einen Schokomilkshake, für dessen Kauf sie fast einen zweiten Strafzettel kassiert hätte, als neben ihr eine tiefe Basswelle erklang: *Cause I'm a motherfuckin P.I.M.P.*

Marie-Claire, die sich MC nannte, seitdem sie eine Weile für einen Black-Music-Sender gearbeitet hatte, nickte zu den Beats, dankbar für die Ablenkung. Sie brauchte den Kopf nicht zu drehen, es reichte der Seitenblick, um zu sehen, dass dort drüben alles so war, wie man es sich vorstellte: SUV, mattschwarz, drinnen drei Typen, zwei vorn, einer hinten, die durch die Gegend kurvten, um zu zeigen, was sie hatten. Panzer, Soundsystem und barbershopgepflegte Vollbärte zu Spiegelbrillen. Luftlinie zwei Kilometer nach den bestsituierten Senioren diese Dudes, MC gab Gas, kurz verliebt in ihre Stadt. Die Typen verfolgten sie, ihre Flirttaktik bestand darin, ihr erst fast hintendrauf zu fahren und dann auf Wettrennen zu schalten. Sie ließ sich nicht darauf ein, hielt sich strikt an die Regeln, ließ sich aber weiterhin verfolgen. Hupen, Lachen, Übermut, der Bass wummerte noch lauter. An der nächsten Ampel riefen sie ihr etwas zu, was sie nicht verstand. Sie gab grinsend Gas in ihrem weißen Saab Turbo, der älter war als die Typen, die ihn sicher als Schrottkarre betrachteten, vielleicht waren sie aber auch Aficionados. An der dritten Ampel fingen sie an zu rufen und zu gestikulieren.

Ey! Tss! Fahr mal die Scheibe runter, Baby!

Sie fuhr davon, grinsend. Sie sollte öfter flirten, dachte sie, wahlloser dabei sein, sich sehen lassen, sich Komplimente machen lassen, sich durch die Stadt bewegen, aus ihrer Blase heraus, andere Leben und Leute sehen, wenn auch nicht unbedingt zwanzigjährige Vollbärte, die in gemieteten SUVs herumfuhren, aber dennoch: das Leben wieder etwas leichter nehmen. An der nächsten Kreuzung ließ sie sich dazu herab, die Scheibe herunterzulassen. Hallo, riefen die Typen. Na? Alles klar? Cooler Wagen, guter Fahrstil. Und, eine Frage bitte!

Ich höre.

Haben Sie vielleicht eine Tochter, mit der wir mal ausgehen könnten?

Marie-Claire fuhr lachend nach Hause. Die Frage nach der Tochter war eine gezielte Frechheit gewesen. Sie lachte, hatte auch die Typen angelacht und sah trotzdem weniger zufrieden in den Rückspiegel als zuvor, sah an sich hinunter, sah ihre Brüste im engen T-Shirt, ihren Bauch, ihre Schenkel, breitbeinig und in Jeans auf dem roten Ledersitz. Nicht blutjung, nicht alt, nicht einmal älter, wenn auch älter als diese Bürschchen in ihrer Zuhälterkarre. Nein, sie war noch nicht im MILF-Stadium angekommen, und das war ihnen auch klar gewesen. Oder? Auch wenn sie einen Sohn haben könnte, der jetzt durch die Stadt fuhr, mit wenig im Kopf außer PS und Sex. MC wischte den Gedanken fort, es ging nicht, dass jede Begegnung sie wieder darauf zurückwarf. Doch der Gedanke ließ sich nicht vertreiben, die Leichtigkeit war verflogen. Als sie in ihre Gegend kam und schon einen halben Kilometer vorher anfing, nach einem Parkplatz zu suchen, drehte sie sich schon wieder im Kreis. Jeder Proll in seiner Prollkarre, jeder dahergelaufene Passant, jeder dahergefahrene andere Verkehrsteilnehmer hatte die Macht, Marie-Claire in Schwermut zu versetzen. Jedes dahingesagte Wort konnte sich wie ein Schlag ins Gesicht anfühlen. Selbst das Wörtchen *wir* konnte ihr schon den Abend versauen, was sie jetzt, am Nachmittag, allerdings noch nicht wissen konnte.

Sie war zu einem Essen bei Bekannten eingeladen, und man hatte sie schlecht platziert. Männer und Frauen saßen im Wechsel und Paare getrennt, MC zwischen zwei liierten Männern, von denen sie einen vom Sehen kannte, den anderen gar nicht. Sie war eigentlich froh, dass man sie nicht neben irgendwelche anderen Singles setzte, denn sie suchte sich gern selbst aus, wer sie interessierte, allerdings saß ihnen gegenüber die Frau des einen Mannes, die das regelmäßig verdeutlichte, indem sie über den Tisch hinweg seine Hände ergriff. Alarmiert vom Territoriumsgehabe der ersten Frau, stand die zweite Frau zwischen jedem Gang auf, um die Schultern ihres Mannes zu kneten und MC in der Wir-Form darauf hinzuweisen, dass sie sich auf besetztem Gebiet befand: Wir fliegen nächste Woche nach Sizilien. Ohne die Kinder, herrlich! Wir pflanzen Tomaten. Wir lieben diese eine Serie, wie heißt die noch, Schatz?

MC kaute nickend auf ihrem Essen herum. Die Angst um diese Männer war bedenklich und hob sie auf Sockel, auf denen sie sich nicht einmal wohlzufühlen schienen. Die Verunsicherung, die ihre eigene Anwesenheit offenbar auslöste, gab MC ebenfalls zu denken, denn eigentlich hatte sie sich nie als Bedrohung für andere Frauen betrachtet, was sie lange an sich selbst geschätzt hatte und mittlerweile naiv und dumm fand. Was hatte es ihr gebracht, ungefährlich und nett zu sein? Wen interessierte es, was sie nicht getan hatte? Mann ausgespannt oder Mann geschnappt durch Kind anhängen, so Sachen. Nein, so etwas hatte sie nicht gemacht, auch weil sie immer gedacht hatte, dass es gar nicht möglich war, dass es sich dabei um bösartige Unterstellungen handelte, frauenfeindlich sowieso, männerverachtend noch dazu. Und natürlich überholt. Wieso natürlich? Wieso überholt? Die Ansichten ihrer Großmutter zum zentralen Lebensthema Mann wirkten hier an diesem Tisch überhaupt nicht gestrig, im Gegenteil, sie schienen von zeitloser Aktualität zu sein. Es hat sich nichts geändert, dachte MC, während sie zwischen diesen beiden sogenannten Powerpaaren saß, bei denen die Power nicht besonders gleichmäßig verteilt zu sein schien. Was sie noch nicht einmal kaschierten –

fast spürte MC so etwas wie Respekt vor der Konsequenz dieser Leute, die sie hoffentlich nie wieder sehen musste.

Die naheliegendste und realistischste Möglichkeit für eine Frau, auf der sozialen Leiter nach oben zu steigen, lag nach wie vor nicht im Beruf, sondern in der Heirat. In einer, wie man früher sagte, guten Partie.

Das hätte Marie-Claire, die jeden Morgen zwei Stunden mit dem Lesen aller relevanten Zeitungen verbrachte, zum Tischgespräch beitragen können, denn sie war nicht nur eine gut informierte Journalistin, sondern auch eine unterhaltsame Tischdame. Was die Männer dieser Paare aus einem anderen Jahrhundert sicher *erfrischend* gefunden hätten, hätten ihre Frauen sie gelassen. Tischdame. Ebenfalls ein Wort aus einem anderen Jahrhundert, das hier an diesem Tisch hochgehalten wurde. Es war zurückgeholt und geschmackvoll restauriert worden, so wie die Wohnungen, in denen man sich traf. Ja, hier fand Werterhaltung statt, das galt für die Bausubstanz genauso wie für den Wunsch nach einer Ehe und nach Kindern, die so hießen wie die Bewohner dieser Häuser, als sie gerade gebaut worden waren.

Die Ehefrauen ihrer Tischherren hatten irgendwann dafür gesorgt, dass ein stabiles Vierecksgespräch entstanden war, Frau redete mit Frau, Mann mit Mann. Fest verknotet und geschützt vor Marie-Claires störendem Einfluss. Die Tischordnung, die sicher nett gemeint war, denn die Gastgeber waren nett, hatte sich aufgelöst, sodass sie sich auf den Balkon stellte, wo man sich heiter rauchend über Intervallfasten und Bergwandern unterhielt. MC stand fröstelnd daneben. Ohne Zugang und verbindendes Element Zigarette. Als ein gähnender Mann sagte: Ich pack's dann mal, nutzte sie die Gelegenheit, um sich ebenfalls zu verabschieden.

Wie war noch mal dein Name, fragte eine der Ehefrauen leutselig, jetzt, wo die Gefahr sich verzog.

Marie-Claire.

Kennst du etwa nicht MC Storm?, fragte ihr Mann.

Was? Oh! Wir lieben deinen Podcast!

Danke, schönen Abend noch.

Die Gastgeber, beide Galeristen, lehnten an ihrer Kücheninsel, zufrieden mit ihrem Abend, und machten keine Anstalten, sie aufzuhalten. Marie-Claire hatte Jahre ihres Lebens zum harten Kern gehört, der blieb, bis alles ausgetrunken war, immer und überall, und sah jetzt, wie leicht es gewesen wäre, einfach zu gehen.

Ciao, war so schön, dass du da warst.

Fand ich auch.

Im Taxi roch es nach ungewaschener Jeans, und der gähnende Mann, der behauptet hatte, denselben Weg zu haben, war ein zäher Gesprächspartner, der noch nie von dem Film *Die Frauen von Stepford* gehört hatte.

Muss man den kennen?

Ist jedenfalls ein Klassiker. Von 1975. Remake Anfang des Jahrtausends.

Aha. Und worum geht's da?

Um berufstätige Frauen, die in Hausfrauenroboter verwandelt werden.

Ist ja gruselig.

Ja. Das ist die Idee eines Horrorfilms. Können Sie mich dort vorne an der Ecke rauslassen, bitte?

MC hatte entschieden, in eine Bar zu gehen, in der sie seit Ewigkeiten nicht gewesen war. Ob er noch auf einen Drink mit hineinkommen könne, fragte der gähnende Mann, nun wieder etwas munterer. Nein, sagte MC, sie sei dort verabredet. Sie hatte keine Lust auf ein Überbleibsel dieses unschönen Abends, den sie sich jetzt schöntrinken würde.

Das war gestern gewesen. Nichts hatte darauf hingewiesen, dass sie sich am Tag danach so unverhofft wohlfühlen würde. Dass sie ihren Körper feiern würde, diese Hochleistungsmaschine, die sie heute nicht nur als Wunder der Funktionalität, sondern auch als ästhetisches Meisterwerk empfand.

Sie ließ ihren Bademantel fallen und betastete ihre Brüste, was gestern schon zwei Menschen getan hatten, ihre Frauenärztin und ein Fremder. Sie hielt kurz die Luft an, fort mit dem Gedanken. Beim Morgenritual hatte keiner zu stören. Das gnadenlose Sonnenlicht war weiterhin gut, sie brauchte keine Gnade, auch nicht nackt vor dem Spiegel. Was sie wieder zur Frage führte, was anders war als an den Tagen zuvor. Maren hatte ihr irgendwann ein T-Shirt geschenkt, auf dem *Shift happens* stand. Vielleicht hatte diese Verschiebung heute Nacht stattgefunden, ohne einen besonderen Anlass oder Auslöser? Wurde sie belohnt für ihre kleinen Lebensstilveränderungen, ihre morgendlichen Meditationsversuche, ihre sporadischen Joggingrunden? Hatte sie geträumt, alles wäre gut? Oder so schlimm, dass sie Erleichterung verspürte, noch am Leben zu sein? Vielleicht war es doch Dr. Nonnenmachers Nachricht, die über Nacht in ihr System gesickert war. *Sie sind nicht zu alt. Ihre Werte sind okay.*

Sie begutachtete ihre Zähne, ebenfalls okay, dann schrubbte sie sich das Bakterienfestival der Nacht aus dem Mund und fragte sich, ob ihre neue Zuversicht sich von ihrem Körper auf ihren Geist übertrug oder umgekehrt. Egal. Jedenfalls schien er das zu sein, dieser Zustand, der einem in ihrer Situation ständig empfohlen wurde: Du musst dich entspannen. Wenn du verzweifelt bist, spüren das die anderen. Welche anderen? Die Männer. Über die man in der Frauenmythologie gern sprach, als wären sie scheue Fabelwesen. Die man behutsam anlocken und denen man dann vorspielen musste, alles wäre super, besonders natürlich sie selbst, die Männer. Wieso war eigentlich jedes ungeschriebene Gesetz im Leben einer Frau eine Lüge? Sei schlau, stell dich dumm. Bist du alt, stell dich jung. Bist du schwach, spiel stark. Bist du bedürftig, mach auf autark.

Sie spuckte ins Waschbecken und sah sich an. Es schien, als hätte ihr Wachzustand ihre verträumte Selbstliebe niedergetrampelt. Es gab kein Entkommen, wenn man von sich selbst verfolgt wurde. Ja, sie fand an ihrem Gesicht nichts auszusetzen, trotz langer Nacht, und das war gut. Doch nein, sie hatte nicht das Talent, sich selbst vorzuspielen, sie sei entspannt. Es von außen so aussehen zu lassen war genug Aufwand.

Sie stellte sich unter die Dusche. Ließ die Strahlen von hinten auf ihre Nackenwirbel prasseln, genoss das Wasser, knapp an der Grenze zur Verbrühung. Sie schaute an sich hinunter und dachte an die These, nach der die Skulpturen der Ur-Frauen nicht von männlichen Künstlern, sondern von den Frauen selbst erschaffen worden waren. Von Frauen, die beeindruckt waren von ihren Körpern, die sich schön fanden, andernfalls hätten sie sich anders abgebildet. *Nackte, adipöse Frau, ein Gesicht fehlt,* hieß es in der Beschreibung der Venus von Willendorf, der elf Zentimeter kleinen, über zwanzigtausend Jahre alten Österreicherin. Offenbar ging man nicht davon aus, dass sie schwanger war, sondern die Möglichkeit hatte, sehr viel zu essen, und das in der Bronzezeit. Es war auch möglich, dass keine lebende Frau Modell gestanden hatte, sondern dass dies ein Idealbild war. So würde ich gern aussehen, oder: So eine hätte ich gern. MC hatte im Naturhistorischen Museum in Wien lange vor der kleinen Frau gestanden. Sie selbst war anders proportioniert als diese Skulptur, aber als sie jetzt unter der Dusche an sich hinabschaute, kam ihr die Idee, dass sie selbst eine Fruchtbarkeitsgöttin war. Weil jeder, wirklich jeder Mann, mit dem sie in den letzten Jahren geschlafen hatte, kurz darauf Vater geworden war. Wenn sie einen von ihnen sah, wechselte sie nach Möglichkeit die Straßenseite – nicht weil man sich nicht im Guten getrennt hatte, sondern weil es keinen Spaß machte, diesen Männern in ihren neuen Leben zu begegnen.

Oh hallo? Na, Mensch! Das hier ist übrigens Amalia-Sophie. Die bald eine kleine Schwester bekommt. Und? Bei dir so?

Marie-Claire stellte die Dusche auf eiskalt und unterbrach damit alles, ihre Gedanken und, so kam es ihr vor, das gemächliche Fließen ihres Blutes. Es gab Tage, an denen dieser Temperaturwechsel die einzige Herausforderung darstellte, der sie sich stellte. Es gab Tage, an denen dieses Ritual ihre Stimmung komplett drehte. Von trübsinnig auf optimistisch. Von dumpf auf fokussiert. Von zaudernd auf überzeugt. Sie verteilte Öl auf ihrem Körper, klopfte Tagescreme in ihre Gesichtshaut und zog ihren Bademantel an. Im Flur sah sie sich im großen Spiegel auf sich selbst zukommen und war weiterhin zufrieden. Jetzt auch mit ihrer Wohnung, die irgendwann eine Wohngemeinschaft gewesen war, so lange, bis nur MC übrig blieb, mit einer zu hohen Miete, was sie so lange ausgesessen hatte, bis die Wohnung zum sagenhaften Schnäppchen geworden war, das alles hatte, was man wollte, sofern man keine Oligarchenansprüche stellte. Drei große Zimmer, Parkett, Flügeltüren, Balkon, Licht, begehrte Lage. In schlechten Momenten haderte sie mit der Lage, dann hatte sie das Gefühl, im Brutkasten der Stadt zu leben, während alle anderen Lebensmodelle sich in anderen Bezirken abspielten. Zur falschen Zeit am falschen, ja falschestmöglichen Ort zu sein. Heute jedoch nicht.

Sie drückte die angelehnte Küchentür auf und trat ins gleißende Licht. Der Mann an ihrem Küchentisch schaute von seinem Telefon auf.

Guten Morgen, sagte er, ich habe mal Kaffee gemacht.

MC, jahrelang die Stimme der Morningshow im Radio, sagte privat nie *Guten Morgen*, wie sie auch nie *Mahlzeit* sagte, sie sagte Hallo und setzte sich dem Mann gegenüber, vor dem ihr Leben ausgebreitet lag. Aufgerissene Post, Krankenkasse, Finanzamt, Strafzettel. Daneben, weil sie einen Flug gebucht hatte, ihre Kreditkarte und ihr Personalausweis, mit einem Gangsterpassbild und ihrem Geburtsdatum, das sie immer gemocht hatte, seit Neustem aber verheimlichte, weil die Jahreszahl niemanden mehr etwas anging. Besonders nicht Leute, die sie aufgelesen hatte. Das hatte sie, sie hatte diesen Mann aufgelesen, was noch vor kurzer Zeit als wild und selbstbestimmt gegolten hätte und was sie bei anderen Leuten nach wie vor als wild und selbstbestimmt bewerten würde. Sie hatte an der Bar gestanden, sich ansprechen lassen, zurückgesprochen, sich gefühlt, als hätte sie nach einer komplett misslungenen Reise wieder Heimaterde unter den Füßen, hatte die Barkeeper behandelt, als wäre sie ein Stammgast, und es hatte sofort funktioniert, sie hatte diesen Mann mit ihrem glänzenden Trivialwissen in einen Sofortbrand versetzt, sodass er sich bei seinen

Freunden verabschiedete und das Ende der Nacht kaum erwarten konnte. Es war dunkel gewesen. Jetzt war es hell. Der Mann sah nicht aus, als würde ihr Anblick bei Tageslicht ihn enttäuschen. Und es war eine Schande, dass sie überhaupt darüber nachdachte, womöglich die Dunkelheit zu brauchen, um attraktiv zu sein. So weit war es gekommen, so sehr hatten die letzten Jahre sie vergiftet und geschwächt.

Sie schob den Papierhaufen zusammen, legte ihn in die leere Obstschale, ging an den Kühlschrank, holte sich eine Packung Kokosnusswasser, setzte sich wieder und streckte die Beine auf dem freien Stuhl neben sich aus.

Hast du gut geschlafen?, fragte der Mann.

Ja, danke, bestens.

Ich geh dann mal ins Bad, wenn das okay ist.

Be my guest, sagte MC und streckte sich.

Nein, es gab nichts zu schämen oder zu bereuen, zumindest nicht von ihrer Seite. Sie trank einen halben Liter Kokoswasser auf ex. Sie war hier zu Hause. In ihrer schönen Wohnung, in ihrem duftenden Körper. Dessen Wohlgefühl nichts mit diesem Mann und der Fortführung der Nacht zu tun hatte, das würde sie wissen. Dann hätte sie ihn anders angeschaut, hätte sich mehr Gedanken um ihr Aussehen und seine Meinung gemacht. Dann hätte sie nicht weitergeschlafen, sondern wäre vor ihm aufgestanden, um alles unter Kontrolle zu haben. Dann würde sie hier nicht sitzen, bereit, ihn freundlich rauszuschmeißen, dann würde sie sich mit den Eigenschaften dieses Mannes befassen und sie mit ihren Vorstellungen abgleichen. Denn MCs Ansprüche waren ständig gestiegen, ins Unermessliche, das hatten das Warten und die wachsende Wut mit sich gebracht, eine Liste an Anforderungen, die vermutlich niemand mehr erfüllen konnte. Weil es niemanden gab, der im richtigen Alter war und dabei ein unbeschriebenes Blatt, der ihr nicht mit seinen Altlasten ins Konzept pfuschen würde, mit einer Ex-Frau und Kindern, die ihm dann wichtiger wären als die Kinder, die er mit ihr hätte. Der dann auch noch Versorgerqualitäten hätte und trotzdem die Pflichten mit ihr teilen würde. Einer, der nicht langweilig wäre und dabei zuverlässig, der sie nicht aus ihrem sozialen Kontext reißen würde, weil er zu dies oder jenes war, unpassend eben. War das realistisch? Nein. Denn in Wirklichkeit war sie jetzt im Sale zu haben, für jeden Deppen, für einen Bruchteil des Ursprungspreises, aufgrund des Verfallsdatums. Da waren sie wieder, ihre Metaphern, und diese sagte sie sich ganz besonders oft.

Die Artikel, in denen es um Frauen wie sie ging, bestätigten das. Das Problem dieser Frauen, sagten die Soziologinnen, sei das zahlenmäßige Ungleichgewicht zwischen gut ausgebildeten Frauen und passenden Männern. Diese nämlich wurden irgendwann zu guten Männern, einfach nur weil sie hatten, was die Frauen auch hatten, ein bestimmtes Alter und bestimmte Berufe. Und diese jetzt guten Männer schauten sich dort um, wo sie es wiederum gut fanden, nämlich bei den Frauen, die jünger waren als sie selbst, während die Frauen ihrer eigenen Alters- und Einkommensklasse weiterhin im nun leergefischten Teich herumangelten. Gar nicht klug von diesen Frauen beziehungsweise sinnlos. Es hätte ihnen eher auffallen können, dass ihr Kurs fällt, stetig, mit jedem Jahr. Die Lösung für Frauen wie MC war deshalb, sich von ihren unrealistischen Ansprüchen zu verabschieden, so die Artikel, die mindestens so häufig geklickt wurden wie die Artikel, die endlich und endgültig den Mythos des weiblichen Orgasmus entschlüsselten. Gebildete Frauen müssten sich aufgrund dieser Lage, die nicht besonders schön ist, im Weltdurchschnitt der Probleme aber lachhaft klein plus lösbar, bei der Partnerwahl nach unten orientieren. Dort schauen sie nicht gern hin, die Frauen mit Niveau und ohne Mann. Man weiß es, weil man das Suchverhalten auf den Partnerbörsen ausgewertet hat. Das Bild, das so entsteht, ist noch sozialdarwinistischer als die Wirklichkeit. Männer klicken nicht gern auf die Alten, Frauen nicht gern auf die Armen. Sollten sie aber, so der Rat der Experten, denn in diesen Gefilden wird es wieder luftiger. Nicht bei den Erfolgreichen, die die Akademikerinnen um die vierzig fälschlicherweise für die Passenden halten, sondern bei den Männern, die ebenfalls nicht mehr weggehen wie geschnitten Brot, egal wie selbstbewusst und optimistisch sie irgendwann einmal in dieses Leben, dieses Wettrennen gestartet sind. Die Männer ohne Job, die Männer ohne Qualifikation, die Männer, die sie bisher auf jeden Fall übersehen hätten. MC hatte diese Empfehlungen in Variationen immer wieder gelesen und war jedes Mal wieder beeindruckt von ihrer Unverblümtheit. Die Frauen sollten von ihrem hohen Prinzessinnenross heruntersteigen, sich einen armen Mann suchen und endlich ihre große Klappe halten. Denn das war das Happy End. Ein anderes gab es nicht.

MC war dadurch klar geworden, dass sie nicht zu einer Gruppe gehörte, der das Mitgefühl der anderen galt. Im Gegenteil. Sie gehörte zu einem Personenkreis, der ein Resultat des Feminismus war, und sie hatte sich dementsprechend verhalten, nämlich gemacht, was sie wollte, bis sie in einem Alter war, in dem ihre Großmutter schon als alte Jungfer gegolten hätte. Und sie musste feststellen, dass sie sich trotz ihres Berufs, ihres Jahrgangs und ihres Selbstbilds hätte benehmen müssen wie eine verarmte Adlige aus einem Jane-Austen-Roman. Die aber den Vorteil gehabt hatte, dass sie wusste, was ihr blühte, würde sie diese einzige Aufgabe in ihrem Leben verpennen. Warum hat mir das niemand gesagt, fragte MC sich und beantwortete die Frage gleich selbst, denn man hatte es ihr gesagt. Ihre Großmutter hatte es ihr gesagt, jede Rom-Com, die sie gesehen hatte, und die sogenannte Frauenliteratur, die sie ab und zu zur Entspannung las, hatten es ihr gesagt, diese ernüchternden Artikel hatten es ihr mit Zahlen bestätigt, und sie selbst hatte es immer gewusst.

Wir sind keinen Schritt weiter, zu diesem Schluss kam sie immer wieder, auch an jenem besonders hoffnungslosen Abend mit Maren beim Japaner: Wir haben uns selbst ins Knie geschossen mit unseren Berufen, denn damit haben wir nicht uns, sondern den Männern die Auswahl noch vergrößert und verschönert; wir haben dafür gesorgt, dass sie nun eine Hausfrau *und* eine Verdienerin haben können, bravo, fein gemacht. Während wir unsere Unabhängigkeit völlig fehlinterpretiert haben, wir hatten sie nie, nein, sie ist noch kleiner geworden, weil wir nämlich jetzt nicht nur die Schönsten sein müssen, sondern auch die Qualifiziertesten. Während wir weiterhin die verdammte Uhr ticken hören, bevor wir uns kurz darauf anhören müssen, dass wir zu alt sind. Was bedeutet, dass wir uns nicht nur ins Knie geschossen haben, nein, wir haben unsere Strümpfe ausgezogen, ein Maschinengewehr genommen und uns das komplette Bein zu Matsch geballert.

MC hätte sich nicht gewundert, wenn ihr Atem nach Schwefel gerochen hätte während dieser Tirade, aber das musste raus, und die Einzige, die sie von dieser Seite sehen durfte, war Maren.

Das ist sehr negativ, Marie-Claire, aber vielleicht ist diese radikale Sicht ja auch reinigend, sagte Maren und blies nachdenklich in ihren Tee.

Kaffee?

Der Mann, den sie nicht besser kannte als vor zwölf Stunden, roch nach ihrem Duschgel und schien sich als ihr Gastgeber zu fühlen.

Gern, sagte sie, freundlich lächelnd. Sie hatte keine Lust auf einen emotionalen Hangover. Alles war okay. Er war okay. Es war schließlich nicht seine Schuld, dass sie gestern Abend jemanden wie ihn gebraucht hatte. Vielleicht zum letzten Mal, denn MC spürte nicht nur täglich, dass ihr Reservoir an Eizellen zu Ende ging, sondern auch, dass es Zeit wurde, ein Leben zu leben, in dem Fremde nicht mehr stattfinden würden. Es würde noch einen Fremden geben, der ihr so gut passte, dass er kein Fremder bleiben würde, und von da an würde sie sich Jahre, wenn nicht Jahrzehnte ausruhen vom Kennenlernen. Und sie hoffte, dass dieser letzte Fremde in greifbarer Nähe war, der hier war es jedenfalls nicht. Es war egal, was er falsch gemacht hatte, was er gesagt oder getan hatte, um in der Schublade mit der Aufschrift *ausgeschlossen* zu landen. Ihr fiel wieder ein, dass er versonnen an die Decke gesehen und von seiner gerade zu Ende gegangenen Beziehung gesprochen hatte. Ein Brechmittel für MC, das ihr immer wieder gern verabreicht wurde. Es wurde sogar eingesetzt, als wäre es ein Lockmittel. Schau her, so sensibel und verletzbar bin ich. Und glaub bloß nicht, weil du nackt neben mir liegst, bist du die einzige Frau auf der Welt. Bevor sie einschlief, fragte sie sich, warum dieses Verhalten noch nicht öffentlich beklagt worden war. Vielleicht, weil es nur ihr passierte? Sollte er ihr erzählt haben, was er beruflich machte, dann hatte sie es vergessen, was nicht für seinen Beruf sprach. Sein Aussehen spielte keine große Rolle. Sie sagte sich, dass es reichte, wenn sie sich gefiel. Sie sah täglich Hunderte von Männern, die aussahen wie die Väter ihrer Freundinnen in ihrer Kindheit. Bart, Brille, Bauch. So sah man jetzt aus.

Sie schaute den Mann an, der sich an ihrer Espressomaschine zu schaffen machte. Der vermutlich ein paar Jahre jünger war als sie, aber älter aussah. Der irgendetwas Nettes und Charmantes gesagt oder getan haben musste, andernfalls wäre sie allein nach Hause gefahren, der sie aber bereits gestern Nacht, nachdem er sich anerkennend in ihrer Wohnung umgeschaut hatte, gefragt hatte, ob sie hier allein wohne, was sich nicht angehört hatte, als hätte er Angst vor einem schlafenden Partner oder Kind, sondern so, als hätte er ein Wohnungsproblem und wäre nun auf eine mögliche Lösung gestoßen. Er hatte ihre Plattensammlung bestaunt. So viel Vinyl würde man sonst eher bei Männern sehen. Tatsächlich? Oder bei alten Leuten. Danke. Er war ein Stiesel, aber er war nicht hier, um ihr Seelenverwandter zu werden. MC hatte nichts gefühlt außer der Vorfreude, ihren Körper zu spüren. Seine Zunge im Mund, fragte sie sich, ob sie sich tatsächlich verhielt wie ein Mann. Oder wie eine Frau, die sich nahm, was sie wollte, also eine Feministin? Nichts zu fühlen ist nichts, was man auch noch politisieren sollte, dachte sie dann, ein Mann würde sich niemals so blöde Fragen stellen, nicht in dieser Situation. Es war eine große mentale Leistung gewesen, irgendwann abzuschalten. Es half, sich auf den Mann zu stürzen, als hätte sie ihr ganzes Leben auf ihn gewartet. Es half, dass sie sich sagte, dass dies eine einmalige Angelegenheit sein würde.

MC betrachtete ihr Spiegelbild in den Scheiben des Apothekerschranks und befand, dass sie keine Prinzessin war, sondern eine Königin. Und eine Königin ist generös, weshalb sie ihre Gunst auf ein Frühstück ausweitete. Ihr Omelett, das perfekte Omelett, für dessen Rezept sie einen Hotelkoch in Sri Lanka zwei Wochen lang gestalkt hatte. Nach dem Omelett würde sie wieder allein sein und es genießen.

Während sie aßen, stellte sie sich vor, so wäre es immer, sie würde jeden Tag mit jemandem frühstücken. Es kam keinerlei Sehnsucht in ihr auf, was auch daran liegen konnte, dass dieser dankbar kauende Mann sie minütlich weniger interessierte.

Ich habe heute Nachmittag eine Aufzeichnung, sagte sie, und es hörte sich an, als wären sie ein Paar, das seinen Tag bespricht, dabei sollte es die Einleitung zur Verabschiedung sein. Er trank mit vollem Mund.

Mhm? Wer kommt denn?

Anahita Martini.

Oh! Die ist heiß. Sofern man bei Politikerinnen von heiß sprechen kann.

Wieso nicht?, fragte sie lauernd, weil sie beides unangebracht fand: Politikerinnen sollten nicht heiß sein müssen, sie sollten aber auch nicht per se als nicht heiß abgebucht sein. Was auch immer *heiß* hieß. Sie verdrehte innerlich die Augen. Es war Zeit, dass er ging.

Ich nenne das die relative Attraktivitätstheorie. Wenn du dich in einem Umfeld bewegst, in dem es unterdurchschnittlich wenige attraktive Frauen gibt, steigt deine eigene Attraktivität.

Ach? Und in welchem Umfeld ist das zum Beispiel so?

In der Politik auf jeden Fall. In der Wissenschaft bestimmt auch.

Er überlegte kurz, Kaffee schlürfend, und MC fragte sich, wie ein Mann sein müsste, damit sie es Jahrzehnte mit ihm aushielt.

Und natürlich auch in einigen Sportarten. Und früher auch bei der Polizei.

Und da ist es jetzt nicht mehr so?

Ist dir mal aufgefallen, wie viele gut aussehende Polizistinnen es mittlerweile gibt? Die sehen aus, als würden sie nach ihrem Aussehen gecastet. Wie früher Stewardessen – er lachte nachdenklich –, die ja heute aussehen dürfen, wie sie wollen.

Und deine Theorie, die relative Attraktivitätstheorie, gilt nur für Frauen?

Also, sagen wir mal so: Ich habe sie bisher nur bei Frauen angewendet.

Weil Attraktivität bei Männern keine Rolle spielt?

Na ja, so würde ich das jetzt nicht sagen.

Sie waren sehr weit auseinandergedriftet, es war kaum noch vorstellbar, dass sie sich vor ein paar Stunden schwitzend ineinander verkeilt hatten. Es war nicht eklig, es war nicht traurig, es war absurd.

Ich muss mich jetzt auf die Sendung vorbereiten, sagte MC.

Oh. Ja klar. Warum bist du eigentlich beim Radio, nicht beim Fernsehen?

Weil ich nicht nach meinem Aussehen gecastet werden wollte.

Du hast eine fantastische Stimme, falls dir das noch niemand gesagt hat. Irre. Total sexy.

MC stand auf, nahm seinen Teller und seine Tasse und stellte sie in die Spülmaschine.

Also nicht dass ich jetzt sagen will, dass du nicht gut aussiehst oder so.

Nee, nee, schon klar.

Sie brachte ihn zur Tür, den langen Flur entlang, ging dabei so dicht hinter ihm, als würde sie ihn abführen, als gehörte sie zur neuen Generation der heißen Polizistinnen. Überhörte seine Fragen, was sie heute Abend vorhatte, ob man sich wiedersehen würde, ob man Nummern getauscht hatte oder ob man anderweitig in Kontakt bliebe, über Instagram oder Facebook oder Felix zum Beispiel. Welcher Felix, fragte sie sich, hatte aber keine Lust, zurück an die Bar zu denken, in der sie wohl gemeinsame Bekannte gehabt hatten. Man würde sich nicht wiedersehen, jedenfalls nicht gezielt. Doch sie konnte davon ausgehen, dass sie ihm früher oder später mit einem Kinderwagen oder einem Kindersitz am Fahrrad begegnen würde. Sie könnte ihm zum Abschied voraussagen, dass er bald Vater werden würde, jetzt, nachdem er mit der Fruchtbarkeitsgöttin geschlafen hatte. Er würde es nicht verstehen, schien jetzt aber verstanden zu haben, dass es keine Wiederholung geben würde und auch keine Berührung mehr zum Abschied. Er sagte: Also dann. Sie öffnete die Tür und sagte: Ciao. Er ging hinaus und sah verloren aus. Das Ciao hing in der Luft, und MC brauchte ihre gesamte Kraft, es nicht noch auszuschmücken, eine Nettigkeit hinterherzuschicken, nein, sie hatte keine Lust mehr, sie schuldete diesem Mann gar nichts.

Als er sich auf dem Treppenabsatz umdrehte, schloss sie die Tür.

SCHMACH

Anahita fuhr mit dem Rennrad unter ihrem Bild entlang. Es war schwer, sich nicht anzuschauen, wenn die ganze Stadt mit dem eigenen Gesicht plakatiert war. Abwechselnd mit den anderen Gesichtern, die zur Wahl gestanden hatten. Der Impact dieser Plakate war erstaunlich klein. Kaum jemand hatte sie in den vergangenen Wochen daraufhin angesprochen, niemand hatte sie länger als sonst angesehen. Es schien keine Verbindung zwischen ihrer wirklichen Person und der auf dem Plakat zu bestehen. Dabei hatte sie Wert darauf gelegt, dass sie nicht nur gut aussah, sondern auch wie sie selbst. Aus dem Repertoire ihrer Mimik hatte sie sich für ein bestimmtes Lächeln entschieden und es somit zu ihrem offiziellen Lächeln gemacht. Wer gute Zähne hatte, sollte die auch zeigen, auch wenn sie sich heute schon zweimal mit einem geschwärzten Schneidezahn sehen musste. Dazu hier und da mit Brille oder Teufelshörnchen. Kein Hitlerbart, nach wie vor die Nummer eins der Wahlplakatverzierer, dafür ein zeichnerisch gelungener Penis, der schräg in ihren halb offenen Mund hineinragte wie ein Pfeil. Sie hatte sich immer gefragt, wie es den Leuten ging, die ertragen mussten, dass man sie derart verschandelte. Nun wusste sie es: nicht gut. Das Blowjobplakat hing sehr weit oben, zu hoch, hinter ihr klingelte ein Essenslieferant auf einem E-Bike. Sie trat in die Pedale. In ein paar Tagen würde es sowieso verschwunden sein. Die Wahl war Geschichte.

Sie war schon vor Monaten zu dieser Sendung eingeladen worden. Weil sie als gute Medienperson galt. Weil sie zu einem Personenkreis gehörte, dem man derzeit gern zuhörte, es war fast schon ein Wellnesstrend, die Fokussierung auf Leute wie sie schien Wohlbefinden auszulösen. Das ist meine Zeit, und ich nutze sie, dachte sie, wenn diese Anfragen kamen.

Das Vorabtelefonat mit der Redakteurin konnte sie nicht delegieren. Die Sendung war ein sogenanntes Porträt. Es ging nicht um politische Fragen, es ging um sie selbst. Deshalb hatte es Anahita überrascht, dass ihre Interviewerin, Marie-Claire Sturm aka MC Storm, sie nicht persönlich anrief, sondern sie anrufen ließ. Sie witterte eine Machtdemonstration, entschied dann aber, dass es sich um das übliche Prozedere handelte. Die Jungredakteurin war unterwürfig und naseweis zugleich, eine Kombination, die Anahitas ansonsten stramm aufgeblasenen Airbag aus professioneller Freundlichkeit und Fairness sofort durchlöcherte. Heraus sickerten Geringschätzung und Kälte, was ihr unangenehm war, weniger wegen der Redakteurin, eher, weil es sich nach einem Kontrollverlust anfühlte. Diese Situation war eindeutig zu klein für so viele Emotionen.

Ich habe im Netz so wenig über Ihre Familie finden können, piepste das Mädchen, das sich eigentlich anhören sollte wie eine Frau.

Ich dachte auch, es geht um mich, nicht um meine Familie.

Aber da es sich ja um ein Porträt handelt, bräuchten wir da schon ein paar Eckdaten. Und die füllen Sie dann ja quasi mit Ihren Anekdoten auf. Ähm? Ja. Genau.

Ab *quasi* entschied Anahita, die Leitung gefrieren zu lassen. Zudem hatte die Frau ahnungslos eins ihrer Defizite berührt: Sie war ein Mensch ohne Anekdoten. Selbst ihre Mutter war in der Lage, eine Geschichte mit Pointe zu erzählen, auch wenn sie jahrzehntelang keine erlebt hatte. Ihr Vater sowieso. Herr des Tischgesprächs, wenn auch ein schlechter Witzeerzähler, der die Reihenfolge verhaute und damit die Pointe versaute, weshalb er sie seinen Zuhörern anschließend nochmals erläuterte. Ihr Bruder Cyrus hatte das zu einer eigenen Witzkategorie erklärt. Ihr anderer Bruder, Reza, war eine wandelnde Ansammlung immer neuer Geschichten aus seinem promibevölkerten Berufsleben. Blieb nur Anahita, die nichts abbekommen hatte vom verfügbaren Anekdotentalent der Familie.

Also zum Beispiel, hörte sie die Piepsstimme sagen, ob Sie zu Hause deutsch gesprochen haben in der Familie. Oder was Sie aus Ihrer Schulzeit mitgenommen haben an Erfahrungen, die Sie jetzt in Ihre Arbeit einbringen wollen, Stichwort Integration. Hallo? Sind Sie noch da?

Ja, sagte Anahita.

Abgesehen davon, dass die junge Frau nicht zu wissen schien, was eine Anekdote war, lag auf der Hand, was sie von ihr wollten. Diese eine Geschichte, die sie tausendmal gehört hatten. Es war so beruhigend, etwas zu hören, mit dem man gerechnet hatte. Es fühlte sich an, als wäre man klug. Es fühlte sich an, als wäre die Welt vorhersehbar und damit ein sicherer Ort. In Anahitas Fall wollte man die Geschichte von den herzensguten, einfachen Einwanderern hören, die sich wünschten, dass es ihren Kindern einmal besser ging. Ihr Vater war Dr. med., aber geschenkt, was nicht passt, wird passend gelabert. Dazu ein bisschen Folklore von großen

Familienfesten, ja, das können wir, temperamentvoll feiern und bewirten. Und schließlich das Happy End in Gestalt der Tochter, die – hier bitte ein paar Details zur Härte des Aufstiegs – nun erfolgreich vor Ihnen sitzt: Tadaaaa. Stichwort Integration.

Sollen sie ihre Migrationshintergrundschmonzette haben, dachte Anahita, irgendwas musste sie ihnen geben, damit sie für sich behalten konnte, worüber sie keinesfalls reden wollte. Ihre Eltern hatten derzeit andere Probleme als ihren nichtdeutschen Nachnamen, sie hatte sich deshalb fast aus dem Wahlkampf zurückgezogen, worüber sie jetzt gerade nicht nachdenken, geschweige denn aus dem Nähkästchen plaudern wollte. Nein, sie würde die Leute mit ein paar vorhersehbaren Belanglosigkeiten aus ihrer Kindheit einlullen und ihre Eltern als ganz normale Leute darstellen, was sie nach außen hin auch waren. Bei uns ist alles in Ordnung, darin war man sich in ihrer Familie immer einig.

Und ich sehe hier gerade, dass Ihr Bruder eine Filmproduktionsfirma hat. Ja. Ähm. Genau?

Was wohl heißen sollte, dass sie nicht die Einzige war, die es *geschafft* hatte.

Ich habe zwei Brüder. Einer ist Filmproduzent, der andere Gastronom, ich bin die Jüngste, sagte sie.

Mhm. Sehr gut, sagte das Mädchen, vielleicht, weil sie ihrer Vorgesetzten endlich eine neue, wenn auch irrelevante Info liefern konnte, vielleicht, weil sie meinte, Anahita für ihre Kooperationsbereitschaft loben zu müssen. Notiz im Kopf: einziges Mädchen, große Brüder. Gut, weil unverfänglich.

Hallo? Sind Sie noch dran?

Namen, Herkunft, Berufe meiner Eltern finden Sie im Netz.

Alles andere kläre ich, wie Sie ja schon richtig sagten, mit Marie-Claire Sturm.

Ähm. Ja. Genau. Und wenn es Dinge gibt, über die Sie überhaupt nicht reden wollen, können wir das gerne auch vorab klären?

Ich möchte nicht über meinen derzeitigen Familienstand sprechen.

Okay?

Auf keinen Fall.

Okay.

Sie hatte sich so defensiv angehört, als hätte sie etwas zu verbergen. Vor der gesichtslosen Telefonstimme einer Praktikantin. Aber da war nichts. Das war das Problem. Ihr Privatleben war ein Nichts.

Gähnende Leere an einer Stelle, die andere mit einem Satz erklären konnten. Verheiratet. Mutter. Besser noch: beides. Keine weiteren Fragen. Oder solche, die begeistert beantwortet wurden.

Mein Mann und ich haben uns dann entschlossen …

Meine Tochter sagt immer …

Zu der Zeit war ich schwanger mit unserem Sohn …

In Japan konnte man sich Familienmitglieder über Agenturen mieten. Eltern, Partner, Kinder. Um das Gesicht zu wahren. Um einen gut eingebundenen Menschen darzustellen. Man konnte angeben, was man sich wünschte, hatte sie gelesen. Beruf und Herkunft des Partners, das Alter der Kinder, sogar wie diese gemieteten Leute sich verhalten sollten. Eine Kleinfamilie wäre gut, dachte Anahita nach dem unerquicklichen Telefonat mit der Radiofrau. Mann und Tochter, die nur da sind, wenn ich sie brauche. Dann müsste ich nur noch erklären, was aus ihnen geworden ist, wenn ich wirklich eine Familie gründen will.

Die Befürchtung, man könnte sie bei etwas erwischen, hielt sich hartnäckig in ihrem Leben. Und immer hatte sie gedacht, die nächste genommene Hürde würde sie davon befreien. Schulabschluss, Studienabschluss, Referendariat, Arbeit, nächster Studienabschluss, Parteiarbeit, jede höhere Position innerhalb der Partei. Doch die Angst blieb. Dass man aufdecken könnte, dass sie ungeeignet war, eine Fehlbesetzung. Dass man sie aus strategischen Gründen auf diesem Platz installiert hatte, der ihr nicht zustand. Dass sie nichts war als eine Streberin, eine Blenderin, eine Quotenfrau. Und dann war da noch das, von dem ihr zumindest niemand unterstellen konnte, sie hätte es sich erschlichen: das Alleinsein.

Das Radfahren strengte sie an. Sie hatte sich eingeredet, sie brauche dringend Bewegung. Die Wahrheit war, dass sie zum zweiten Mal auf diesem Rad saß, seit sie es ihrer Schwägerin abgekauft hatte, die stattdessen mit einem Lastenfahrrad voller Kinder durch die Gegend fuhr. Anahita musste ihre Tasche schräg umhängen, was ihr die Bluse zerknitterte, ihre Hosen hochkrempeln, was blöd aussah und nicht hielt, außerdem kannte sie den Weg nur so ungefähr. Alles nur, um einen sportlich legeren Eindruck zu machen. Lachhaft. Ja, manchmal war sie eine Blenderin. Netter ausgedrückt: eine Frau, die sich um ihre Außenwirkung kümmerte. Auch im Kleinen. Zu diesem Podcast, in dem man sein Die-ist-privat-total-cool-Image pflegte, passte es gut, so informell wie möglich aufzutauchen. Ohne Dienstwagen, ohne Entourage, in Freizeitklamotten auf ihrem Freizeitfortbewegungsmittel. Eine Lüge, die immerhin gut aussah, auch wenn sie fast hingefallen wäre, weil sie keinen Halt auf den Pedalen fand mit ihren glatten Ledersohlen. Der Vorteil war, dass sie noch etwas allein sein konnte. Sie hatte sich noch nicht daran gewöhnt, im Dienstwagen den Fahrer zu ignorieren und die Fahrten zum Arbeiten zu nutzen. Stattdessen verplemperte sie ihre Zeit mit Smalltalk, den der Fahrer mit großer Wahrscheinlichkeit genauso wenig brauchte wie sie und der nur ihrem Drang geschuldet war, allen gefallen zu wollen. Jetzt hatte sie wenigstens noch etwas Zeit, um nachzudenken. Darüber, wie sie es gleich schaffen würde, zwei Stunden entspannt zu plaudern, dabei keine Phrasen zu dreschen, aber auch nichts Privates preiszugeben und trotzdem sympathisch und nahbar rüberzukommen. Anahita verfluchte den harten Sattel und sich selbst, weil sie diesen Termin unterschätzt hatte.

Sie war allein gewesen und hatte gearbeitet. Eine gute Kombination. Doch dann hatte die Arbeit sich rentiert, und sie war immer noch allein. Schon seit fast sieben Jahren. In denen es nur eine Beziehung gegeben hatte, die ebenfalls zu den Dingen gehörte, die nicht für die Öffentlichkeit bestimmt waren. Sie gehörte in die Nacht, wo auch der Mann arbeitete, ein Wirtssohn, der selbst Wirt geworden war, der seine Restaurants und Bars führte wie ein Impresario, der jede wichtige Nase der Stadt persönlich kannte und seine eigene Nase überall hineinsteckte, in Immobiliengeschäfte, Kunstdeals, Großveranstaltungen und ab und zu auch in Kokain. Der einen Fahrstil pflegte, der so war wie sein Leben, immer knapp vorm Crash. Der immer Cash hatte, von dem nicht klar war, woher. Oder doch, denn an der Bar floss das Geld noch bar. Auch am Finanzamt vorbei, nahm Anahita an, die überhaupt nicht in dieses Szenario passte, mit ihrer permanenten Angst vorm nächsten Morgen.

Die in ihren teuren Pumps ständig auf einem Minenfeld möglicher Fehler herumtänzelte. Und die daran gewöhnt gewesen war, in ihrem Umfeld aus biederen Apparatschiks eine Art Enfant terrible zu sein. Mit diesem Mann traf sie erstmals auf tatsächliche Enfants terribles, auf Leute, die es mit Ansage krachen ließen, jede Nacht. Das Einzige, was in dieser Stadt reibungslos vonstattenging, dachte sie manchmal, wenn sie in einem der Lokale des Mannes saß, vom Personal umsorgt als Freundin des Chefs, umgeben von Leuten, die ebenfalls Erfolg hatten oder wollten, aber in Branchen, in denen sie sich nicht in eine Tages- und eine Nachtgestalt aufspalten mussten.

Diese nie als solche bezeichnete Beziehung fühlte sich an wie ein Anfängerkurs im Surfen. Manchmal standen Anahita und der Szenewirt für einen euphorischen Moment auf dem Brett, und alles war perfekt, bevor sie wieder herunterkippten. Er nannte sie seine Politprinzessin und sagte ihr eine strahlende Zukunft voraus. Sie nannte ihn ihr Wirtstier und irgendwann, nur bei sich, ihren Last Call.

Da war sie siebenunddreißig, und es fiel ihr auf, dass es beim Thema Kinderkriegen immer nur darum ging, was eine Frau dafür aufgeben musste. Über die Männer redete man nur, wenn es nicht klappte. Der Wirt hätte sein gesamtes Leben aufgeben müssen, um ein gesundes Kind zu zeugen und anschließend aufzuziehen. Und wenn? Dann hätte Anahita in einer wichtigen Phase ihrer Karriere ein Kind mit einem Mann gehabt, den immer ein Hauch von Skandal umwehte. Immerhin, sie wäre ihrem Vorbild, der französischen Ministerin, die der Presse anstelle des Namens des Kindsvaters sagte, ihr Privatleben sei kompliziert, ein Stück näher gekommen. Doch jede Aktion dieses Mannes wäre mit ihr in Verbindung gebracht worden. Andere Politiker stolperten schon über nichtsozialversicherte Putzfrauen, während er vermutlich ein ganzes Heer von Leuten beschäftigte, die nach Schichtende einfach mit ein paar Scheinen aus seinen Lokalitäten spazierten. Hinzu kam, was er sonst noch so trieb, wovon Anahita nichts wissen wollte, und mit wem, was Anahita ebenfalls nicht wissen wollte, die keinen Anspruch auf Exklusivität erhob, weil sie ihrerseits nicht einmal zugab, den Mann überhaupt näher zu kennen. Auch nicht vor ihrem Bruder Reza, über den sie ihn getroffen hatte. Der Mann hatte sich nach einer Filmpremiere an ihren Tisch gesetzt, weil er sich immer an den wichtigsten Tisch setzte, er war schließlich der geborene Gastgeber. Mit einer so hochprozentigen Lebensfreude, dass er die ganze Tischgesellschaft damit besoffen machte. Und mit Schmäh, denn er kam aus Wien. Er war ein Mann der Frauen, Frauen liebten seinen Punk, auch Anahita. Lebenslust und Schmäh waren tagsüber nicht ganz so ausgeprägt wie nachts, seine Stimmungsschwankungen gehörten zu den Gründen, aus denen Anahita ihren letzten Aufruf verstreichen ließ. Sie begab sich nicht zum Flugsteig Richtung Maternité, sie begab sich zum Ausgang. So geht das nicht weiter, hätte sie ihm sagen müssen, wären sie wirklich zusammen gewesen. Stattdessen wachte sie mehrmals pro Woche mit der quälenden Frage auf, was sie nachts gesagt oder getan, wer neben ihr gesessen und wer fotografiert hatte und wo diese Fotos wohl landen würden. Vielleicht war das paranoid, es war schließlich nicht verboten, abends in einem Restaurant zu sitzen, doch Anahita wurde das Gefühl nicht los, dass sie sich entscheiden musste. Das Wort *erpressbar* rauschte durch ihren Kopf. Oft auch begleitet von einem Presslufthammer, denn Anahita vertrug diesen Lebensstil nicht, nicht in Kombination mit ihrem Tagespensum.

Es war nicht schwer, sich zurückzuziehen. Sie ging einfach nicht mehr dorthin, wo er war. Es erinnerte sie an ihre Schulzeit, als sie sich irgendwann zwischen Spaß und Abitur zu entscheiden hatte und dafür ebenfalls bestimmte Leute und Orte mied. Eine Zeit der traurigen Erleichterung setzte ein. Ihr Nachrichtenkontakt tröpfelte aus, bis sie nichts mehr voneinander hörten. Als sie sich irgendwann wiederbegegneten, umringt von anderen Leuten, warfen sie sich freundlich wissende Blicke zu: No hard feelings.

Die Abgeordnete Anahita Martini war nicht nur offiziell, sondern auch inoffiziell Single, als sie für die Berlin-Wahl kandidierte. Sie war neununddreißig Jahre alt und allein.

Bisher hatte niemand etwas dazu gesagt. Noch nicht.

Frau Martini, Sie als alleinstehende, kinderlose Frau, jetzt als Senatorin für Bildung, Familie und Gedöns, hahaha, verzeihen Sie mir diesen Altkanzlerspruch, aber ernsthaft: Haben Sie nicht manchmal das Gefühl, dass es für diese Position nicht nur einer fachlichen Kompetenz bedarf, sondern auch einer, wie soll man sagen, persönlichen Kompetenz?

Ihre imaginäre Interviewpartnerin meldete sich zu Wort, eine Stimme, die irgendwann aufgetaucht war, um Anahita mit heiklen Fragen zu konfrontieren, bevor andere es taten.

Die Frage stand im Raum. Sie war allgegenwärtig, auch jetzt, wo sie an den Wahlplakaten der anderen vorbeifuhr. Frauen in ihrem Alter, ebenso qualifiziert für ihr Amt. Aber mit präsentierbaren Partnern und Kindern. Ihre ärgste Konkurrentin, die sie Mitstreiterin nannte, hatte fünf. Sie war weder arm noch adlig, sie hatte mit Anfang zwanzig ihren Unifreund geheiratet und ein Kind nach dem anderen in die Welt gesetzt, während sie alles machte, was Anahita auch gemacht hatte. Frauen wie sie waren eine Dauerdemütigung für Frauen wie Anahita.

Sie meinen, dass eine Mutter näher an den Themen dran wäre, die ich bearbeite?, fragte sie ihre imaginäre Sparringspartnerin.

Sozusagen. Und es ist ja auch nicht so, dass in Ihrer Partei keine Kandidaten mit diesem Profil existieren würden ...

Gegenfrage: Muss ein Arzt krank sein? Muss der Gesundheitsminister Arzt sein? Kann eine Ärztin, die nie bei der Bundeswehr war, Verteidigungsministerin werden?

Nein, nein, so nicht. Sie musste an ihrem Ton arbeiten. Musste souveräner klingen, weniger angefasst, im besten Fall amüsiert über die naiven Vorstellungen ihrer Interviewerin. Die ja sie selbst war.

Manchmal fragte sich Anahita, ob diese Interviews etwas Pathologisches hatten. Dass sie regelmäßig eine Stimme hörte, der sie auch antwortete, war auf jeden Fall nichts, was sie mit anderen teilte.

Eine Lösung, das wusste sie, wäre die Offensive. Schaut her, ich bin dies und das, und das ist gut so. Furchtlosigkeit und Transparenz, das schätzen die Wähler. Doch war Anahita keine Aktivistin für das Alleinleben, sondern zufällig allein. Sollte sich das ändern, würden ihre Anhänger sie hassen. Sollte sie zugeben, dass sie nicht freiwillig allein war, würde sie sich zum Freiwild erklären. Catch 22 wie aus dem Lehrbuch.

Es wäre kein Problem, eine Frau zu präsentieren. Das war kein großer Schritt mehr, die Vorarbeit war getan. Bravo, danke! Hätte sie eine Frau und im besten Fall noch Kinder mit dieser Frau, wäre alles okay. Sie war sich nicht sicher, ob sie sagen würde, sie hätte die Kinder mit dieser Frau, oder lieber, sie zöge die Kinder mit ihr auf, aber all das war leider nicht relevant. Denn Anahitas Problem war nicht die Beziehung zu einer Frau, sondern die fehlende Beziehung zu einem Mann.

Wir erweitern ständig den Begriff dessen, was wir als normal bezeichnen, hatte sie letztens in einem Vortrag gehört. Eine Befreiung und Eingemeindung von Lebensentwürfen, die früher nicht eingeladen waren auf die elitäre Party Normal. Doch irgendwie sah es so aus, als müssten diese Lebensentwürfe nach wie vor zu zweit gelebt werden. Die Welt war für Paare gemacht, selbst hier, wo die Hälfte der Erwachsenen in Singlehaushalten lebten. Wer waren diese Leute?, fragte sich Anahita oft. Fielen sie in ihr Ressort, Familie? Politisch hatten sie keine Lobby, weil sie nicht die nächsten Rentenerwirtschafter heranzogen. Welchen Schutz brauchte ein Mensch, der allein lebte? Den Schutz vor Einsamkeit. Den Schutz vorm schlechten Ruf seines Lebensmodells.

Sie wäre also prädestiniert dafür, offensiv mit ihrem Beziehungsstatus umzugehen. Zum Postergirl gegen das Singleshaming zu werden. Positiver Nebeneffekt: Der Migrationshintergrund würde in den Hintergrund treten. Negative Nebeneffekte: tausende. Von allen Seiten. Sie war angreifbar genug. Ohne klaren Beziehungsstatus erweiterte sie das Spekulationsfeld ins Unermessliche. Leute, die allein leben, sind verdächtig. Oder bemitleidenswert. Waren sie schon immer. Kein Ende in Sicht. Profifußballer und Formel-1-Piloten fahren besser, wenn sie nicht schwul sind, Politiker sind besser nicht Single. Es sei denn, sie haben Kinder. Oder sind verwitwet. Immerhin war Anahita nicht ledig, sondern geschieden. Das hieß, es gab da eine Geschichte. Und die ging so:

Eines Tages, direkt nach dem Aufwachen, wurde Anahita

Farahani von Daniel Martini gefragt, ob sie sich vorstellen könne, jeden Morgen in dieses Gesicht zu schauen, für den Rest ihres Lebens.

Er zeigte auf sein Gesicht. Es war rot und zerdrückt, und dank seines enormen Selbstbewusstseins hatte Daniel Martini kein Problem damit gehabt, ihr mit seiner atemberaubenden Morgenfahne direkt ins Gesicht zu sprechen. Sie lachte, in einer Mischung aus Panik, Hysterie und auch Freude. Alles mit ihm fühlte sich zu lustig an, um wehzutun. Warum nicht, sagte sie. Daniel hätte nicht noch mal gefragt. Es war eine danielsche ADHS-Idee, eine Blitzidee, auf die eine Blitzhochzeit folgte.

Lass uns nach Las Vegas fliegen und uns von einem Elvis trauen lassen.

Seit wann stehst du auf Elvis?

Okay, dann Kopenhagen, das geht auch schnell. Schönes Rathaus, nette Leute, gute Restaurants.

Er wunderte sich, als sie seinen Namen annahm und ihren Mädchennamen komplett aufgab. Auch kein Doppelname? Nein. Anahitas Nachname sollte sich nicht anhören wie ein grauer Kurzhaarschnitt, sondern nach knackenden Eiswürfeln, nach rosso, bianco und dry, sollte gut gelaunt klingen wie ein *Cheers*, international verständlich und leicht zu buchstabieren sein. Farahani, ihr Mädchenname, hätte den trockenen Martini verwässert, auch wenn sie ihn immer gemocht hatte, aber er würde dank ihrer Brüder fortbestehen. Ihre neue Unterschrift, ein schwungvolles M und die beiden i-Punkte miteinander verbunden, hatte sie schon perfektioniert, bevor sie nach Kopenhagen flogen. Und sie freute sich darauf, wahlweise ein strammes *Martini!* oder ein verführerisches *Martini?* ins Telefon zu blaffen respektive zu hauchen. Zumindest an dieser

Stelle hatte Anahita einen Plan gehabt, was ihre Ehe mit Daniel Martini betraf.

Sie riefen ihre Eltern gleichzeitig direkt nach der Trauung an. Seine Mutter fühlte sich hintergangen, fing sofort an zu weinen und reichte das Telefon an seinen Vater weiter, während ihre Mutter keinerlei Problem damit zu haben schien, uninformiert und uneingeladen gewesen zu sein, sondern direkt fragte, ob sie schwanger sei.

Nein, um Gottes willen, wie kommst du denn darauf?

So abwegig war die Frage nicht gewesen, wie ihr erst Jahre später auffiel. Aus Sicht ihrer Mutter war sie alt genug, aus ihrer eigenen Sicht hatte sie viel Zeit und erst mal noch einiges vor. Außerdem hatte sich diese Heirat nicht angefühlt wie ein biografischer Höhepunkt, sondern wie eine Performance in Kostümen von Dolce & Gabbana, die vermutlich nicht stattgefunden hätte, wenn sie sich erkältet oder ihre Flüge verpasst hätten. Sie genoss es, so spontan sein zu müssen, wie Daniel es vorgab. Sie genoss seine Verliebtheit, die sie damals schon einordnete: Sie war erst seine zweite Freundin und die erste, die gern mit ihm schlief. Anahita war auf einen ausgehungerten fünfundzwanzigjährigen Mann getroffen, was ihr eine Machtposition verlieh, mit der sie nicht gerechnet hatte und die sie nicht ausnutzte. Ihr Körper beglückte ihn so sehr, dass er auch sie beglückte. Die lästigen Fragen, die man zusammenfassen konnte mit: Bin ich schön genug?, verstummten in dieser Zeit. Sex war Daniels wichtigstes Bedürfnis, während er für sie zur Freizeitdroge wurde, die sie sich verdient hatte neben all ihrer Arbeit. Sex war das Fundament ihrer Beziehung. Als die Ältere, wenn auch nur um vier Jahre, die ihr vorkamen wie Jahrzehnte, auch weil ihr Ehemann ihr ständig Geld schuldete und seine Berufspläne ihr diffus und unausgegoren vorkamen, was sie später bereuen sollte, rechnete sie damit, dass dieses Fundament auf Dauer nicht tragen würde. Während sie sich um viel Abwechslung und wenig Alltag bemühten, war Anahita sich sicher, dass der Vater ihrer Kinder der Mann nach Daniel sein würde. Was sie ihm nie sagte. Die Scheidung verlief dann fast so einvernehmlich wie die Hochzeit, Daniel hatte da schon seit zwei Jahren in den USA gelebt und ihr eröffnet, dass er Vater werden würde. Die neue Frau, jetzt seine zweite Frau, postete Fotos von Urlauben mit zwei kleinen Mädchen und einer Nanny, die aussah wie Anahita in der Zeit, in der sie mit Daniel zusammen war. Anahita musste aufhören, ihr zu folgen, aber es gab Wichtigeres, womit sie aufhören musste, mit dem Rauchen zum Beispiel.

Rauchen mindert Ihre Fruchtbarkeit. Wer las diese Warnungen noch? Sie.

Brüssel war ihr Ziel. Dort würde sie im EU-Parlament sitzen und dafür sorgen, dass diese Art der Warnungen auch auf Alkoholika zu sehen waren. *Trinken bringt Sie in die Gefahr, Ihre Mitmenschen zu verprügeln. Fangen Sie gar nicht erst an.* Entweder man verdirbt allen den Spaß oder niemandem.

Ein Autofahrer aus dem Umland nahm ihr die Vorfahrt (oder sie ihm?) und schrie ihr das F-Wort hinterher. Anahita fuhr zitternd rechts ran und stieg vom Rad. Ich sitze im Senat dieser Stadt, ich bin Mitglied einer Landesregierung und lasse mich von einem Hinterwäldler bepöbeln, dachte sie, und warum gibt es eigentlich kein Pendant zu diesem Wort für Männer? Sie hätte es gebrüllt, oh ja.

Ich hatte schon immer einen ausgeprägten Gerechtigkeitssinn. Das ist einer der Gründe, aus denen ich in die Politik gegangen bin, sagte sie zu ihrer imaginären Interviewerin.

Gähn! Ist das Ihr Ernst, mir mit dieser ausgeleierten Plattitüde zu kommen?, sagte die und lachte.

Sie stieg wieder aufs Rad. Sie hätte die Zeit besser nutzen sollen, indem sie sich die Art von Fragen stellte, die sie schon in der Schule nicht leiden konnte. Lieblings-Dies, Lieblings-Das. Was würdest du mit auf eine einsame Insel nehmen? Einen Mann mit handwerklichen Fähigkeiten. Schon wieder ein Mann.

Ihr offener Beziehungsstatus hatte sich so breitgemacht, dass sie das eigentliche Konzept der Sendung aus den Augen verloren hatte. Der Gast saß mit der Moderatorin beim gemütlichen Abendessen. Wie das aussah, in einem Funkhaus, würde sich gleich zeigen. Die Sendung war beliebt und würde sich nicht versenden, sie wurde, wie jede beliebte Gesprächssendung, zum Podcast gemacht, der dann ewig abrufbar war. Und es wurde tatsächlich gegessen, wegen der Kaugeräusche nur, während Musik lief. Ihre Musik.

Eine Welle der Überforderung schmiss sie fast vom Rad. Sie stieg wieder ab und steckte sich ihre AirPods in die Ohren. Sie suchte nach der Playlist, die der Praktikant des Pressereferats ihr zusammengestellt und an die Redaktion gemailt hatte. War es dumm gewesen, einem Jungen, der jünger war als die vermeintlichen Hits ihrer Jugend, diesen Job zu überlassen?

Nein. Und Schluss jetzt mit dieser Dauerhinterfragerei. Sie musste nicht weniger, sondern mehr delegieren, und dieser Junge war smart und talentiert. Außerdem DJ, wie ihr jetzt wieder einfiel. Sie hatte doch Gründe, wenn sie etwas entschied. Es war allerdings dumm, dass sie die Playlist nur einmal angeschaut und abgenickt hatte, anstatt sie regelmäßig zu hören und sich Gedanken darüber zu machen, was diese Lieder mit ihrem Leben zu tun haben könnten. Dafür musste jetzt eine knappe halbe Stunde reichen.

Sie beruhigte sich mit langsamen, gleichmäßigen Tritten in die Pedale. Fragte sich, womit sie sich bei ihrem Praktikanten bedanken könnte, der geschmäcklerisch einstieg. Bossa Nova? *Samba de Uma Nota Só*, wie sie ablesen musste und dabei ins Schlingern kam. Schön. Das, würde sie behaupten, hätten ihre Eltern immer gehört. Beim Gedanken an ihre Eltern hielt sie kurz die Luft an. Das Fahren war leichter geworden, vielleicht lag es an der Samba. Hoffentlich hatte der Junge auch ein paar sperrigere Sachen eingebaut, um gegen das Berufspolitikerinnenimage gleich Vollspießerinnenimage zu bürsten, wie sie es verlangt hatte. Sie vertiefte ihren Atem, es tat gut, auch wenn es Abgase waren, die sie inhalierte.

Die Bücher und Filme ihrer Kindheit und Jugend konnte sie zu jeder Gelegenheit liefern. Reza, ihr ältester Bruder, war schon als Kind Cineast gewesen. Und Anahita hatte ein gutes Namensgedächtnis. Kurosawa, De Sica, De Palma. Truffaut, Malle, Chabrol. Kieślowski, Polański. Almodóvar, die Coen-Brüder. Keine Frau dabei. Dafür hatte sie jetzt keine Zeit mehr, es war schließlich keine Filmsendung. Sie las viel, allerdings nur Sachbücher und Presse. Doch vor ein paar Wochen hatte sie die Bücherliste ihres Lebens für eine große Zeitung zusammengestellt, ein paar enge Mitarbeiter drüberschauen lassen, gestrichen, ergänzt, einen Thriller und einen Comic eingefügt, um zu zeigen, dass sie keine prätentiöse Bildungshuberin war, fertig.

Sie hatte noch Zeit. Sie könnte sich ein Eis kaufen. Sie könnte mit jemandem telefonieren, um sich warmzureden. Sie könnte sich eine Bank oder ein Café suchen und sich die letzte Sendung anhören. Die damals gerade aktuelle hatte sie gehört, als die Anfrage kam. Ein Schauspieler hatte die Sendung genutzt, um sich von seiner Weltretterseite zu präsentieren. Sie erinnerte sich nicht, ob Marie-Claire Sturm ihn nach seinem Privatleben gefragt hatte, wenn, dann war es in seinen Predigten untergegangen. *Ich verstehe nicht, warum die Leute nicht endlich aufwachen! Wir haben es zehn nach zwölf, die Erde brennt! Als ich in Indien war. Als ich auf Lampedusa war. Ich war in Afrika. Blablabla. Ja, in meiner Branche wird sich einiges ändern, hoffentlich, ich verstehe nicht, wie manche Männer sich so verhalten können. Ich schäme mich so!* Soso.

Anahita hatte die Sendung auf einer Zugfahrt gehört und sich gelangweilt. Jetzt musste sie dem Schauspieler lassen, dass er alles richtig gemacht hatte. Es ging darum, zu sagen, was man sagen wollte, unabhängig davon, wie die Fragen lauteten. Sich selbst in das Licht zu rücken, in dem man gesehen werden wollte. Ihre imaginäre Interviewerin hätte den Mann für seine Selbstergriffenheit verhöhnt. Anahita beneidete ihn. Er hatte es schon hinter sich.

Die Playlist war gut. Sie würde die Person mit diesem Musikgeschmack mögen. Als sie auf das alte, gigantisch große Klinker-Funkhaus zufuhr, ging es ihr besser. Das hier war kein Verhör. Es war ein schöner Termin. Sie meldete sich am Empfang und bekam einen Besucherausweis ausgestellt. Die junge Frau, die sie abholte, führte sie zu den Aufzügen und erzählte ihr, dass die Lampen im Foyer, das sie Lichthof nannte, von der Frau des Architekten entworfen worden waren. Art déco beziehungsweise Neue Sachlichkeit. Marlene Moeschke-Poelzig. Anahita merkte sich den Namen. Zweimal oe. Hätte sie sich doch Farahani-Martini nennen sollen, gerade wegen der gleichen Vokale? Die junge Frau, deren Namen sie akustisch nicht verstanden hatte, drückte auf den Knopf im Aufzug und lächelte sie an.

Marie-Claire freut sich schon auf Sie. Ähm. Ja. Genau.

An Marie-Claires Bürotür stand ihr Nom de Guerre: MC Storm. Sie hatte das Glück, in einer Branche zu arbeiten, in der sie nirgendwo ihr Geburtsdatum angeben musste. Das Foto auf der Website des Senders war alt und bearbeitet, sprich wunderschön. Ein Nofreteteprofil in Schwarz-Weiß. Sie sah jetzt anders aus, aber nicht älter, keine einzige Falte, registrierte Anahita. Sie trug die eigentlich schwarzen Locken kurz und blondiert, ein Tanktop, das ihre schimmernden Schultern und definierten Oberarme zeigte, vorteilhafte Jeans und teure Loafers. Mit denen stieß sie sich von der Tischplatte ab, sprang aus ihrem Drehstuhl und baute sich vor Anahita auf, die nicht damit gerechnet hatte, dass MC so groß war. Dafür reagierte sie genauso wie erhofft, sie rief: Wow!

Für diesen Eindruck zahlte Anahita mit Schweißflecken und Schmutz auf der Bluse, denn das Bild stimmte nur, wenn sie mit dem Rennrad über der Schulter den Raum betrat.

Saucooles Rad.

Danke. Aus Japan.

Sie einigten sich auf das Du. Das war besser für die Atmo. Verstehe, kein Problem.

Anahita folgte ihr durch die langen Gänge zu einem Konferenzraum, in dem für ein Abendessen eingedeckt war. Coq au Vin, das hatte man mit ihrem Büro abgesprochen. Okay? Okay. Sie war auf Coq au Vin umgestiegen, weil das Wiener Schnitzel sie zu sehr an ihre letzte Liebe, den Wirt, erinnerte. Die Redakteurin schenkte Wein und Wasser ein und wünschte ihnen viel Spaß.

Dies hier sei eine Aufzeichnung. Alles, was ihr nicht passe, könne geschnitten werden.

Sehr gut.

MC moderierte sie an und brachte ihren Auftritt mit dem Rennrad über der Schulter unter. Sehr gut. Anahita sagte sich, sie säße beim Abendessen mit einer guten Freundin. Sie hörte Marie-Claires angenehm rauchige Radiostimme, die ihre Fragen mit einer Aussage einleitete, die sie bestätigen musste: Du hast zwei Brüder, du bist dort und dort aufgewachsen, hast das und das dort und dort studiert, hast mal über dich gesagt, du bist, du hast ... Dabei schaute MC sie mit ihrem TV-Lächeln an, und Anahita fragte sich, warum diese Frau beim Radio war. Ob sie nicht ins Fernsehen wollte oder ob es eine Geschichte dazu gab.

Sie säbelte an ihrem Huhn herum, steckte es nicht in den Mund und behauptete, es wäre das Spezialgericht ihrer Mutter (stimmte nicht), ihre Mutter sei überhaupt eine sehr gute Köchin (stimmte, wenn sie kochte). Hoffentlich reichte das zum Thema Mutter. Sie hangelte sich an der Musik entlang, was ganz gut funktionierte, denn MC, die Expertin, moderierte die Titel an und wieder ab, während Anahita so tat, als hätte sie das alles gewusst. Der Praktikant hatte eine Art Hall of Fame der Frauen zusammengestellt und darauf geachtet, nicht den naheliegendsten Hit auszuwählen. Good Boy.

Sie fühlte sich etwas wohler, wurde gesprächiger, log beherzter: Oh ja, dazu habe ich immer so gerne getanzt.

Wie sahst du damals aus?

Schrecklich, zu dünn mit dicker Brille.

Das sagen alle, sagte Marie-Claire, Topmodels, Schauspieler, Leute, die heute von ihrem Aussehen leben, wirklich alle behaupten das.

Ist das so?

Anahita musste sich fangen. War das ein Angriff?

Oh ja. Es ist fast eine Hundertprozentregel, nicht nur in meiner Sendung: Spätere Prominente waren hässliche Kinder und wurden gemobbt ...

Marie-Claire lachte sie an. Mit ihrem offenen, kantigen Gesicht mit den wachen Augen und den großen, schneeweißen Zähnen.

Mag sein, sagte Anahita, ich habe leider kein Beweisfoto dabei, aber ich habe von den Jungs in meiner Klasse damals eine Sechs bekommen.

Auf einer Skala von zehn?

Genau.

Meinst du, das machen Jungs heute auch noch?

Mit Sicherheit. Und Mädchen machen es auch.

Was für ein unnötiger Schlagabtausch, dachte Anahita, während MC zur Musik überging, einer kanadischen Folksängerin, einer Legende, die MC einmal interviewt hatte, wie sie erzählte, wobei sie kurz zu vergessen schien, dass es um ihren Gast gehen sollte. Was nicht schlimm war. Denn erstens war diese Frau eine Angeberin, ganz betütelt vor Begeisterung über ihr eigenes Musikwissen, zweitens war Anahita eine Blenderin ohne eigenen Musikgeschmack, somit waren sie das perfekte Match. Und drittens, dachte Anahita, während sie an ihrem Wein nippte, war es gut, dass das Gespräch unterbrochen wurde, bevor es sich weiter mit den Lügen von Prominenten befassen konnte. Vermutlich logen sie, um ihren angeborenen

Außenseiterstatus zu demonstrieren, mutmaßte Anahita, die sich nie besonders für Prominente interessiert hatte. Die auch nie gemobbt worden war. Dafür hatte sie als Schülerin einer Clique angehört, die sich mit den älteren Jungs anlegte, was man rückwirkend als stark, geradezu feministisch auslegen könnte; die aber auch andere Mädchen terrorisiert hatte, was weniger gut zur heutigen Anahita passte, die neuerdings die Schirmherrin einer Initiative gegen Mobbing war und deshalb täglich damit rechnete, dass sich jemand aus dieser Zeit meldete, jetzt, da sie so seriös von jedem dritten Laternenpfahl herunterlächelte. Es ging auch niemanden etwas an, dass Anahita eine kleptomanische Phase hinter sich hatte, auf die eine vandalistische folgte und schließlich eine, in der man ihren Vater einbestellte, weil sie sich in der Schule anzog, als würde sie an der Bar eines Fetischklubs arbeiten. All das hätte Marie-Claire und ihre Hörer sicher interessiert, möglicherweise würde es ihr bei einigen Coolnesspunkte einbringen, doch man musste davon ausgehen, dass die Nichtwohlwollenden in der Überzahl waren, immer.

Die nächsten Fragen beantwortete sie auf Autopilot, es ging um die Stadt, ihre Beziehung zu ihr, die Orte ihrer Kindheit und Jugend, dem, was sich seither geändert hatte. Anahita hatte das Glück, in einem Bezirk aufgewachsen zu sein, der keine klaren Bilder hervorrief. Sie könnte in einem der berüchtigtsten Sozialbauten der Stadt, aber auch in einem ihrer beschaulichsten Straßenzüge groß geworden sein, ein Kind aus prekären oder behüteten Verhältnissen gewesen sein. Die Wahrheit lag in der Mitte, die Eckdaten hörten sich wohlgeordnet an, dass ihr Vater Arzt war, hatte schon in ihrer Kindheit dafür gesorgt, dass alle weiteren Fragen verstummten, so beruhigend schien dieser Beruf immer noch zu sein. *Vater Arzt* war fast so wertvoll wie das Prädikat *verheiratet*.

Was gehörte noch hierher? Eine Anekdote natürlich, die sie nicht fand, während sie brav ihr ehemaliges Gymnasium nannte und ihrer inspirierenden Deutschlehrerin dankte, was sich anhörte wie auf einer Preisverleihung.

Du warst ja selbst Lehrerin –

Ja. Sie nannte ihre Fächer und versuchte mit ihrem charmantesten Lachen Zeit zu schinden. Denn Anahita war nur kurz und äußerst ungern Lehrerin gewesen. Was sie schlecht so sagen konnte, jetzt, da sie der gesamten Berliner Lehrerschaft sozusagen vorgesetzt war. Wieder einmal fühlte sie sich umzingelt und ging deshalb direkt zu ihrem Parteieintritt über: Mir ist irgendwann klar geworden, dass die Demokratie sich nicht von allein macht.

Sie hörte ihre imaginäre Interviewpartnerin verächtlich lachen. Lach nur, du Miststück. Manchmal kommt man nur mit einer Phrase vom Eis.

Marie-Claire lachte nicht, sondern legte den Kopf schräg und lächelte sie an, gratulierte ihr noch mal zu ihrer Wahl.

Danke.

Sie habe viel vor, oder?

Oh ja: Familien stärken. Qualität der Staatsschulen verbessern. Arbeitsbedingungen für Lehrer so verbessern, dass dieser Job wieder attraktiv wird.

Genau so wollte ich nicht klingen, dachte sie, stopp, aber wie?

Kurz gesagt, ich stehe vor mehreren riesigen Baustellen. Auf die ich mich freue.

Als Politikerin bekommt man ja eher die Wut und die Verdrossenheit zu spüren, so kommt es mir zumindest von außen vor. Bekommt ihr auch Dankbarkeit?

Dankbarkeit ist keine Kategorie in der Politik. Es ist ja unser Job, den wir da machen, für den man uns gewählt hat und bezahlt. Aber es ist schön, wenn man Respekt für seine Arbeit bekommt.

Blabla, dachte Anahita, obwohl sie sich tatsächlich öfter fragte, warum sie sich nicht einen Job gesucht hatte, für den die Leute sie mochten, der keine reflexartige Feindseligkeit auslöste. *Die da oben, keine Ahnung, wie es uns hier geht, realitätsferne Bürokraten* – und das waren die Zivilisierten, die sich so ausdrückten.

Du wirst in diesem Jahr vierzig, sagte MC und lächelte ihr aufmunternd zu. Es war kein Geheimnis, trotzdem war diese Frage, die keine war, eine Frechheit, von einer Frau, die von sich selbst nur ihren Geburtsort und ihre Lieblingsplatten preisgab.

Ja, sagte Anahita, mehr nicht.

Das neue dreißig, schob MC bemüht spritzig hinterher und moderierte den nächsten Titel an. Während die Musik lief, sprach MC weiter, gedämpft und konspirativ, als hätten sie Zuhörer, obwohl die Mikrofone aus waren.

Wir sind übrigens ein Jahrgang, sagte sie.

Ah, sagte Anahita, deren Stimmung endgültig zu kippen drohte. Die verkrampft nach diesem Tonfall suchte, der sich anhören sollte, als würden zwei Frauen miteinander reden, die sich nah sind. Von denen sie diejenige sein sollte, die sich sanft, aber sicher ausfragen ließ, die sich den Hörern öffnete, mehr von sich preisgab, als sie es normalerweise tun würde. Sie konnte es nicht. Sie schwitzte, der Wein fühlte sich ölig und ätzend in ihrem Mund an, war außerdem zu warm und eine

Gefahr. Nach diesem Glas würde ihre Sprache sich verwaschen anhören. Sie schenkte sich Wasser nach. Sie wollte hier weg.

Wie war das so, als Frau, als junge Frau, die ihren Weg in der Politik sucht?

Was konkret hieß: Lass uns über #MeToo reden, über Unverschämtheiten, Übergriffigkeiten, erzähl uns, wogegen du dich wehren musstest, zumindest verstand Anahita diese Frage so. Und hatte keine Lust darauf. Sie hatte sich gar nicht so viel wehren müssen, eine Aussage, die bei allen, die sich wehren mussten, als Verrat gelten würde. Sie hatte komische Situationen erlebt, von denen sie sich schon distanziert hatte, während sie noch stattfanden. Sie hatte Situationen erlebt, die peinlich gewesen waren, oh ja, aber nicht für sie. Sie hatte noch nie eingesehen, warum sie sich erniedrigt fühlen sollte, wenn ihre Gegenüber es waren, die sich zum Affen machten. Während sie diejenige war, der diese Affentänzchen galten. Manche dieser Situationen rührten sie im Nachhinein fast, und Rührung hatte auf jeden Fall nichts verloren in dieser Debatte, die Anahita zum Hals raushing, die Lust hatte auf Sachthemen, nicht auf Momente des sozialen Unwohlseins, die man auch unabhängig von Genderfragen haben konnte, wie zum Beispiel hier, mit dieser anderen Frau, auf deren Terrain sie sich sagenhaft unwohl fühlte.

Ich denke gerne an diese Zeit zurück, ich hatte Glück mit meinen Kollegen und Mentoren, sagte Anahita und nannte ein paar Namen von Leuten, denen sie nie gedankt hatte, an denen sie vorbeigezogen war. Vielleicht hörten sie ja zu? Grüße aus eisigen Höhen, eure Anahita.

Das war, zugegebenermaßen, nicht so interessant für Marie-Claires Hörer, die deshalb als Nächstes ein paar Zitate aus der Presse vorlas, in denen es um Anahitas Aussehen ging.

Anahita, das wusste sie selbst, das wussten MC und ihre Redaktion, saß unter anderem deshalb hier, weil sie aussah, wie sie aussah, und aus diesem Aussehen Vorteile gezogen hatte, zum Beispiel den, dass man sie wahrnahm, was selbstverständlich nicht bedeutete, dass sie nicht kompetent war. Sie musste sich nicht verteidigen. Sie wollte sich nicht mit anderen vergleichen. Und auf keinen Fall wollte sie etwas sagen, was sie als Tussi, als Bitch, als Antifeministin dastehen lassen könnte, das viral gehen und für immer an ihr kleben bleiben würde. Sie trank so geräuschlos wie möglich einen Schluck Wasser, während Marie-Claires Gesichtsausdruck ihr wohl sagen sollte: Komm, Mädchen, das war doch wohl wirklich eine gute Vorlage, mach was draus.

Man bewertet das Aussehen von Politikerinnen anders als das von Politikern, sagte sie. Frauen werden härter bewertet, auch von Frauen, sagte sie. Und nicht nur in der Politik.

Ein wasserdichter Satz, der sie langweilte. Marie-Claire schaute ihr so tief in die Augen, während sie an ihrem Wein nippte, dass Anahita sich fragte, ob sie mit ihr flirtete.

Okay, sagte sie dann, und was ist deine Erfahrung mit deinem Aussehen? Ist es besser, gut auszusehen, oder ist es hinderlich in deinem Metier?

Es kommt drauf an, hätte Anahita gern gesagt. Sie brauchte einen Coach. Einen Profi, der ihr Schlagfertigkeit und Charisma antrainierte. Sie spürte eine Feindseligkeit in sich aufsteigen, die sie weglächelte, während sie genauso verführerisch an ihrem Weinglas nippte wie Marie-Claire zuvor. Ihre Bluse klebte unter den Achseln, ihre Hand zitterte, als sie das Glas abstellte.

Ich glaube, die Zeiten, in denen man sich als Frau entscheiden musste, ob man entweder als gut aussehend oder kompetent gilt, sind vorbei.

Anahita musste wieder Wasser trinken nach dieser Aussage, die sie als okay abgehakt hätte, wäre da nicht Marie-Claires auffordernder Blick: Und?

Und dennoch bleibt das Aussehen immer ein Thema. Was man zum Beispiel auch daran sehen kann, wie lange wir uns hier in einer Sendung damit befassen, in der man uns nicht sieht.

Reichte das jetzt mit Frauen, Äußerlichkeiten und Gedöns, fragte sich Anahita. Nein.

Passieren dir Dinge, von denen du meinst, sie würden dir als Mann nicht passieren?

Anahita atmete so tief ein, als würde sie an einer imaginären Zigarette ziehen. Ihr Leben, eine Ansammlung von imaginären Handlungen und Personen. Sie könnte jetzt von Shitstorms reden, die sie sich eingefangen hatte, von Leuten, die sie in den sozialen Medien stalkten und beschimpften, von denen, die ihr detailliert ausführten, was sie mit ihr anstellen würden, wenn sie sie zu fassen bekämen, sie könnte erzählen, dass sie diese Kommentare von ihren Mitarbeitern löschen ließ, um sich ihr Leben nicht mehr damit zu vergiften, doch wenn sie das alles jetzt erzählen würde, könnten sich genau diese Leute sicher sein, dass ihre Botschaften bei ihr ankamen, dann würden sie die Beachtung kriegen, nach der sie sich so sehnten, dann hätten sie gewonnen. Anahita konnte deshalb MC und ihren Hörern wieder nicht geben, was sie sich wünschten, nämlich eine saftige Geschichte, und wünschte sich wieder einmal, sie hätte mehr Humor. Aktiven Humor, mit dem man schießen konnte, trockenen Humor, mit dem man Gespräche zu seinen Gunsten drehen konnte. Nicht nur die Fähigkeit, an der richtigen Stelle zu lachen.

Wer sich raus in die Öffentlichkeit begibt, der muss einstecken lernen, sagte sie, und es hörte sich an, als hätte sie kapituliert und akzeptiert, regelmäßig auf die Fresse zu bekommen. Deshalb schickte sie ein Lachen hinterher. Auch das reichte nicht. Wie war die Frage noch mal gewesen?

Das gilt für Frauen genauso wie für Männer.

Punkt. Marie-Claire nickte, sichtbar gelangweilt von dieser nichtssagenden Antwort.

Das nächste Stück hieß: *Du musst gar nichts.* Und sie dankte dem DJ-Praktikanten für dieses Lied, das sie nicht gekannt hatte (MC schon, selbstredend) und das ihr die Gelegenheit gab, anschließend über Freiheiten und Zwänge zu reden und allen Leuten da draußen zu empfehlen, sich selbst das öfter zu sagen, dass sie gar nichts müssen. Außer Steuern zahlen.

Und Zähne putzen, sagte MC.

Und natürlich: Benutzen Sie Sonnencreme, sagte Anahita. Es war einer der besseren Momente, sie lachte, und es hörte sich noch nicht einmal gekünstelt an.

Ob junge Frauen es heute leichter hätten, fragte Marie-Claire, und Anahita dachte, dass auf jeden Fall diese Art von Frage ein Problem für Frauen war, während Männer sich aufs Wesentliche (sich selbst) konzentrieren konnten und nicht ständig für alle anderen Männer mitzusprechen hatten. Sie wusste nicht, ob junge Frauen es heute leichter hatten. Welche jungen Frauen? Und in welchem Zusammenhang? Und hörte sie sich nicht an wie eine uralte Frau, wenn sie diese Frage beantwortete?

Es hat sich einiges getan. Jede Generation hat ihre eigenen Probleme. Die Frauen vor uns haben meiner Generation den

Weg bereitet, und ich hoffe, dass meine Generation der nächsten den Weg bereitet.

Die imaginäre Interviewerin lachte trocken. Anahita fiel es schwerer und schwerer, keine Allgemeinplätze zu denken, während Marie-Claire, ihre reale Interviewerin, sie geduldig musterte. Keine Hektik, diese grausigen Pausen aufgrund deiner Einfallslosigkeit wird keiner hören, denn wir schneiden sie einfach raus!

Was würdest du deinem jüngeren Ich raten, fragte Marie-Claire, nachdem sie Anahitas Kopfschütteln ignoriert und ihnen Wein nachgeschenkt hatte.

Suche dir Verbündete? Bitte um Hilfe? Mach dir nicht so viele Sorgen, das allermeiste im Leben ist scheißegal? Es kam ihr so vor, als hätte sie all diese Antworten schon gelesen oder gehört.

Mach dir einen Plan mit den Dingen, die du früh im Leben erreichen willst, und mit denen, die du aufschieben kannst, sagte sie schließlich und überraschte sich damit selbst. Und womöglich auch Marie-Claire, die ihr endlich eine Pause mit dem nächsten Musiktitel verschaffte, den sie schnurrend anmoderierte.

Anahita hatte dieses Lied schon gehört, aber was sang dieser Mann da? *Psycho killer, qu'est-ce que c'est?* Sie musste Marie-Claires Stimme ausblenden und sich ernsthaft konzentrieren, bis sie endlich begriff, dass es sich beim zweiten Teil der Zeile um Französisch handelte – ja, was war das? Wie passte dieser Text zu ihrem Leben? Es musste eins der Lieder sein, die der Praktikant ausgesucht hatte, um die Playlist nicht zu mainstreamig und bieder erscheinen zu lassen.

Dein Musikgeschmack hört sich an, als hättest du viel von deinen älteren Brüdern übernommen, sagte Marie-Claire. Oh ja, das war unvermeidbar, bestätigte Anahita kichernd, denn die letzten Songs hätten tatsächlich aus den Zimmern ihrer Brüder dröhnen können. Und kurz darauf passierte es. Der Gedanke an die Kindheit – über die Anahita jetzt bereits zum zweiten Mal so vage wie möglich erzählte – musste die Moderatorin zur nächsten Frage gebracht haben. Anahita war genervt von den Fragen und unzufrieden mit ihren Phrasen, aber immerhin hatten sie kaum über ihr Privatleben geredet, Marie-Claire hatte sich an ihre Vorgabe gehalten, oder vielleicht stellte sie Fragen dieser Art aus Prinzip nicht, aus Gründen der Frauenfairness. Wo wir doch alle Verbündete sind, dachte Anahita später bitter, die Männer immer darum beneidet hatte, dass sie nicht ständig so tun mussten, als würden sie zusammenhalten. Marie-Claire hatte jedenfalls, ob taktisch oder nicht, eine Atmosphäre der Sicherheit aufgebaut, die Sendung sei fast um, sagte sie, während der vorletzte Musiktitel lief, das sei wunderbar gewesen mit ihr, und sofort entspannte sich Anahitas Nacken- und Schulterbereich. Sie prosteten einander zu, MC schaute auf ihren Moderationszettel, moderierte die Musik ab, und dann kam er ganz plötzlich, dieser Stoß in Anahitas kurzfristig offenes Visier, diese Frage, die sich sogar ihre Eltern verkniffen, gestellt von dieser Frau, die so viel Wert auf Gendergerechtigkeit legte, und eingeleitet als Feststellung, sodass Anahita vermutlich nie erfahren würde, was Marie-Claire eigentlich von ihr wissen wollte, als sie sagte: *Du selbst hast ja keine Kinder –*

REUE

Marie-Claire wusste später nicht mehr, was sie die Senatorin eigentlich fragen wollte, die Worte waren aus ihr herausgeflossen. Anahita war nach der Aufzeichnung sofort wieder zum Sie gewechselt, hatte ihre Entschuldigung hektisch weggenickt und einen Fahrer für sich und ihr Rennrad gerufen.

MC hatte einer kinderlosen Frau die Kinderfrage gestellt. Ausgerechnet sie, die sich diese Frage verbat, sich schon verbeten hatte, bevor sie selbst von ihr verfolgt wurde. Die Frage, die man Männern so gut wie nie stellte und die als Waffe eingesetzt wurde, ob bewusst oder unbewusst war egal, mit der man erfolgreiche Frauen auf ein Manko hinwies. Ihnen eine dramatische Aura verlieh. Dorthin vordrang, wo es wehtat. Das konnte der Boulevard machen, machte es auch, aber nicht Redaktionen, in denen sie saß.

Nachdem sich Anahita Martini höflich-professionell verabschiedet hatte, selbstverständlich mit der Bitte, ihrem Büro die Aufzeichnung nach dem Schnitt zuzusenden, war MC den langen, geschwungenen Gang des Funkhauses entlanggestampft und hatte sich Lotta gegriffen, um mit ihr das zu veranstalten, was man in ihren Jahren als Berufsanfängerin ein Nachspiel genannt hatte.

Hat sie dir nun gesagt, dass sie nicht darüber reden möchte, oder nicht?

Ich glaube schon. Ähm? Ja? Aber sagen das nicht alle?

Nein, das sagen nicht alle, es gibt sehr viele Leute, die es lieben würden, meine Sendezeit komplett mit den Abenteuern und Talenten ihrer Kinder zu verplempern. Jeder Gast hat aber ein Recht, uns vorher mitzuteilen, worüber er lieber nicht reden würde. Das kann doch nicht so schwer sein.

Ähm. Ich glaube, sie hatte gesagt, dass sie nicht über ihre Familie reden will. Und ich habe ihr gesagt, dass es ja ein Porträt werden soll. Dann hätte sie auch absagen können. Außerdem stehen ja auch keine Kinder auf der Homepage vom Senat oder auf ihrer Website. Ähm? Ja. Genau.

Was ist das denn für eine Logik? Es stehen ja auch keine Krankheiten oder sexuellen Vorlieben auf ihrer Website, müssen wir sie deshalb danach fragen?

Nein, aber keine Kinder zu haben ist ja keine Krankheit, die niemanden etwas angeht. Soll man etwa denken, sie hätte Kinder? Verstehe ich ehrlich gesagt nicht so ganz.

Ja, das verstehe ich, dass du das nicht verstehst. Das heißt aber nicht, dass du hier nicht deinen Job zu machen hast.

Bitte? Entschuldige mal.

Richtig, Lotta, du müsstest dich bei mir entschuldigen, weil du mir die wichtigste Info zu diesem Gespräch nicht geliefert hast.

MC hatte ihre Abneigung der jungen Frau gegenüber lange unterdrückt, die man ihr anstelle einer sehr kompetenten Frau ihres eigenen Alters, die – natürlich – im Mutterschaftsurlaub war, zugeteilt hatte. Lotta hatte ihr Dauerlächeln abgelegt, das MC von Anfang an genervt hatte, und schaute entsetzt. Gespielt entsetzt, zu entsetzt für dieses kurze Gespräch, in dem nichts passiert war. MC hatte die Stimme kaum erhoben, sie hatte ihren Sarkasmus gezügelt, sie hatte versucht, hinter Lottas überhebliches Grinsen zu dringen und ihr mitzuteilen, dass sie einen Fehler gemacht hatte. Mehr gab es dazu nicht zu sagen.

Schönen Abend noch, murmelte sie und ließ Lotta mit ihrem Eklat-Gesicht und ihrer Hawaii-Bowl an ihrem Schreibtisch sitzen.

Lotta hatte diese Lektion gebraucht, MC fühlte sich etwas weniger schuldig als zuvor, trotzdem war ihr klar, dass es nicht an der fehlenden Vorwarnung lag, dass ihr diese Frage herausgerutscht war. Sondern daran, dass es das war, was sie am meisten interessierte.

Sie würde Anahita Martini anrufen, wenn sie sich sicher war, was genau sie ihr sagen wollte, denn das Kind, das Tabu, war in den Brunnen gefallen. Die Stimmung war von da an im Eimer gewesen, was, so hoffte MC, nicht zu hören sein würde. Anahita war Profi genug, um zu ihrem freundlichen Plauderton zurückzufinden, nachdem sie die Augen aufgerissen und mit dem Handteller auf die Fingerspitzen der anderen Hand geschlagen hatte: Time out. Das würde nie jemand sehen, so wie niemand je die darauffolgende, elektrisch knisternde Stille hören würde, aber MC würde den Moment nicht vergessen. Sie hatte diesen Schmerz nur bei sich vermutet. Nicht bei der bildungspolitischen Sprecherin, jetzt Senatorin, deren Leben ansonsten aussah, als würde es seit ihrem achtzehnten Lebensjahr exakt nach Plan verlaufen.

Sie würde sie anrufen. Ihr sagen, dass es zwar nicht so ausgesehen hatte, leider, aber dass sie verstand. Nicht auf diese reflexhaft eingeforderte Art, dieses Zusammenhalten, das einfach nur eine weitere Aufgabe war, an der Frauen ständig scheitern konnten. Nein. Sie verstand sie wirklich. Was ihr leider zu spät aufgefallen war. Sie hätte selbst vorher mit ihr sprechen sollen, hätte sich besser vorbereiten sollen, dann wäre ihr aufgefallen, dass diese Frau offenbar das gleiche Problem hatte wie sie. MC, die gerade alles bereute, worauf sie früher stolz gewesen war, alle Entscheidungen, die man als unkonventionell, intuitiv und spontan bezeichnen konnte, fand es fast erleichternd, einer Person begegnet zu sein, die anders gelebt, klare Zukunftspläne gehabt hatte und trotzdem an diesem Punkt angelangt war. Es war gut möglich, dass Anahita Martini sie zu ihrer ewigen Feindin erklärt hatte, noch möglicher war es, dass sie versuchte, diesen Termin und diese Moderatorin so schnell wie möglich zu vergessen, aber MC fühlte sich ihr plötzlich nahe. Fühlte sich plötzlich nicht mehr so allein.

Auf dem Weg zurück in den Konferenzraum zu den Essens- und Weinresten, die sie jetzt allein trinken würde, fiel ihr ein, dass sie Martini wahrscheinlich schon verprellt hatte, als sie ihr Alter nannte. Nicht besonders souverän, andererseits verständlich, schließlich ist das unser Hauptproblem, dachte MC.

Mit Ende dreißig stand ich in meiner Blüte, hatte ihre Mutter immer gesagt, da war ich noch schön und wusste schon Bescheid. Zu diesem Zeitpunkt hatte Veronika Sturm auch endlich gewusst, was sie werden wollte, nämlich Heilerin, genauer gesagt Heilpraktikerin. Der erste wirkliche Berufswunsch mit knapp vierzig, das war vielleicht zwanzig Jahre später als beim Durchschnitt, aber immer noch besser, als im gleichen Alter auf die Idee zu kommen, ein Kind zu wollen.

MC schenkte sich Wein ein und legte die Füße auf den Konferenztisch.

Am schönsten sind sie Ende dreißig, das hatte vor gar nicht langer Zeit auch ein ehemaliger Lover gesagt, der immer von *ihnen* gesprochen hatte. Er sagte andererseits auch *ich mag sie jung*, was sich angehört hatte, als möge er sein Steak blutig, seine Hosen eng und seinen Kaffee schwarz. Sie hätte antworten sollen: Und ich mag sie jung und schön, mein Lieber, denn beides war der Mann nicht, was er mit Erfolg ausglich, aber es hatte ihr die Sprache verschlagen. Er hatte im Bett gelegen, sie hatte sich den BH zugehakt, er hatte sich wohlwollend über ihren Körper geäußert, der so gut in Schuss war, aber leider, leider, auch wenn sie mit Ende dreißig so schön waren, mochte er sie eben jung. Dieser Mann hatte zwei Kinder, die ausgelassen und zahnlückig von seinem Sperrbildschirm lachten, war aber mit der dazugehörigen Mutter nicht mehr zusammen. Davon war MC fest ausgegangen. Sie waren sich auf einer Hochzeit begegnet, und wer rechnete schon damit, dass ein Mann ohne seine Frau auf einer Hochzeit auftauchte? Und dann den Mund hielt? Monatelang, während sie dachte: Der ist es. Ich kann's nicht glauben, too good to be true. Denn abgesehen davon, dass der Mann ein Arschloch war, der seine Frau verschwieg, dafür gern mit seinen Kindern angab, mehr aber noch mit seinen Projekten und schwergewichtigen Bekannten, die er stets mit Vor- und Nachnamen nannte, damit niemand auf die irrtümliche Idee kam, es handele sich nur um irgendwelche Normalos, war er in Marie-Claires Augen das hundertprozentige Match. Es hatte so gut gepasst, das dachte sie jetzt noch manchmal und klammerte dabei alles, was nicht passte, aus. Er war kreativ, lustig, ein aufmerksamer Liebhaber mit einem guten Hotel- und Restaurantgeschmack, er forderte sie intellektuell und körperlich, drückte sich exzellent aus und war genug mit sich und seinem fabelhaften Leben beschäftigt, um immer die nötige Distanz auszustrahlen, die ihn noch begehrenswerter machte.

MC schenkte sich nach. Scheiß drauf, dachte sie.

Es war eine Frage der Würde gewesen, sich nicht in eine Warteschlange zu stellen. Das hast du gut gemacht, Marie-Clairchen, sagte sie sich, als sie die Geschichte beendet und ihm die Freundschaft angeboten hatte, seinem Zug zuvorgekommen war. Sie hatte ihn schachmatt gesetzt, sich aber auch. Von da an rechnete sie fest mit der Nachricht, der Mann habe sich von seiner Frau getrennt, nur um mit der nächsten Frau (sehr jung, nicht MC) die nächste Familie zu gründen. Um ihm zu diesem grandiosen Plot-Twist nicht auch noch gratulieren zu müssen, hatte MC den Kontakt schließlich ganz abgebrochen.

Es müsste verboten werden, dass Männer wie er Frauen wie mir auch noch die Zeit wegnehmen, dachte sie und winkte innerlich ab. Es gab genug schmerzhafte Dinge, die nicht verboten wurden, und zwar völlig zu Recht, denn wenn zwei Erwachsene in Kontakt miteinander traten, hatten sie auf sich selbst aufzupassen. Er hatte es sich nicht ausgesucht, dass sein Körper der perfekte Apparat war, der nie pausieren musste, weil er etwa PMS-geplagt war, menstruierte, schwanger wurde, ein Kind austrug, das Kind stillte und anschließend betreute. Er hatte es sich auch nicht ausgesucht, dass er zeugungsfähig war, bis er starb, täglich, wenn es sein musste, 365 Tage im Jahr, ununterbrochen. Stimmte das überhaupt? Es könnte einer der Gründe sein, warum sich so viele Männer wohler mit ihrem Körper fühlten als Frauen. Superior.

Es war ein Skandal, dass wir nicht der Mittelpunkt der Welt waren, es war demütigend, dass wir von Tieren abstammten, und eine noch schlimmere narzisstische Kränkung, dass wir nicht die Herrscher über unser eigenes Bewusstsein waren. Das betraf alle Menschen, doch diese Kränkungen dürften verheilt sein, so alt, wie sie waren, besonders jene, die Kopernikus und Darwin ihnen zugefügt hatten. Die Frage nach dem Bewusstsein, die Freud aufgebracht hatte, stellte sich ihr im Moment allerdings öfter, jetzt, wo sie sich ernsthaft fragen musste, woher diese Dringlichkeit kam und diese Wahrnehmungsverzerrung, die sie nur noch wahrnehmen ließ, was sie nicht hatte. Diese Kränkungen waren ein Witz gegen ihre. Sie sind alt und menschlich, im Sinne von männlich, das ist etwas anderes, als mitten im Leben plötzlich nicht mehr fähig zu sein, den im Grunde einzigen Daseinszweck zu erfüllen, eine Kränkung, die zudem nur eine Hälfte der Menschheit betraf, während die andere davon komplett unberührt blieb.

Wenn MC sich Männer wie diesen Ex anschaute, begriff sie das Wort Penisneid. Ohne sich dabei körperlich unvollständig zu fühlen, ein Penis war nie ihr Wunsch gewesen, und wenn, dann nur kurz, auf Wanderungen oder auf Festivals mit Dixie-Klos. Nein, was sie wollte, war kein anderes Organ, was sie wollte, war Zeit. Was sie wollte, war die Wahl. Die sie auch gehabt hatte, die Female Choice. Ein Begriff, bei dem sie Tierdokus vor sich sah, mit balzenden Männchen, aufgeplustert, bunt, brutal, niedlich, völlig außer sich, denn es ging um alles.

MC war kein kleines Mädchen gewesen, das sich unvollständig fühlte, weil es nackt nicht aussah wie sein Vater, womöglich auch deshalb, weil dieser Vater in ihrem Leben gar nicht anwesend gewesen war. Aber sie war ein großes Mädchen gewesen, das sich den Vater ihres Nachwuchses hätte auswählen müssen. Dabei hatte sie von Anfang an etwas falsch verstanden.

Sie war es gewesen, die die irrsten Dinge anstellte, die sich so bunt und schön wie nur möglich präsentierte, die niedlich sein wollte und liebenswert und die dabei übersehen hatte, wie brutal es zuging. Sie hatte übersehen, dass sie sich in der Natur befand, und die sah nicht vor, dass man sich für die Auswahl des Partners mehrere Jahrzehnte Zeit ließ. *Sie hatten ein Vierteljahrhundert Zeit. Ich mag sie jung.* Und es war nicht so, dass sie keine Möglichkeiten gehabt hatte.

Marie-Claire?

Elena steckte den Kopf zur Tür herein, die Aufnahmeleiterin, mit der sie in anderen Zeiten jetzt noch etwas trinken gegangen wäre. Sie hätten die Sendung nachklingen lassen, die Gäste, ihre Eitelkeiten, die Pannen, MCs Fauxpas, sie hätten sich totgelacht und dabei versehentlich ein Glas zu viel getrunken.

Was machst du hier im Dunkeln?

Ich trinke meinen Feierabendwein.

Ah. Ich dachte, du gehst noch wohin.

MC war diejenige geworden, die für die anderen mitzufeiern hatte. Jetzt auch für Elena, deren Bauch man noch kaum sah, ein Bäuchlein, wie der Boulevard es nannte, wenn eine prominente Frau es wagte, im weiten T-Shirt herumzulaufen.

Nö, ich fahr dann gleich heim.

Ich auch, klar. Schöne Sendung wird das.

Ich hoffe. War nicht so einfach. Ciao und grüß Tom, ja?

MC hatte sich ein Wolfsgrinsen zugelegt, das sie jetzt auch Elena schenkte und überflüssigerweise beibehielt, als die schon längst gegangen war. Es war die einzige Mimik, die verhinderte, dass ihr Gesicht erstarrte oder herunterfiel, wenn sie hörte, wie die Leben der anderen voranschritten. Niemandem schien aufzufallen, dass MCs Lächeln nicht mehr das Lächeln war, das tief aus ihrem Inneren kam und Duchenne-Lächeln hieß, sondern eines, das sich nur im unteren Bereich ihres Gesichts abspielte und ihr Krämpfe verursachte. Sie hasste sich nicht dafür, fragte sich aber jedes Mal, wie es so weit kommen konnte, dass sie bei guten Nachrichten anderer die Zähne bleckte, anstatt sich mit ihnen zu freuen, was sie immer gekonnt hatte. Als Kind war sie weiser gewesen als jetzt, die kleine Marie-Claire hatte instinktiv gewusst, dass der Vergleich mit anderen nichts brachte außer Neid und Leid. Du bist du, und die sind die. So einfach war das gewesen. Sie hatte ihre Freundinnen gesehen, die mehr hatten, besser wohnten, aus aufgeräumteren Verhältnissen stammten, und sie hatte mit ihrem Kinderhorizont geahnt, dass es nichts brachte, jemand anderes sein zu wollen. Sie war mit einem Gefühl ausgleichender Gerechtigkeit durchs Leben gegangen, hatte gesehen, dass manche Leute Geld hatten, aber keine Ideen; Ideen, aber keine Ahnung, wie sie umzusetzen wären; schön und begabt waren, aber unglücklich. Sie hatte sich gesagt, dass sie zufrieden sein konnte mit dem, was sie hatte und was sie war.

Diese Gabe schien ihr abhandengekommen zu sein. Schleichend. Es fühlte sich an wie eine Krankheit, die in Schüben auftritt. Und die Schübe kamen in immer kürzeren Abständen und hielten immer länger an.

Sie ging den ausgestorbenen Gang zurück in ihr Büro und las ihre E-Mails, ihre Fanpost. Sie schlug die Zeit tot wie auf einem Flughafen, weil sie sich nicht sicher war, ob sie nach Hause fahren oder eine der zwei Einladungen annehmen sollte, die sie für diesen Abend hatte. Beide fühlten sich an wie Zeitverschwendung. Doch wofür brauchte sie ihre Zeit? Sie könnte sie nutzen, um ihre Situation zu ändern, doch sie konnte nicht mehr. Sie gestand es sich selbst kaum ein, dass sie einen Mann suchte, so erniedrigend fühlte sich das an. Der Gedanke an neue Bekanntschaften machte sie unendlich müde, sie hatte das Gefühl, sie würde alle relevanten Leute sowieso schon kennen, es war niemand mehr da, niemand mehr frei. Die Aufstellungen für den Ernst des Lebens standen. Wer nicht dabei war, saß auf der Bank, bis auf Weiteres. Wieder eine Metapher von MC, die ihre jungen Jahre auf dem Spielfeld verbracht hatte, nie am Rand.

Sie fühlte sich wie jemand, dessen Blick sich auf ein einziges Ziel zusammengezurrt hatte: gesund werden, Sucht bekämpfen, Rache nehmen, Schulden loswerden, Prüfung bestehen, fliehen, überleben. Alles andere musste warten, bis dieser Felsbrocken aus dem Weg geräumt war. Doch was machte man, wenn man dafür einen anderen Menschen brauchte? Wo bekam man den her?

Sie scrollte sich durch die Mails. Man könnte meinen, die gesamte Stadt wollte mit ihr ins Bett. Viele dieser Avancen waren lustig, andere zum Kotzen, die gefährlichen leitete sie an den zuständigen Kollegen weiter. Und das alles hatte nichts mit der Realität zu tun. Denn diese Leute schrieben einem Avatar, dessen Stimme sie liebten oder hassten, auf den sie ihre Wünsche und Abneigungen projizierten. Sollte unter ihren Fans ein potenzieller Kindsvater sein, sie würde es nie erfahren, denn schon die Tatsache, dass er ein Fan war, war ein Ausschlusskriterium. MC war kein A-Promi, aber doch bekannt genug, um nicht auf der Suche zu sein, jedenfalls nicht öffentlich. Was auch Dating-Apps einschloss. Zweimal hatte sie es probiert. Außerhalb ihres Sendegebiets. Hatte sich gesagt, es sei zeitgemäß, so mache man das einfach unter beschäftigten Leuten, nichts daran sei demütigend, doch sie glaubte sich selbst nicht. Schmach. Einer der Männer hatte ihr von einer Frau erzählt, die er die Spanierin nannte und die ihn nachhaltig beeindruckt zu haben schien mit einem Selbstbewusstsein, das ihr in den Augen dieses Mannes nicht zustand. Was denken diese Frauen eigentlich, wer sie sind, fragte er MC empört, ich meine, die war fast vierzig!

MC, damals vierunddreißig, hatte nickend an ihrem Strohhalm genagt und geahnt, was auf sie zukommen könnte.

Hallihallo! Anfrage für ein Projekt! Mein nächster Versuch, ich gebe nicht auf. Treffen? Love is in the Air – so stand es in den Betreffzeilen. Alle wussten mittlerweile, dass sie aussortiert wurden, wenn sie sich von vornherein allzu explizit äußerten. Keine Drohungen, nichts Sexuelles, kein Wahnsinn. Es waren sogar nette Leute darunter, die ihr nur sagen wollten, dass sie sie seit Jahren hörten, wie sehr sie sie schätzten. MC schätzte sie auch. Wer wäre ich ohne euch, meine Hörer?

Sie machte das seit fast zwanzig Jahren. *She's the face on the radio, she's the body on the morning show*, wie es in einem Song hieß, erst in München, dann in Berlin. Die Morgensendung hatte nach wie vor die höchsten Quoten, sie lief für Leute, die sich verschlafen anzogen und aus dem Haus schleppten, dann genervt im Auto saßen und irgendwo hinfuhren, wo sie nicht gerne waren. Sie lief zu einer Zeit, in der sie noch nicht in der Lage waren zu entscheiden, was sie stattdessen gern hören würden, in der das Radio das beste aller Medien ist. Wetter, Verkehr, Nachrichten, Nonsens. Als sie anfing, war es noch ungeschriebenes Gesetz, dass für den Nonsens der Moderator zuständig war, die Moderatorin für das Gelächter. MC machte ihre Sache gut. Sie lachte sich in Stimmung, sie lachte sich nach oben. Zwei Moderatoren später war es ihr Name, der zuerst genannt wurde, war sie es, die als Erste kam und sich die Gags der Gagschreiber vornahm, um daraus ihre Show zu bauen. Was nicht hieß, dass sie nicht trotzdem noch fürs Lachen zuständig war. Sie lachte die Leute aus dem Bett, durch den Stau, in den Tag. Sie stand zwischen drei und vier Uhr morgens auf, was sich anfühlte wie eine Revolte gegen ihre Mutter. Wenn das mal kein Abnabelungsprozess war.

Schafft euch nie Kinder an, hatte Veronika immer gesagt. Zu ihren eigenen Kindern. Hätte es Regretting Motherhood schon gegeben, Vroni hätte sich endlich verstanden gefühlt. MC dachte an den Vortrag, den sie ihr und ihrer Schwester Rebekka morgens auf dem Weg zur Schule hielt. Es ist wissenschaftlich nachgewiesen, dass es Eulen und Lerchen gibt, und wir sind halt Eulen, sagte sie, immer viel zu laut und zu hoch und zwischendurch auf die anderen Verkehrsteilnehmer fluchend. Und es geht hier nicht nur um mich, es geht auch um die Kinder, die viel besser in der Schule wären, würde man sie nicht zu nachtschlafender Zeit aus den Betten zerren und zwingen, im nachweislich depressiv machenden Neonlicht zu lernen. Hab ich recht? Natürlich hab ich recht! Ich verstehe das nicht, dass das keiner begreift! Dass alle so tun, als wäre frühes Aufstehen gleichzusetzen mit Fleiß. Das ist doch Unsinn! Rebekka, du hättest keine Zweier oder Dreier, wenn du zwei Stunden später anfangen könntest, sagte sie dann, wenn sie in Rebekka-Stimmung war, manchmal sagte sie denselben Satz auch mit Marie-Claire, in ihrer Wut und Zerzaustheit war sie so erratisch, dass die Mädchen instinktiv spürten, ein Konkurrenzgefühl wäre überflüssig, es ging Vroni nur um die Rhetorik, die sie immerhin wach hielt, wacher als der Kaffee zuvor, wacher als die Verkehrsnachrichten auf HR 3 oder Bayern 3, je nachdem, wo sie gerade wohnten.

Marie-Claire und Rebekka kannten den Vortrag auswendig, den Veronika regelmäßig um neue Erkenntnisse aus der Wissenschaft erweiterte. Meist saßen sie stumm auf der Rückbank, manchmal machten sie Einwürfe, die ebenfalls alle auswendig kannten. Es war ein Ritual.

MC versuchte, für sich selbst etwas herauszuholen, sie sagte: Sollen wir nicht in die Stadt ziehen, dann könnten wir mit öffentlichen Verkehrsmitteln zur Schule fahren, und du könntest länger schlafen?

Nein, ach geh, komm mir nicht damit. Es ist ein grundlegendes Problem, das müssen die von der Regierung hinkriegen oder vom Bildungsministerium, sonst wird doch auch jeder berücksichtigt mit seinen Krankheiten und Allergien! Und was ist mit mir? Ach leckt's mich doch alle am Arsch.

MC hatte sich seit früher Kindheit nach der Großstadt gesehnt, sie hasste die Provinz, die sich für sie immer gleich anfühlte, egal, wo sie gerade wohnten. Als sie in die Pubertät kam, war es die Nähe von Frankfurt mit seinen Wolkenkratzern und Clubs, die ihr das Gefühl gab, sie stünde frierend vor einer geschlossenen Tür, während ihre Mutter behauptete, es sei doch perfekt, außerhalb des Molochs zu leben, wo die Preise moderat waren, die Leute nett und die Luft sauber. Und die Schulen nicht kriminell. MC hatte früh begriffen, dass es aussichtslos war, mit ihrer Mutter zu diskutieren, denn Vronis Liebe zur Provinz war das Resultat einer tiefsitzenden Angst, die sie mit lauten Ausreden kaschierte, und gegen Ängste dieser Art kam niemand an.

Bus und Bahn hätte es überall gegeben, sie kamen aber nicht infrage. Vroni litt und mit ihr Marie-Claire, besonders wenn ihre Mutter ein Nachthemd unterm Mantel trug und trotzdem mit ausstieg.

Das ist mir doch egal, was die Leute denken!

Mir aber nicht!

In den Schwestern wuchs der Verdacht, Vroni könnte diese Qual irgendwie brauchen. Dieser Rhythmus, sagte sie jeden Morgen, sei Körperverletzung, versaue ihr das Leben, sie krieche auf dem Zahnfleisch, wegen dieser Folter komme sie bis zum späten Nachmittag nicht in ihren Tag. Das Ritual endete schließlich mit Abschiedsküssen, die sich nach der intensiven Klage erzwungen anfühlten.

Macht's gut, meine Süßen.

Du auch, Mama.

MC war weder Eule noch Lerche, sie lebte entgegen dem Rhythmus der meisten Leute. Und liebte es. Obwohl es sicher nicht gesund war, aber es hatte sich gelohnt. Auch wenn sie jetzt an einem Punkt angelangt war, an dem sie alles infrage stellte, was sie vor ihrem achtunddreißigsten Lebensjahr gemacht hatte: Hatte sie sich schon damals den Weg in ein normales Leben verbaut? Hatte sie nicht, wie sie an ihren ehemaligen Kollegen sehen konnte, von denen die meisten jetzt Familien hatten. Hatte sie sich die Gesundheit ruiniert? Bisher war davon nichts zu spüren. *Sie sind gesund, Ihre Werte sind okay.* Sie klopfte auf Holz. Das tat sie wirklich. Sie klopfte auf ihren Schreibtisch.

Nein, entschied sie, es war eine gute Zeit gewesen. Sie hatte nicht nur jeden Morgen vier Stunden lang künstlich über schlechte Witze gelacht, sie hatte wirklich viel gelacht. Sie wurde das Gesicht der Morningshow, mit dem der Sender in der ganzen Stadt warb, jung, prall, mit aufgerissenen Augen und einem Kussmund. *Stürmisch in den Tag* mit Marie-Claire Sturm und ihrem jeweiligen Co-Moderator. *Awake and kickin'* mit MC Storm und *Black Coffee mit MC* hieß es später, ihr Gesicht schon kantiger, aber immer noch der Inbegriff von Wachheit. MC, was so viel hieß wie Mistress of Ceremonies oder Microphone Checker oder passenderweise auch Marie-Claire, hatte in diesen Jahren so viele Leute kennengelernt, dass sie zeitweise den Überblick verlor. Wäre sie ein Mann gewesen, man hätte gesagt, sie habe die Puppen tanzen lassen. Sie ließ die Teddys tanzen, die Playmobil-Männchen, die Supermarios. Sie tanzte mit. Sie konnte ausgehen und danach direkt in den Sender fahren. So viel Kraft!

Kraft, die einem geschenkt wurde, um Kinder großzuziehen.

Es war erschreckend, wie ein Gedanke sich vor alle anderen schieben konnte.

Nein, an Kinder hatte sie in der Zeit nicht gedacht. Oder doch? Sie hatte an Kinder gedacht. Und war sich sicher gewesen, die würden zum richtigen Zeitpunkt einfach kommen.

In München hatte sie alles gelernt, nach Berlin kam sie bereits mit einem Namen in ihrer Branche. Sie durfte mitreden, die Sendung gestalten. Sie dachten sich Call-in-Spiele aus, sie lagen weiterhin vor Lachen unter den Studiotischen, sie feierten Rap-Songs, ohne auch nur eine Sekunde darüber nachzudenken, ob sie sexistisch oder homophob waren. Radio ist gnädig, nichts davon hatte überlebt, es gab kein YouTube für Audio. Niemand konnte ihr vorwerfen, sie habe damals, dem Zeitgeist folgend, einen Humor verbreitet, für den man sich heute, dem Zeitgeist folgend, zerknirscht entschuldigen müsste.

Ihre Stimme verschaffte ihr auch andere Jobs, sie wurde zur deutschen Stimme einer amerikanischen Sitcom-Spaßgranate, sie moderierte Veranstaltungen, und die logische Folge von alldem war, dass man ihr eine Show im Fernsehen anbot.

Okay, mache ich, sagte sie sofort, als Regina, ihre Agentin, mit der Anfrage bei ihr anrief, worum geht es denn?

Privatsender, Einrichtungsshow, Vorabend, pitchte Regina.

Oops, nee, sagte MC daraufhin und ärgerte sich über sich selbst, über ihre Selbstüberschätzung, mit einem Talkformat gerechnet zu haben. Wie kamen die darauf, dass sie Leuten die Wohnungen verschönern konnte, als wäre sie Inneneinrichterin?

Du richtest nicht ein, du moderierst, sagte Regina erst in ihrem Ballettmuttertonfall, dann amüsiert: Diese Wohnungen sind so unter aller Sau, dass jeder Nichtblinde sie mit einer Fahrt zu IKEA in ein Designparadies verwandeln kann. Außerdem macht das sowieso das Team. Du ziehst dir einen sexy Handwerkerjumpsuit an und laberst diese Leute zu, die genauso planlos sind wie die Leute, die das gucken.

MC mochte diese Art der Publikumsbeschimpfung nicht. Es traf sie auch, wenn man sich beim Radio über die eigenen Hörer und deren vermeintliche Ahnungslosigkeit mokierte.

Die Gage könnte besser sein, fuhr Regina fort, sie könnte aber auch schlechter sein. Bei guter Quote können wir nachverhandeln. Leider keine wirkliche Challenge in der Sendung, nur Vorher-Nachher-Effekt, aber mal abwarten und Tee trinken.

Regina trank tatsächlich Tee. Ein Telefonat mit ihr ohne ein aufdringliches Schlürfen war nicht möglich.

Was meinst du, fragte MC, wissend, dass sie, wie die meisten Menschen, die um Rat fragten, selbst alles, was sie wissen musste, schon wusste.

Regina riet ihr, sich beim Fernsehen nach oben, in eine bessere Liga zu arbeiten. Jetzt oder nie, TV war ein Business, in das man mit seinem Aussehen einstieg. Und es gab mehr Geld als beim Radio. Regina war eine Menschenhändlerin, die Menschen verkaufte, die das ausdrücklich wünschten.

MC sah sich in dem von Regina vorgeschlagenen Overall durch Wohnungen gehen, die ein Make-over nötig hatten, wozu nicht viel Fantasie gehörte, denn das Format war nicht neu. Der Vorabend gehörte der Idee, dass man seine Wohnung, seine Kinder, seine Beziehung, seine Figur, seine Kochkünste, seinen Kleidungsstil in die Arena warf, wo Millionen von Daumen nach unten zeigten, um dann, nach arbeitsintensiven dreißig Minuten zuzüglich dreißig Minuten Werbung, auf Gnade hoffen zu dürfen. Dünner geworden, braver geworden, klüger geworden, schöner geworden, schmeckt's?

Nein, sagte MC noch einmal. Sie glaubte nicht an Reginas Strategie, die selbst nicht daran glauben sollte: Unterschichtenfernsehen – ein Begriff, den ein Mann bekannt gemacht hatte, der in einem der Unterschichtensender zur Late-Night-Legende geworden war – war nicht der Ort, von dem aus man zur seriösen Moderatorin aufstieg. Für diese Einsicht musste man weder studiert haben noch die Branche kennen, man musste einfach nur fernsehen. Man bekam auch keine Charakterrollen, weil man sich vorher einen Namen als Pornodarstellerin gemacht hatte. Das waren die falschen Leitern. Die, die nirgendwo hinführten.

Sie blieb beim Radio. Bei ihren Leisten, bei ihren Leuten. Sie fuhr drei, manchmal vier Tage in der Woche in die blaue Nacht, die Morgendämmerung oder den Sonnenaufgang. Die Stadt lag noch ruhig da, fing gerade erst an, sich zu erheben, was etwas Erhebendes haben konnte, nicht jeden Tag, aber manchmal. Und es waren diese Momente, wenn der Tag mit einem Farbspektakel erwachte und sie allein mit ihrer Musik durch die Stadt fuhr, in denen MC wusste, dass sie Glück gehabt hatte.

Sie blieb die Stimme, mit der Tausende in den Tag gingen, sie konnte ihr Gesicht für sich behalten. Manchmal beneidete sie diejenigen, die gesehen wurden, doch die meiste Zeit über war sie froh, dass man sie nur hörte. Video never killed the Radiostar. TV hingegen killed itself. Zumindest fast. Als Regina sie wieder einmal mit einem Angebot anrief, immerhin ein Boulevardmagazin, nahm sie auch das nicht an. Es fiel ihr nicht leicht. Die Gefahr, zu scheitern, war im TV ungleich höher, die Möglichkeit, viel Geld zu verdienen, ebenfalls. Überleg's dir in Ruhe, sagte Regina wie immer und meinte damit ungefähr achtundvierzig Stunden.

Das war mein Peak, dachte MC später, als sie ins Zaudern kam, damals hätte ich alles bekommen können. Was war los gewesen? Marie-Claire Sturm & the fear of winning?

In Wirklichkeit eher: die Angst vor der Mutterschaft. Alles war zusammengekommen in dem Jahr, als sie neunundzwanzig wurde. Zwei Job-Angebote, zwei Männer, eine Schwangerschaft. Eine Überauswahl, von der ihr übel wurde. Sie entschied sich gegen einen Job, gegen einen der Männer, gegen das Kind. Sie nahm den anderen Job an, bei einem Radiosender in Berlin. So einfach hörte sich das im Nachhinein an, als wäre sie eine entschiedene Frau, die unbeirrt ihren Weg ging. Doch es waren diese Monate, die jahrelang wie ein Nebel hinter ihr gelegen hatten, die nun wieder vor ihr auftauchten und sich klarer darstellten als zuvor. Ja, sie hatte Möglichkeiten gehabt, aber es war nicht so gewesen, dass ihr diese Auswahl das Gefühl gab, sie befände sich auf einem Gipfel. Sie hatte sich um den Job in Berlin beworben, obwohl sie München immer geliebt hatte. Einige ihrer Freunde fingen mit dem Nestbau an, sie selbst war unglücklich verliebt in einen der Gesellschafter des Senders. Sie schlief noch weniger als sonst, sie war ein Beben auf zwei Beinen. Sie bebte vor Glück, wenn er sich meldete, vor Angst, dass er sich nicht mehr melden könnte. Nebenher befand sie sich in der Trennung von Lorenz, dem Mann, von dem sie jetzt dachte, sie hätte bei ihm bleiben sollen. Sie nahm die Minipille, wegen der schwächeren Nebenwirkungen. Das Ergebnis war gar keine Wirkung, da man dieses Präparat so punktgenau einnehmen musste, dass man es Frauen wie MC, die im Schichtarbeiterinnenrhythmus lebten, nicht hätte verschreiben dürfen. Doch Dr. Breitleitner, ihr netter alter Frauenarzt, verschrieb MC, was MC sich wünschte, keine Spirale, kein Pflaster, kein Stäbchen, sondern einen Kompromiss, der nichts taugte. Aber das war nur eine Nebensache. Die vielleicht auch ein glücklicher Umstand hätte sein können.

MC hatte sich lange nicht getraut, an diese Geschichte zu denken. Und jetzt saß sie in ihrem Büro, Weinreste trinkend, und dachte, vielleicht muss ich da ja noch mal durch, um frei zu sein? Sie stand auf, machte das Neonlicht aus, saß im Schein ihrer Schreibtischlampe und durchwühlte ihre Schubladen. Wonach? Meine Droge ist der Bass, hatte sie einmal in einem Interview gesagt, in der Zeit, in der man bereit gewesen war, die Scheinwerfer auf sie zu richten. Und wo war sie jetzt? Sie saß im Dunkeln. Und dachte an die vielen Zufälle, die ihr jahrelang normal vorgekommen waren, weil sie sie immer einzeln, nie als Verkettung betrachtet hatte.

Es hatte damit angefangen, dass es sich anfühlte, als wäre sie von zwei Männern gleichzeitig schwanger. Der Gesellschafter, dessen Namen sie seitdem unterdrückte, als wäre er ein Fluch, hatte ihr nach einer Party die Nummer seines Hotelzimmers geschickt, und sie hatte sich direkt in ein Taxi gesetzt. Er hatte ihr nie etwas versprochen, er blieb unverbindlich, und sie hatte gehofft, dass möglichst viel Sex diese Unverbindlichkeit auflösen würde. Zwei Tage später schlief sie zum letzten Mal mit Lorenz, als sie eigentlich nur ihre Post und ihre letzten Sachen aus seiner Wohnung holen wollte.

Es fühlte sich an wie immer, vertraut.

Und es fühlte sich an wie ein Fehler, weil sie nicht konsequent war, weil Mitleid keine Voraussetzung war für Sex, nicht mit jemandem, den man respektierte und liebte, aber nicht mehr genug.

Und es fühlte sich an, als würde sie etwas wegwerfen, was noch gut war, wovon sie aber nicht mehr wusste, was sie damit anfangen sollte.

Hinterher, sie lag weinend neben Lorenz, der friedlich schlief, als hätte dieser kurze Ausbruch die schleichende Trennung der vergangenen Monate ungeschehen gemacht, kam eine Nachricht vom Gesellschafter, der gerade an sie dachte, allein auf einer Geschäftsreise in irgendeinem Land, in dem er sich in Radiosender einkaufen wollte. Er dachte nicht an sie als Person, er dachte an ihre letzte Nacht, an Körperteile und Handlungen, seine Worte waren eindeutig und sehr direkt, was

MC neben ihrem schlafenden Ex-Freund so erregte, dass sie sich später sicher war, dass diese Worte es waren, die in ihrem Körper die Kernschmelze ausgelöst hatten.

Drei Wochen später saß sie beim netten Doktor Breitleitner, der ihr mitteilte, sie sei guter Hoffnung, und es sich nicht nehmen ließ, ihr sofort zu gratulieren. Der sich dabei anhörte, als wäre diese Art der Mitteilung der schönste Teil seines Berufslebens, was sie sich bei ihm sehr gut vorstellen konnte. Der nicht wusste, dass seine schockierte Patientin, die schon einmal in dieser Situation gewesen war, sich fragte, was einem so warmherzigen älteren Herrn eigentlich durch den Kopf ging, während er sich den ganzen Tag Organe anschaute, die er selbst nicht hatte. Dr. Breitleitner, der ganz offensichtlich nicht mit einem lauten *Das geht auf keinen Fall* gerechnet hatte, schickte MC umgehend zur externen Beratung und wies sie darauf hin, dass seine Praxis für die Beendung von Schwangerschaften ohne medizinische Notwendigkeit nicht zuständig sei. Sie fühlte sich, als hätte sie ihren lieben Großvater enttäuscht. Sie fühlte sich, als hätte sie die Welt enttäuscht. Es war wie mit siebzehn, nur dass ihr jetzt ihre Mutter fehlte, die ihr damals mit ihrer resoluten Art auf die Nerven gegangen war. Überhaupt fehlte ihr jemand, der sie verstehen würde, denn es war nicht zu erklären. Sie war im perfekten Alter und fest angestellt, sie verdiente zwar nicht die Welt, aber genug, um mit einem Kind, auch ohne dessen Vater, nicht in Panik geraten zu müssen. Es würde sich zeigen müssen, wer der Vater war, der Gesellschafter oder Lorenz, die nichts voneinander wussten. Diese Ausgangsposition löste Panik und einen andauernden Brechreiz in ihr aus, oder war das schon die Schwangerschaftsübelkeit?

She's as similar as you can get to the shape of a cigarette, hatten Suede über den Star der Morningshow gesungen. MC glich, wenn überhaupt, dann eher einer Zigarre als einer Zigarette, aber sie war nie so dünn gewesen wie zu dieser Zeit. Mit siebzehn war alles so viel klarer gewesen, wenn auch traurig. Nun fühlte es sich so an, als hätte sie die Chance erhalten, das erste Mal wiedergutzumachen. Weinend saß sie vor der Frau in der Beratungsstelle, und dieses Gespräch gehörte zu den Erinnerungen, die MC so gut verschloss, dass sie später kaum noch an sie herankam.

Sie können sich das in Ruhe überlegen. Wissen Sie, der richtige Zeitpunkt ist ja im Grunde nie.

Das tröstete sie nicht, es verstärkte das Weinen. Sie saßen sich in Sesseln gegenüber, zwischen ihnen ein Glastisch mit Broschüren zur Familienplanung, bebildert mit Paaren, Müttern, Babys. MC erinnerte sich nicht mehr an das Gesicht der Beraterin, nur noch daran, wie hilflos sie gewirkt hatte, als wäre MC die erste Frau, die vor ihr weinte.

Wissen Sie, man kann eine Schwangerschaft auch positiv sehen, sagte sie, halb verlegen, und dann, als würde sie mit sich selbst reden: Hm. Und dann sind es bei Ihnen ja auch noch –

MC unterbrach ihr Weinen und schaute die Beraterin an. Die erschrocken zurückschaute.

Sind was?

Woraufhin die Beraterin ins Schleudern kam: Na ja. Also. Wir sind leider nicht befugt, unseren Klientinnen Details zu ihrer Schwangerschaft mitzuteilen. Es sei denn, es handelt sich um frühzeitig festgestellte Behinderungen, was bei Ihnen, ähm, nicht der Fall ist. Was ich nur sagen wollte, ist, dass Sie Zeit haben, nicht viel, aber ein paar Tage, und dass wir, wenn Sie möchten, nächste Woche noch einmal sprechen können. Meine Kollegin ist dann da, weil ich …

Nein, nein, schon gut, sagte MC, die sich ihre Bescheinigung über die vorgeschriebene Pflichtberatung für einen Schwangerschaftsabbruch, der nicht legal war, aber nicht strafrechtlich geahndet wurde, sofort ausfüllen, abstempeln und mitgeben ließ. Von dieser zerstreuten Frau, die sich so sichtlich unwohl gefühlt hatte mit ihrer Aufgabe, dass sie MC fast leidgetan hätte, obwohl MC ihr gesamtes Mitgefühl für sich und dieses winzige Wesen gebraucht hätte, von dem sie sich einreden musste, dass es noch kein Wesen war, sondern nur ein Unfall, der, wäre sie direkt zum Arzt gegangen, mit der Pille danach hätte ungeschehen gemacht werden können.

MC erinnerte sich nicht mehr, wie viele Tage zwischen dem Gespräch und dem Eingriff lagen. Doktor Breitleitner hatte sie an einen geschätzten Kollegen im Klinikum Großhadern überwiesen. Ein Name, der zur Prophezeiung wurde: Jahre später haderte MC mit ihrer Entscheidung wie mit nichts anderem zuvor oder danach.

Und da war noch etwas passiert in diesen zittrigen, verschwommenen Tagen, an denen sie weiterhin so tat, als wäre alles in Ordnung, als bräuchte die gut gelaunte Morningshow-Maus nur eine klitzekleine Auszeit, Familienangelegenheit.

Später wusste sie nicht mehr, ob sie gerade von Dr. Breitleitner kam oder von der Beratung, ob sie auf dem Weg nach Hause war oder ins Klinikum. Sie war durch den U-Bahnhof Karlsplatz gegangen, wo sie von einer Frau verfolgt wurde, von der sie erst annahm, sie wolle Kleingeld. Die Frau war klein und hatte die Ausstrahlung einer antiken Seherin. Heroin? Schizophren? Plemplem? Hinterher fragte sich MC, ob nicht sie kurzzeitig schizophren gewesen war, so bizarr kam es ihr vor, dass diese Frau sie tatsächlich fragte, ob sie schwanger sei.

Du bist wunderschön, sagte sie mit einem verklärten Lächeln, bekommst du ein Baby? Du bekommst ein Baby, stimmt's?

MC ging schneller, die Frau auf den Fersen.

Und falls du dir nicht sicher bist, sagte die Frau, außer Atem, weil MCs Basketballerinnenschritte immer schneller und panischer wurden, dann hab keine Angst, freu dich!

Es wurde immer schlimmer, niemand nahm Notiz von den beiden Frauen, der großen, die stumm vornweg rannte, und der kleinen, die sie immer wieder anflehte, sich doch bitte zu freuen. Der U-Bahnhof war voll, und jeder, der hier herumlief, war mit seinem eigenen Wahnsinn beschäftigt.

Ich sage das, weil ich selbst Kinder verloren habe. Ich kann sie nicht halten, meine Babys, rief die kleine Frau mit den verstörend hellen Augen und den strähnigen Haaren MC hinterher, die sich auf die Rolltreppe rettete und nach oben rannte. Die Frau blieb stehen, als wäre es ihr nicht erlaubt, das Untergrundreich zu verlassen. Als MC sich nach ihr umdrehte, winkte sie ihr zu.

Später war es, als hätte sie sich das eingebildet. Als wäre die Frau ihr schlechtes Gewissen gewesen. Jahrelang hatte sie die Erinnerung verdrängt, hatte niemandem davon erzählt, und sie fragte sich, warum sie diesen Schutz ausgerechnet jetzt ablegte. Sie hatte diese letzten Monate in München ebenso hinter sich gelassen wie München selbst. Hatte sich gesagt, dass es nicht funktioniert hätte als Singlemutter. Von Zwillingen. *Und bei Ihnen sind es auch noch …* hatte die Beraterin gesagt.

Ja, was? Ein Baby *ist*, zwei Babys *sind*.

Hätte sie damals auf diesen Halbsatz reagieren sollen? Was hätte das bedeutet? Dass sie Zwillinge ausgetragen hätte, weil sie seltener sind als ein einzelnes Kind? Dass das Wissen um Zwillinge ihre Meinung und damit ihr Leben geändert hätte?

Ihre Großmutter war ein eineiiger Zwilling. Und hatte ihr schon als Kind erzählt, wie schön es ist, dieses Wunder. MC sah ihre Oma vor sich, so zufrieden mit sich und ihrem Dasein als Teil des Wunders, das sie gemeinsam mit ihrer Schwester Erika bildete. Könnte man diese Urzufriedenheit in Pillen pressen, man würde Milliardärin werden. Elfriede hatte nie erfahren, dass ihre Enkelin die Fortsetzung des Wunders verhindert hatte, Veronika, Elfriedes Tochter und MCs Mutter, ebenfalls nicht, und Rebekka, MCs Schwester, schon mal gar nicht. Eine Freundin wusste Bescheid, Mascha, die sie auch abholte, aus dem Klinikum mit dem zur Situation so passenden Namen.

Dort hatte sie in einem Aufwachraum gelegen, den man so fröhlich und bunt gestaltet hatte, als könne das die Stimmung heben. Was die Stimmung tatsächlich hob, musste ein Medikament gewesen sein, jedenfalls war da diese unerklärliche Leichtigkeit gewesen, als sie aufwachte. So angenehm, dass sie sich schuldig fühlte, schmutzig, ja fast monströs, sich in Anbetracht dieser Situation so gut zu fühlen. War es das Zeug gewesen, das der King of Pop zu gern genommen hatte, fragte sie sich später, als es schon egal war. Der Wirkstoff war damals schon egal gewesen, aber er sorgte dafür, dass sie sich weniger elend fühlte als zuvor, dass es ihr leichter fiel, so zu tun, als wäre nichts passiert.

Den Gesellschafter hatte sie kurz darauf wiedergetroffen. Und sich entschieden, ihm davon zu erzählen. Jetzt, im stillen Büro, bei einer neuen Flasche Weißwein, fragte sie sich, was sie sich dabei gedacht hatte. Dass die abgeschlossene Geschichte, in der er keine Verantwortung mehr zu tragen hatte, ihm zeigen würde, dass sie eine tapfere, coole Frau war, die alles Unschöne diskret allein regelte und sich damit als Partnerin qualifizierte? Dass eine Schwangerschaft ihm beweisen würde, dass zwischen ihnen beiden doch mehr war, als er bisher angenommen hatte? Fest stand, dass sie in Bezug auf diesen Mann nicht zurechnungsfähig war, weshalb sich ihre Gedanken im Nachhinein nicht mehr rekonstruieren ließen.

Sie, die immer schon eher zu viel Zeit und Geld in ihr Aussehen investiert hatte, gab an diesem Abend alles. An ihrem Körper existierten keine Pore und kein Haar, um die sie sich nicht gekümmert hatte. Unterwäsche und halterlose Strümpfe von Agent Provocateur unter einem Kleid, für das sie eine Woche hätte verreisen können. Ein Fuck-me-Kleid, dachte sie später in einem Anfall von Selbstverachtung, kein Wunder, dass ihm nichts anderes einfiel zu meiner Person. Sie ging auf einen Event der Kategorie *alle waren da*, stellte sich neben ihn an die Bar und sagte: Du, ich muss dir was sagen.

Jederzeit, Süße.

Ich, ähm, war nach unserem letzten Treffen schwanger. Und, keine Sorge, ich bin es nicht mehr.

Er hatte sie mit einer CEO-Miene angestarrt, die in einem Meeting bedeuten würde: Ich kenne Ihre Funktion, beim genauen Namen wird es schon schwieriger, aber was konkret ist jetzt bitte die Sachlage?

Und, so schmerzhaft das Eingeständnis auch war: War es nicht dieser Habitus gewesen, der sie so angezogen hatte? Dieses Entscheidertum, dieses Zuordnen der anderen in ihre Funktionen, dieses ständige Firefighting, auch wenn es nicht um Feuer ging, sondern nur um Quoten? Doch, das war es gewesen, was sie sexy fand, in der Hoffnung, er würde sie auf seine private Seite lassen, die es ja geben musste, wenn auch versteckt, in einem Hochsicherheitstrakt. Er war eher verärgert als traurig.

Wie das passieren konnte.

Na ja.

Ob sie sich sicher sei.

Ähm? Ja?

Ob sie sich sicher sei, dass es von ihm war.

Nein, war sie nicht, aber das ging ihn nichts an. Es wurde nicht besser. Ihre Offenbarung war ein Fehler gewesen, der bei ihm nichts auslöste, außer dass er sich gestört fühlte. Ohne diese Offenbarung hätte sie sich vielleicht einen Hauch der Illusion erhalten können, dass ihm doch etwas an ihr gelegen hatte. So aber war sie nicht die unvergessliche MC, eine Liebe zur falschen Zeit, sondern ein Zwischenfall, der auch noch traurig geendet hatte. Weswegen er sie in die Ablage V für Vergessen einsortieren würde, denn traurig gehörte nicht zu seinem Repertoire.

Zum Abschied eine förmliche Umarmung: Ich wünsche dir viel Glück in Berlin, wann geht's denn los? (Für Ihren weiteren Lebensweg wünschen wir Ihnen alles Gute.)

Den Rest des Abends verbrachte sie in der Fraunhofer Schoppenstuben, wo sich Leute trafen, deren Prioritäten leichter zu verstehen waren: Es ist Nacht, und wir haben Durst!

Sie verließ München mit einem Gefühl der Wertlosigkeit, das von außen nicht erkennbar war. Sie trat ihren neuen Job an, lernte neue Leute kennen, Berlin eignete sich bestens als Ablenkung, das war bekannt, wer innerhalb der Regelstudienzeit sein Studium abschließen wolle, solle Berlin meiden, hatte es immer geheißen. MC studierte schon lange nicht mehr, fühlte sich in Berlin aber jünger als in München, mehr Chaos, mehr Leute jeden Alters ohne Plan. Von der Morningshow ging sie in den Nachmittag und schließlich zum öffentlich-rechtlichen Rundfunk, das war ein Schritt, der altersgemäß war, man gab ihr die Chance, sich von einer Plappertante mit Comedytalent zu einer kultivierten Moderatorin zu entwickeln, mit erlesenem Musikgeschmack und intelligenter Interviewführung. Gehalt okay. Sie konnte die Wohnung halten, nachdem kurz darauf ihre Mitbewohner von dannen gezogen waren – in die nächste Stadt, ins Ausland, ins Familienglück. Sie moderierte noch zwei Jahre den Morgen, passte sich der Senderfarbe an, weniger knallig, dafür freundlich-informativ, dann bekam sie eine Sendung am späten Abend, *Quiet Storm*, nach einer Songzeile von Sade, die sie liebte, in der sie ihre Hörer mit Raritäten versorgte, und ihr Talkformat. Ans Fernsehen dachte sie nicht mehr, von ihren letzten Monaten in München ließ sie nur noch Fragmente zu. Ja, sie hatte eine unglückselige Liebe hinter sich, in der sie leider die Rolle der Idiotin innegehabt hatte. So viel durfte man als sogenannte starke Frau zugeben, wenn man mit den Details möglichst vage blieb. Und überhaupt, war diese Art von Problem nicht weit verbreitet, quasi normal? MC war immer der Meinung gewesen, dass sie ihre Psychotherapie mit Freunden, engen und neuen, absolvierte. Seit ihrer Jugend hatte sie sich mitgeteilt, im Gegenzug zugehört – angeheitert, betrunken, nüchtern, ein paar Mal auch bekokst; melancholisch und ernsthaft und lustig – und die Einzelheiten dieser Gespräche im Großen und Ganzen vergessen, was, so nahm sie an, nach einer Langzeittherapie nicht anders gewesen wäre. Sie hatte sich verstanden gefühlt: Das kenne ich! Ich weiß genau, was du meinst. Oh Gott, du auch? Du bist nicht allein. Du solltest meine Eltern mal sehen! Mach dir nichts draus. Das ist menschlich, das ist legitim. So ein Scheiß. Du bist super! Das wird schon. Komm, wir nehmen noch zwei!

Diese kurze Nähe konnte so wohltuend sein. Warum sollte man nicht Dinge von sich preisgeben, wenn man das Maß selbst dosieren konnte? Der Effekt setzte schon ein, während man noch formulierte. Selbsterkenntnis, wenn nicht sogar Heilung. In meiner Krise, in meiner Scheißzeit, als es mir mies ging, umschrieb sie ihr letztes Jahr in München schwammig, bis sie es selbst so einordnete. Als abgeschlossene Episode. Von ihren Nachtlebentherapeuten hörte sie, dass es nicht so selten sei, sich jemandem an den Hals zu werfen und dabei sich selbst wegzuwerfen. Ja, es gäbe eben diese Leute, die den Softspot nicht nur fänden, sondern auch drückten, unter Umständen auch unbeabsichtigt, was im Ergebnis aufs Gleiche hinauslief, weil dieser Punkt sich anfühlte wie die klaffende Wunde der eigenen Unzulänglichkeit. So auf den Punkt gebracht, tat es weniger weh, auch wenn die Scham jedes Mal aufs Neue in ihr aufstieg, wenn sie an die Geschichte dachte, daran, wie erbärmlich und bedürftig sie gewesen war.

Sie hatte den Gesellschafter nie wieder kontaktiert. Außer ihm und ihrer Freundin Mascha wusste niemand von ihrer Entscheidung, auch nicht Lorenz, potenzieller Vater Nummer zwei. Der Mann, der in einem Drehbuch der richtige gewesen wäre. Er hätte das Kind, die Kinder, gewollt, auch wenn sich erst nach der Geburt herausgestellt hätte, wer seine DNA weitergegeben hatte. Und das hätte sie zerrissen. Es hätte sie umgebracht, dachte sie damals.

Jetzt dachte sie, es wäre die Lösung gewesen. Bei der alle überlebt hätten. Und sie fragte sich, ob sie jetzt glücklich wäre. Sie war mit Lorenz in Kontakt geblieben, denn eine der vielen Eigenschaften, die ihn vom Gesellschafter unterschieden, war die, dass er das Zeug zum Freund hatte.

Pass auf, hatte er irgendwann zu ihr am Telefon gesagt, wenn wir vierzig sind und beide niemanden haben, lass uns ein Kind zusammen kriegen. Wir kennen uns, wir mögen uns, wir können uns aufeinander verlassen. Was will man mehr?

MC weinte nicht. Sie würde die Schleuse nicht mehr zukriegen, sie würde in einer Flut aus Reue und Selbstmitleid ertrinken, und das war keine Option. Sie schenkte sich nach und trank auf Lorenz und sein Herz aus Gold. Das natürlich eine andere Frau gefunden hatte. Lorenz, ein wenig älter als MC, hatte sie nie angerufen, um sie zu fragen, ob sie nicht die Mutter seiner Kinder werden wollte. Er hatte sie zu seinem Vierzigsten eingeladen und ihr Norma vorgestellt. Ihre Freude war echt, wenn auch wehmütig, aber es war kein Wolfsgrinsen, auch nicht, als er ihr sagte, dass Norma schwanger war. Es war ein Stich, ja, aber vermischt mit Hoffnung. Jetzt Lorenz, bald ich.

Die Ehre, die Patentante seines Sohnes Xaver zu werden, musste sie ausschlagen. Es ging nicht, Lorenz verstand sie ohne eine weitere Erklärung. Wenn sie mit ihm sprach, wenn sie sich erzählten, wie es ihnen ging, wenn sie sich um Rat fragten, weil sie sich so gut kannten, stellte sie sich manchmal vor, sie würden sich über ihr gemeinsames Kind unterhalten. Liebevoll, respektvoll, vernünftig: Das kriegen wir hin, wenn du ihn nächste Woche abholst, sprechen wir noch mal in Ruhe darüber.

Sie wären kein Paar mehr, aber gute Eltern. Diese Vorstellung war in der letzten Zeit zu einer Parallelrealität in ihr herangereift. So würde es jetzt sein, wäre ich damals bei Sinnen gewesen. Oder?

MC ging ins Netz, gab die Kampagne ein, in der sich so viele Frauen auf einem Titelbild zu ihrer Abtreibung bekannt hatten, sie war noch nicht auf der Welt gewesen, aber man kannte dieses Bild, diese Kampagne, die, so las sie jetzt nach, ein Meilenstein der Frauenbewegung gewesen war.

Dreihundertvierundsiebzig Frauen in Deutschland, die sich öffentlich zu diesem Schritt bekannt hatten, ein paar Monate zuvor waren es in Frankreich dreihundertdreiundvierzig Frauen gewesen. Unbekannte, bekannte, sehr bekannte. Später stellte sich heraus, dass nicht alle von ihnen abgetrieben hatten.

Aber das spielte keine Rolle. Wir hätten es getan, wenn wir ungewollt schwanger gewesen wären, sagte eine der Initiatorinnen, Deutschlands bekannteste Feministin. War das nicht ein bisschen viel Hypothese, fragte sich MC. Konnte man so etwas behaupten, wenn man es nicht getan hatte? Als wäre es keine intime Entscheidung, sondern ein politischer Akt? Sie schaute sich die Frauengesichter aus den Siebzigern an und fragte sich, ob es eine Kampagne für Frauen wie sie geben könnte: Wir haben abgetrieben und bereuen es. Wir wollen ein Kind und finden keinen Mann! Wir wollen eine Familie und haben es verpasst, uns frühzeitig darum zu kümmern. Schaut uns an, mehr als ein halbes Jahrhundert später, wir sind einigermaßen frei, aber nicht froh.

Selbstbestimmung, dachte MC, war gut, solange man wusste, was man wollte. Sie, so glaubte sie jetzt, hätte jemanden gebraucht, der ihr diese Entscheidung abnahm. Der Arzt war auf professionell zurückhaltende Art dagegen gewesen, die Beraterin hatte Angst vor ihrem Job gehabt. Mascha, zu dem Zeitpunkt selbst schon Mutter, hatte ihr weder zu- noch abgeraten. Ihre Familie hätte ihr vielleicht zugeraten, wurde aber nicht informiert, möglicherweise genau deshalb. Der eine Mann war seiner Rolle treu geblieben, der andere durfte alles über sie wissen, nur das nicht.

Nach außen hin sah es aber so aus, als wären sich alle sicher. Wer dagegen war, war konservativ, wenn nicht sogar reaktionär, wer progressiv sein wollte, war selbstverständlich dafür. Als ihre Redaktion ihr letztens eine Ethik-Professorin, die die Regierung zum Thema Paragraf 218 beriet, als Gast vorschlug, hatte sie eine Ausrede gefunden. Sie hatte sofort einen Gegenvorschlag gehabt, einen Schönheitschirurgen, der auch noch Entertainerqualitäten besaß. Sie hatte die Professorin deprimierend und langweilig wirken lassen, ohne es aussprechen zu müssen. Sie hätte gern mit dieser Frau geredet. Sie gefragt, ob es nicht auch progressive Stimmen gab, die sagten: Vorsicht, niemand will euch was aufzwingen, was ihr partout nicht wollt, aber denkt mal an euch, an eure Seele, daran, dass diese Entscheidung euch vielleicht Jahre später quält. Was würden Sie persönlich einer Frau raten, die sich in diesem Dilemma befindet? Gibt es Statistiken zur Reue? Ab wann sprechen Sie persönlich von Leben?

Es wäre ein interessantes Gespräch geworden. Es wäre die Hölle für MC gewesen. Es war gut, dass sie sich davor geschützt hatte.

Sie klickte alle offenen Fenster zu und fuhr den Computer runter, trank die Neige, spülte mit Wasser nach.

Sie hätte ihren Frieden mit dieser Zeit geschlossen, das war ihr jetzt klar, hätte sie in den Jahren darauf ein Kind bekommen. Jetzt aber sah es so aus, als wäre das ihre Chance gewesen, die sie weggeworfen hatte, die sie hatte absaugen lassen, sagen wir es doch so deutlich, dachte MC, verzweifelt und allein in ihrem Büro, während weiter hinten in ihrem Kopf weiterhin die ungeklärte Frage herumschwebte, ob sie diesen Abend unter Leuten oder allein verbringen sollte. Abgelenkt oder grübelnd?

Es sah so aus, als würde sie ein Kind brauchen, um nicht dazu verdammt zu sein, bis in alle Ewigkeit ihre Entscheidungen zu bereuen. Es sah so aus, als würde sie sich sonst bis an ihr Lebensende fühlen wie jetzt.

MC stand auf, ließ die angebrochene Weinflasche stehen, ließ das Glas stehen, ließ ihren Schreibtisch aussehen wie den einer nächtlichen Säuferin, nahm ihren Mantel und ihre Tasche und ging durch den langen blauen Gang zu den Aufzügen. Sie drückte auf den Knopf ins Erdgeschoss, schaute in den gnadenlosen Fahrstuhlspiegel und dachte: Immerhin gibt's mich.

LEERE

Hätte Anahita zugegeben, dass ihre Kraft für ihre Arbeitstage als Senatorin nicht ausreichte, hätte das bedeutet, dass sie weiter oben nichts verloren hatte. Dort, wo man noch weniger schlief, dafür umso mehr Hass und Hohn auf sich zog. Dort, wo man innerhalb einer Legislaturperiode um zwanzig Jahre alterte. Dort, wo ständig auf Ausrutscher und Fehltritte gelauert wurde, aktuelle und uralte. Dort, wo sie hinwollte.

Sie hatte seit ihrem Amtsantritt so viele Beschwerden gehört, dass sie Schlafstörungen davon bekam. Die sie mit einem Medikament bekämpfte, das angeblich weder süchtig machte noch Nebenwirkungen hatte. Es gab keine wirksamen Medikamente ohne Nebenwirkungen, wie jeder wusste, der kein Idiot war. Anahita schluckte also abends einen Downer und morgens einen Upper. *Up, up to the sky*? Nein, einfach nur, um zu funktionieren. Sie dachte an Dr. Feelgood, den Arzt, der Leute wie den legendärsten US-Präsidenten und die ikonischste Operndiva des zwanzigsten Jahrhunderts durch ihre übervollen Leben gepusht hatte, mit Injektionen nach geheimer Rezeptur, wie Anahita interessiert las, vermutlich einem Gebräu aus Plazenta und Hormonen, verbrieft war nur, dass Amphetamine eine Hauptrolle gespielt hatten. Anahita hatte sich von einem Arzt ohne Feelgood-Ausstrahlung leistungssteigernde Pillen verschreiben lassen und die Dosis eigenständig erhöht. Mit einem schlechten Gewissen, denn sie hatte den stets gut gefüllten Medikamentenschrank ihrer Eltern vor Augen, der ihrer Mutter nicht gutgetan hatte. Doch sie hatte keine Wahl. Und es war nur eine Übergangszeit. Sagte sie sich. Und sie hatte das Gefühl, dass es der ebenfalls als ungefährlich angepriesene Upper war, der ihr auf gar nicht unangenehme Art die Angst nahm, sodass sie häufiger als beabsichtigt aussprach, was sie wirklich dachte.

Noch bevor sie sich auf ihrer frischen Position irgendwelche Meriten verdienen konnte, hatte sie zwei Sätze gesagt, die sich als Sprengsätze entpuppten. Spontan ausgesprochene Wahrheiten, die immer wieder zitiert wurden und ihren Ruf begründeten, überheblich und realitätsfern zu sein. Der erste lautete, einhundertfünfzig Euro die Nacht seien für ein Hotelzimmer in Stockholm ein Witz. Dazu stand sie, auch wenn sie irgendwann einsah, dass Schweigen und Aussitzen besser gewesen wären. Sie war mit einer kleinen Delegation nach Schweden gereist, um sich mit dem dortigen Bildungssystem vertraut zu machen. Skandinavische Länder, gern herangezogene Vorbilder in allem, was Bildung und Soziales betrifft – was können wir von unseren nördlichen Nachbarn lernen? Viel. Die Stimmung war optimistisch gewesen, die Leute wie erwartet nett und kompetent. Man hatte sich ausgetauscht über Digitalisierung, Integration, Inklusion, über die Herausforderungen, die die Zukunft an das Jetzt stellte, das Übliche eben, auf angenehm skandinavischem Profiniveau. Und eine ganz normale Dienstreise, die von einer Tageszeitung zur Enthüllung aufgeblasen wurde, was Anahita schockiert und deprimiert hatte. Es gab keinen Sumpf, nur jene kurze Reise mit Vorträgen und Gesprächen, offiziell budgetiert, die man nun darstellte, als hätten sie jahrelang auf Kosten der Steuerzahler in Saus und Braus gelebt, als wären Anahita und ihre Staatssekretärin Diktatorengattinnen, die in Paris shoppen gingen, während zu Hause das Volk hungerte. *Luxuriös lernen* – so lautete die Überschrift dieser Scheinenthüllung, die auf Sozialneid allerpiefigster Sorte abzielte. Anahita attestierte sich gern einen ausgeprägten Gerechtigkeitssinn, der natürlich auch für sie selbst galt. Und ließ ein Statement posten, das von der Annahme ausging, es wäre eine bekannte Tatsache, dass ein Hotelzimmer für hundertfünfzig Euro Standard wäre, in Schweden eher ein Schnäppchen. Woraufhin entrüstet so getan wurde, als wäre das der Gipfel der Anmaßung. Es würde verpuffen, sagten ihre Mitarbeiter, die überregionalen Medien haben gerade andere Aufreger, eine Berliner Delegation in Schweden ist ein Sack Reis in China. Und so kam es auch. Was wollen die Leute: Sex und Crime. Hatte hier nicht stattgefunden. Was wollen die Leute noch? Psychiatrische Themen auf Laienniveau. A-Prominenz. Fußball. Die Hetzmeute zog weiter, und Anahita war die, die ungern in Low-Budget-Hotels übernachtete, eine Wahrheit, zu der sie stehen konnte. Die Geschichte ging ihr weniger nach als ihr Auftritt bei Marie-Claire Sturm, der sie noch lange verfolgen sollte, obwohl er sich im Resultat besser anhörte, als er sich angefühlt hatte.

Dann allerdings sagte sie in einer TV-Sendung den Satz, der wirklich an ihr kleben würde: *Man kann doch nicht für jedes private Unglück die Politik verantwortlich machen.*

Ihr Gegenüber war der Gast aus dem Volk, eine Person, die man als Testimonial für das Thema des Abends ausgewählt und zu Beginn der Sendung auf ein extra Sofa platziert hatte und nicht zwischen die Diskussionsteilnehmer, weil man wusste, dass Medienamateure den Sendungsablauf negativ beeinflussen konnten. Es handelte sich um eine alleinerziehende Mutter, die sich vom Staat im Stich gelassen fühlte. Anahita war nicht der Staat, sie vertrat ein Bundesland, in dem diese Frau nicht lebte, was der Redaktion offenbar egal war. Anahita war hier, um die Projektionsfläche dieser beleidigten Bürgerin zu sein. Eine Rolle, die sie gut kannte, denn leider war es nicht so, dass die Zufriedenen sich an die Politiker wandten.

Ich bin am Limit, rief die Frau immer wieder, während Anahita immer wieder aufzählte, was der Staat beziehungsweise das Land Leuten wie ihr zur Verfügung stellten. Betreuungsplätze und Geld. An beidem würde man arbeiten. Beides würde ausgebaut beziehungsweise angehoben werden. Was noch, fragte sie sich wie so oft, was noch? Während die andere geladene Politikerin sagte, dass alles, was Anahita gerade erläutert hatte, nicht ausreiche, schlecht gemacht sei, nicht bei den Leuten ankäme. Nichts reichte je, das zog sich durch Anahitas Leben. Auch das Wunschkonzert, das die Frau der anderen Partei erregt vorfiedelte, die Rund-um-die-Uhr-Betreuungsmöglichkeiten plus Erhöhung aller Gelder plus gut bezahlte Halbtagsjobs, was so lachhaft wie utopisch war, es würde nicht reichen. Richtig viel Geld und richtig viel Zeit würden nicht reichen, dachte Anahita, während sie die nickende Singlemutter betrachtete, es ist aussichtslos. Es ist sogar egal, ob ich hier der Sündenbock für den Frust bin und die Kollegin die gute Fee oder umgekehrt. Es interessiert niemanden, wer wir sind, wir sind die, die alles falsch machen, immer. Diese Art der Unzufriedenheit ist unheilbar. Eine Wucherung, die durch nichts zu stoppen ist.

Nichts davon war neu. Doch Anahita fühlte sich seltsam ausgehöhlt. Sie hatte trotz Tabletten schlecht geschlafen, erschwerend kamen die Luft im Studio und die Frisur hinzu, die man ihr geföhnt hatte, eine großwellige Kaskade, gegen die sie sich nicht gewehrt hatte, weil während des Föhnvorgangs nicht abzusehen gewesen war, dass sie anschließend aussehen würde, als gehörte sie auf eine Gala, nicht in einen Talksessel. Zu spät, die Zeit war um, das Haarspray hielt. Und fixierte in Anahita auch den Gedanken, dass sie nicht auf einem TV-Termin, sondern in einer offensichtlichen Falle saß.

Hier Politikerin A. im maßgeschneiderten Lady-Suit – könntest du der bitte noch die passende Frisur föhnen, danke! Sie muss genauso rüberkommen, wie wir das abgesprochen haben, volksfern, das ist gesetzt. Daneben Politikerin B., wie immer eher studentisch gekleidet und bekannt dafür, sozialromantischen Unsinn zu reden. Und in der Mitte unser Opfer aus der Bevölkerung. Fertig ist die Sendung, muss nur noch aufgezeichnet und gesendet werden.

Die Kollegin der anderen Partei illustrierte dann tatsächlich die Ungerechtigkeit der Welt am Beispiel des Zahnarztes. Der in diesem Fall männlich zu sein hatte. *Der* Zahnarzt nämlich hatte durch seinen Kindersteuerfreibetrag mehr von seinem Geld als arme Familien. Arm. Warum sagte man das, wo doch sonst alle scharfkantigen alten Begriffe gegen abgerundete neue ausgetauscht wurden? Ein Wort, das sich anhörte, als würden die Leute in Fußlappen herumlaufen. Die aber eigentlich, so hatte man es im Einspieler gesehen, in Mittelklassewagen durch Mittelstädte fuhren. Doch *German Angst* lief immer.

Wir dürfen diese Familien nicht im Stich lassen, sagte die Kollegin der anderen Partei, und Anahita sah ihr einen Heiligenschein wachsen.

Wie fühlen Sie sich, fragte der Moderator die eingeladene Mutter, als wäre er ihr Therapeut.

Ich fühle mich alleingelassen, sagte die Frau erwartungsgemäß und fing an vorzurechnen, wie viel leichter es Paare mit Kindern hätten. Und wieso hat der Staat dich alleingelassen, wo es doch der Vater deiner Kinder war? Und wieso fällt dieser offensichtliche Denkfehler niemandem auf, fragte sich Anahita, der die Scheinwerfer direkt in ihr Gesicht strahlten, weshalb sie die Gesichter im Publikum nicht sehen konnte, dafür aber dessen Zustimmung für das Lamento der Frau aufgrund von vereinzeltem Zwischenapplaus hören konnte. Anahita schlug die Beine übereinander in die andere Richtung, links über rechts, und schaute interessiert lächelnd zur Frau am Limit. Der Moderator, sichtbar zufrieden mit diesem redaktionell aufbereiteten Unglück, nickte mitfühlend und wandte sich an sie: Frau Martini, Sie haben gehört, was Frau Soundso uns gerade erzählt hat, deren Situation ja für die vieler Alleinerziehender in diesem Land steht …

Anahita, die seit Beginn der Sendung den Impuls unterdrücken musste, sich mit beiden Händen durch ihre Medusenfrisur zu fahren, beugte sich nach vorn, während schon eine ihrer unangreifbaren Standardantworten in ihrer Kehle wartete, die dann aber überholt wurde von der Frage, die sie der Frau wirklich stellen wollte.

Von wem fühlen Sie sich alleingelassen? Von Ihrem Partner?

Bitte?, fragte die Frau und lieferte mit ihrem entsetzten Gesicht den Kameraleuten den perfekten Headshot.

Bei allem Respekt für Ihre Situation, aber die Vereinbarung zwischen Bürgern und Staat ist es nicht, dass dieser den Part des Partners im vollen Umfang übernimmt, wenn Sie Ihre Kinder allein großziehen.

Bitte?, fragte die Frau wieder.

Das geht gar nicht, sagte die Frau von der anderen Partei.

Was ich damit sagen will, ist, fuhr Anahita fort, dass man den Staat nicht für jedes private Unglück verantwortlich machen kann.

Sie setzte einen Punkt nach diesem Satz. Es war wichtig, Punkte zu setzen, unter anderem, um nicht ins Faseln zu kommen.

Das sei an Herzlosigkeit nicht zu überbieten, sagte die Politikerin im anderen Sessel.

Ach so, es geht ums Herz? Ich dachte, es geht um Geld?

Vereinzelte Lacher. War sie das gewesen? Wo war ihre Angst? Sie haben sich die Kinder doch schließlich angeschafft, hätte sie fast gesagt, ein schiefes Bild, das sich zu sehr nach Auto anhörte, aber auch darauf hinwies, dass man sich etwas leistete. Etwas, das bekanntermaßen teuer ist. Woher also diese Verwunderung, fragte sich Anahita, während sie ins Leere lächelte und die Frau der anderen Partei nur in Schlagworten hörte: Kann nicht angehen. Kinderarmut. Eins der reichsten Länder der Welt. Dringender Handlungsbedarf. Ungerecht den Kindern gegenüber.

Frau Martini?, fragte der Moderator.

Anahita musste sich räuspern. Ja, dieser Sermon, in dem kein einziger frisch gedachter Gedanke vorgekommen war, hatte sie eingelullt, was nicht hieß, dass sie den letzten Ball nicht auffangen und zurückspielen konnte.

Wissen Sie, was ich den Kindern gegenüber als ungerecht empfinde?

Sie setzte eine kleine Pause, in der sie sich an ihrer Stimme erfreute. Sie hatte sich das Mädchenhafte endgültig abtrainiert.

Dass wir hier über sie reden, als wären sie ein Schicksalsschlag. Etwas, das unvorhergesehen über einen hereinbricht. Wie ein Unglück.

Frau, Moderator und andere Politikerin taten konsterniert. Als hätte sie etwas Unerhörtes gesagt. *Bildungssenatorin bezeichnet Kinder als Schicksalsschlag!*

Und tatsächlich fühlte sich Anahita, als hätte sie sich zu weit rausbewegt. Als wäre sie aus dem Tümpel des Studios hinaus aufs offene Meer gepaddelt. Sie hatte versucht auszublenden, dass ihr die eingeladene Mutter unsympathisch war, eine Übung, an der sie schon in ihrer Zeit als Lehrerin regelmäßig gescheitert war. Beim Moderator gelang sie ihr ganz gut, er war ihr egal. Die Frau aus der anderen Partei mochte sie sogar, solange sie nicht öffentlich redete. Sie kam jetzt mit dem unvermeidlichen Steuergesetz, das tatsächlich Paare bevorzugte, bei denen einer raus zum Arbeiten ging, während der andere, der meist eine Die war, zu Hause blieb und sich um die Kinder kümmerte.

Anahita nickte und hoffte, dass sie dabei nicht zu gelangweilt aussah. Jaja, das Gesetz war veraltet, die Diskussion darüber war ebenfalls alt, wenn auch berechtigt. Dem gab es nichts hinzuzufügen. Anahita würde in dieser Runde nicht mehr rauskommen aus ihrer Rolle des Advocatus Diaboli. Was könnte sie dieser Beispielfrau aus der Bevölkerung noch sagen? Sei dankbar für das, was du hast. Don't worry, be happy. You can win if you want. Dafür feierte man Ratgeberautoren, dafür hasste man Politikerinnen.

Sie winkte innerlich ab und nahm einen Schluck Wasser. Wie gut Wasser sein konnte. Wasser. Leben. Alles war endlich. Auch das hier. Hatte jemals ein Studiogast die Sendung verlassen, um auf die Toilette zu gehen?

Es war glücklicherweise nicht nötig, denn der Moderator leitete schon das Ende ein, im Nachrichtenstudio erwarten Sie meine Kollegen mit folgenden Themen. Vorher aber ein Schlusswort bitte, Frau Martini.

Es hilft uns auf jeden Fall weiter, über den Tellerrand zu schauen und unsere Ansprüche immer wieder in Relation zu setzen, sagte Anahita, und plötzlich passten die Zahlen aus dem Ausland, mit denen sie sich auf die Sendung vorbereitet hatte. Sie flossen aus ihr heraus: Kinder pro Frau, Kinder pro Akademikerin, bezahlte Mutterschaftsmonate, Höhe des Kindergelds, überall niedriger als hier, auch in den wohlhabenden Ländern X, Y und Z, hätten Sie's gewusst? Die Eurobeträge, die sie auswendig kannte, beruhigten ihre Nerven. Sie hatte sie sich am Morgen ausdrucken lassen und gemerkt, eins ihrer Talente, auf das sie sich verlassen konnte. Nehmt dies, Besserwisser und Klugscheißer. Sie sah die Kommentare zur Sendung bereits im Wortlaut vor sich, die der Zuschauer, der Presse, ihrer Parteifreunde, ihrer Feinde. Schon während sie redete, wusste sie, dass ihre Zahlen niemanden interessierten.

Der anschließende Shitstorm fühlte sich an wie ein Erdrutsch auf einem anderen Kontinent. Tragisch, aber weit weg. Er war unausweichlich gewesen, denn was Anahita nicht klar gewesen war, was auch ihr Büro nicht recherchieren konnte, weil die Redaktion ihre nichtprominenten Gäste nicht vorab bekannt gab, war der Umstand, dass es sich bei dieser Frau nicht um irgendeine frustrierte Frau gehandelt hatte, sondern um eine frustrierte Frau mit einer sechsstelligen Zahl von Followern. SoloMom war Aktivistin und nun erklärte Feindin von Anahita Martini. Während Anahita die Blingbling-Senatorin war, deren Schneider und Friseurin man recherchierte und bekannt gab, deren Uhr, Handtasche und Schuhe aus Preissegmenten stammten, die sich gut für Vergleiche eigneten. Wie lange muss eine vierköpfige Familie von diesem Betrag leben?

Und: Sie hat keine Kinder. Sie hat gut reden.

Ja, ich habe keine Kinder, dachte Anahita, gut, dass es jetzt alle wissen und so lange wiederholen, bis es kalt wird und eine unappetitliche Schimmelschicht bildet. So musste sich ein unfreiwilliges Outing anfühlen. Erst schlimm, dann befreiend. Und, ja, ich habe gut reden. Weil ich mich nämlich mit Zahlen und Fakten befasse, anstatt mich öffentlich in Gefühlen herumzuwälzen. In ein paar Tagen würde die nächste Sau durchs Netz getrieben werden. Auf Naturgesetze konnte man sich verlassen. Sie nahm sich vor, nicht mehr an ihrer medialen Ausstrahlung zu arbeiten, sondern an ihren Fähigkeiten als Aussitzerin.

Die brauchte sie auch für das Lob, das sie bekam. Natürlich aus der falschen Ecke. Nach der Sendung hatte sie plötzlich neue Verehrer, einer hegte sogar Heiratsabsichten und ließ ihr wöchentlich riesige Blumenbuketts schicken, die sie sofort an soziale Einrichtungen in der Nähe weiterverschenkte, was ihr kurze Zeit später auch übel genommen wurde, brauchte doch niemand Luxussträuße, der unter einem allgemeinen Finanzierungsproblem litt.

Und? Was sind Sie für eine Landsmännin?, fragte sie der Taxifahrer, der sie drei Wochen später auf den runden Geburtstag ihres Bruders fuhr. So große Kreise schienen die Sendung und ihre Nachbereitung im Netz nicht gezogen zu haben. Nein, für viele Leute war sie keine Politprominenz, einfach nur eine Frau, die man nach ihrer Herkunft fragte.

Reza feierte groß. In einem Privatclub, der wie eine Festung an einer lärmigen Kreuzung stand. Sie hätten sie im Fernsehen gesehen, sagten ihr zwei seiner Gäste, ihren Willkommenschampagner in der Hand, sie habe wirklich toll ausgesehen. Wie immer!

Niemand schien sich damit befasst zu haben, was sie gesagt hatte, was zählte, war allein der Auftritt. Im Fernsehen! Anahita war beeindruckt davon, wie viel Ehrfurcht dieses Medium noch auslöste.

Sie hatte den Ring ihrer Mutter in der Sendung getragen, einen schlichten Goldreif, in dem ein winziger Diamant steckte. Sie freue sich jedes Mal, wenn sie diesen Ring an ihr sehe, sagte ihre Mutter, als sie Anahita zur Begrüßung in den Arm nahm, fast ohne sie zu berühren. Wer bekommt den Ring nach mir, fragte sich Anahita, als sie sich an den elegant eingedeckten Tisch setzte.

Reza bedankte sich wie jedes Jahr bei seinen Eltern. Ohne die er seinen Geburtstag gar nicht feiern würde, weil er ohne diese beiden Herrschaften, dort drüben saßen sie, ja gar nicht hier wäre. Dafür bekam er jedes Mal gerührten Applaus. Anahita klatschte in Richtung ihrer Eltern, die einem befreundeten Paar gegenübersaßen, den Holzers, die Reza ebenfalls jedes Mal einlud. Weil er die beiden so sehr mochte oder seinen Eltern die Suche nach geeigneten Gesprächspartnern ersparen wollte, das blieb unklar. Fest stand, dass Anahitas Bruder ein *family man* war. Anahita hatte er zwischen ihrem Neffen Cosmo und ihrer Nichte Ava platziert, ihr gegenüber saßen ihre jüngere Nichte Anouk und Lydia, Rezas dauergenervte Frau mit dem anderthalbjährigen Armin auf dem Schoß. Neben Cosmo saß Cyrus, sein Vater und Anahitas mittlerer Bruder. Cyrus, sonst ein Pullovermann, hatte heute einen Anzug an und auch seinen Sohn in ein weißes Hemd gesteckt. Anahita und Cyrus, die als Kinder nicht besonders aneinander interessiert waren, während sie um die Gunst ihres Überbruders Reza kämpften, hatten erst in den letzten Jahren zueinandergefunden. Es war Cyrus, der das Geburtstagsgeschenk auch in ihrem Namen gekauft hatte, ein Hasselblad-Objektiv, weil Reza wieder analog fotografieren wollte, was Anahita angeberisch und okay zugleich fand. Es war auch Cyrus, mit dem sie auf Festen wie diesem Blicke tauschen und reden konnte. Was sie nach Rezas Festrede auf sich selbst auch tun würden. Cosmo, erst mit seinem Telefon beschäftigt, dann mit dem Insichhineinschaufeln des Menüs, störte dabei nicht.

Nach seinen Eltern dankte Reza seiner Frau und seinen Kindern. Dann seinen alten Freunden und Weggefährten, mit denen er durch dick und dünn gegangen war und die ihm jetzt zuprosteten. Anahita fragte sich, ob sie sich von ihrem Bruder coachen lassen sollte.

Es passte zu Reza, dass diese Feier aussah, als entstamme er einer glücklichen Familie. Die Eltern saßen vertraut nebeneinander und unterhielten sich mit dem Ehepaar Holzer, ihm hatte die Apotheke unter der Praxis von Anahitas Vater gehört, die Frauen kannten sich über die Männer, die jetzt, beide mit hochgeschobenen Brillen, die Etiketten der Weinflaschen lasen, während Anahitas Mutter freundlich nickend Frau Holzer zuhörte.

Hast du was Neues gehört?, fragte Anahita ihren Bruder.

Nö. Alles wie gehabt.

Aber irgendetwas müssen wir doch anfangen mit dieser, ähm, Diagnose.

Diagnose ist das falsche Wort.

Ich weiß. Trotzdem ändert es alles.

Es ging um ihre Mutter, und es änderte tatsächlich alles. Obwohl diese jünger wirkende Frau Anfang siebzig dort drüben aussah wie immer, nämlich gut, und sich verhielt wie immer, nämlich leise und zurückhaltend, hatte Anahita das Gefühl, ihre Kindheit, ein per se schon komplizierter Zeitabschnitt, müsse neu gedeutet werden. Damals war ihre Mutter ihr wie ein Gespenst vorgekommen. Sie hatte jahrelang im Bett gelegen. Mama sei krank, hieß es eigentlich ihre ganze Kindheit über, und dieser Zustand war zur Normalität geworden. Der Vater hatte seine Praxiszeiten so eingerichtet, dass er früh nach Hause kam, was möglich war, weil er als Radiologe vieles seinem Team und später seinem jüngeren Kollegen überlassen konnte. Er war außerdem auf eine Art und Weise in ihre Mutter verliebt, die sie immer an ein Märchen erinnert hatte. Nicht nur, dass er nie ein genervtes Wort über seine Frau verlor, er verlor auch nie eine Alltagsfrage an sie, er nannte sie meine Schöne, mein Herz, meine Königin und fragte sie immerfort, wie es ihr ging, was sie meist nur mit ihrem traurigen Lächeln beantwortete. Er beschützte sie vor der Welt da draußen, die sie so ängstigte, auch wenn nie klar wurde, was genau es war. Er fuhr sie überallhin, und wenn sie das nicht wollte, disponierte er um. Friseur, Maniküre und Pediküre fanden dann zu Hause statt, meist dann, wenn die Kinder in der Schule waren. Zum Abendessen, das er kochte, eine Aufgabe, die er sehr mochte, zog sie sich schön an, setzte sich zu ihrer Familie und hörte ihr zu. Sie lächelte abwesend, während der Vater ihr auftat, ihr nachschenkte, die Kinder ermahnte. Anahita als die Jüngste hatte sie nur so kennengelernt, in diesen Jahren lag ihre Odyssee zu verschiedenen Fachärzten schon hinter ihr. Sie war lang gewesen, denn Anahitas Vater war ein gut vernetzter Arzt und ließ keinen renommierten Kollegen aus. Sie klagte über undefinierbare Schmerzen, für die sich organisch keine Ursache finden ließ. Regelmäßig wurden ihr die neuesten Antidepressiva verschrieben, die sie nur kurz einnahm und dann wieder absetzte. Irgendwann war Anahita auf den Gedanken gekommen, dass ihre Mutter an einer postnatalen Depression litt, ausgelöst durch ihre, Anahitas, Geburt, von der sie sich nie erholt hatte. Zu diesem Zeitpunkt war sie schon zu Hause ausgezogen und studierte. Sie hatte es Reza gesagt, der darauf abwehrend reagiert hatte: Er mochte keine Familienprobleme, er mochte keine psychischen Probleme, er hatte ein Elternpaar, das noch zusammen war, das sich gut verstand, warum sollte er sich mit Dingen beschäftigen, die nicht zu ändern waren, wozu er auch seine schwermütige Mutter zählte. Für Reza schien es zu reichen, dass sie sich in den richtigen Momenten anzog und den Schein wahrte. Im Gegensatz zu Anahita fragte Reza sich auch nicht, was eigentlich der Schein war: die funktionierende Arezu oder diejenige, die ihr Bett nicht verlassen konnte?

Bis sie dann einfach verschwand. Sie, die seit Jahren nicht ohne ihren Mann das Haus verlassen hatte. Ohne ihre Handtasche, ohne ihr Portemonnaie. Wie sie angezogen war, konnte ihre Familie der Polizei nicht sagen, weil Arezu so viele Kleider und Schuhe besaß, dass es unmöglich war, herauszufinden, welche davon fehlten. Ihr Vater war verzweifelt, was noch verstärkt wurde durch die Andeutungen der Polizei, seine Frau könnte ihn verlassen haben. Auf den Vorschlag, bei Frauenhäusern anzurufen, reagierte er mit einem Wutanfall, der seine Kinder schockierte, die ihn so noch nie erlebt hatten, und der die Polizisten in ihrem Verdacht bestätigte. Es sei zwecklos, Freunde anzurufen, sagte der Vater. Die Freunde waren meist andere Ärzte und deren Frauen, sodass man sich zu viert oder zu sechst traf. Keiner von diesen Leuten wusste von Arezus Zustand, keinen dieser Leute hatte sie je allein gesprochen oder kontaktiert. Wie isoliert wir waren, sagte Anahita zu Cyrus, der nur die Arme verschränkte und auf seine Schuhe schaute. Sie telefonierten in dieser Zeit mehrmals täglich, richteten ein Rotationssystem ein, sodass ihr Vater seine Abende nicht allein verbringen musste. Die Polizei würde ihre Arbeit nicht machen, hieß es. Sie wird schon wiederkommen, hieß es. Wenn man sie entführt hätte, würde man sich doch melden, hieß es. Ich würde alles zahlen, um meine Frau wiederzubekommen, sagte der Vater, das wisst ihr doch. Ja, das wussten sie.

Es waren nur ein paar Wochen gewesen, aber es waren die Wochen, in denen Anahita sich als der frische Wind ihrer Partei zu präsentieren hatte. Sie verglühte innerlich fast vor Scham, als sie feststellte, dass sie besorgter um ihre Karriere war als um ihre Mutter, dass sie selbst so zu sein schien, wie sie es Reza vorwarf: nur darauf bedacht, nach außen hin bella figura zu machen, ein Bild, das eine verwirrte, getürmte Mutter zerstören könnte.

Arezu war nicht im Nachthemd unterwegs gewesen, wie sich herausstellte, auch nicht ohne Geld. Sie hatte sich aus ihrem riesigen Fundus an Kleidern eine schicke Kombination zusammengestellt, die nie jemand an ihr gesehen hatte, die aber jetzt wieder en vogue war. Eine Nappalederhose mit hohem Bund, eine stahlblaue Seidenbluse mit Schulterpolstern und Schluppe, eine taillierte Fuchspelzjacke, einen Stetson aus weißem Filz, weiße Stiefeletten mit kubanischen Absätzen, die sie nie draußen getragen hatte, wie sie begeistert erzählte, als Cyrus sie fand. Dazu eine verspiegelte RayBan-Pilotenbrille, die sie auf makabre Weise so cool aussehen ließ, dass Cyrus sie fotografieren musste, was sie gern geschehen ließ. Vielleicht wäre das die wirkliche Arezu gewesen, wenn es mich nicht gegeben hätte, dachte Anahita, als sie das Foto sah.

Die Polizei und Anahitas Vater hatten übersehen, dass er ein Kreditkartendoppel hatte, von dem er nur die Mastercard benutzte, während er die Visa-Karte im Briefumschlag in irgendeine Ecke gepfeffert und vergessen hatte. Die Frage nach ungewöhnlichen Vorgängen auf seinen Konten hatte er verneint, vermutlich weil er sich nie ins Online-Banking einloggte.

Cyrus war es schließlich, der die Abrechnungen checkte und seine Mutter in einem in die Jahre gekommenen Hotel fand. Sie hätte an früher denken müssen, sagte Arezu und meinte damit die Zeit vor ihren Kindern, knapp vor ihrem Mann, die drei Jahre, in denen sie als Stewardess um die Welt geflogen war. Anahita war diese Zeit schon als kleines Mädchen vorgekommen wie eine Legende. Ihre Mutter, die Frau, die das Haus nicht einmal zum Einkaufen verließ, sollte allein in der Welt unterwegs gewesen sein? Ja, es existierten Beweise. Hübsche Souvenirs aus aller Welt, die Arezu auch betitelte: mein Seidentuch aus Tunis, mein Salatbesteck aus Mexico City, meine Silberschale aus Colombo. Es gab auch ein paar Fotos, eine lachende junge Frau in einer gutsitzenden Uniform vor Flugzeugen oder Hotels. Anahita hatte sie sich als kleines Mädchen gern angeschaut, die geheimnisvolle Fremde, die aussah wie ihre Mutter.

Cyrus informierte ihren Vater erst, als er sie bereits in eine psychiatrische Notaufnahme gebracht hatte. Arezu wehrte sich nicht, schien sogar Gefallen an den vielen Fragen zu finden, die man ihr stellte. Sie war müde gewesen, sie hatte es nicht mehr ausgehalten zu Hause, sie liebte ihren Mann, ja, ihr Mann sei der beste, aber womit sie nicht gerechnet habe: dass er, nachdem er die Praxis seinem Partner überlassen hatte, den ganzen Tag zu Hause war.

Was bedeutet das?, fragte Anahita Cyrus am Telefon.

Dass er ihr auf den Zeiger geht, nehme ich an, sagte Cyrus.

Will sie sich scheiden lassen?

Eigentlich nicht ihr Style, aber könnte darauf hinauslaufen.

Was für ein Irrsinn.

Also, dass Frauen nicht mit dem Rentnerdasein ihres Mannes klarkommen, habe ich schon öfter gehört, sagte Cyrus. Aber unser Problem ist ein anderes.

Anahitas Halsschlagader pulsierte, während sie dachte: Alzheimer. Doch nein.

Der Doc, der sehr nett war übrigens, hat einen IQ-Test mit ihr gemacht. Routine, hat er mir gesagt, ich weiß nicht, was deren Routinen sind, aber das Ergebnis war, dass der Intelligenzquotient unserer Mutter in Richtung Einstein geht. Sie würde in den Mensa-Club aufgenommen werden. Würde sie das wollen.

Das war vor einem Vierteljahr gewesen, und Anahita wusste nach wie vor nicht, was sie mit dieser Information anfangen sollte. Ihre Mutter, die sich zwar nicht direkt als Hausfrau betätigt hatte, aber in den Lebensläufen ihrer drei erwachsenen Kinder als Hausfrau angegeben wurde, war hochbegabt. Unbemerkt von ihrer Familie. Vielleicht war das das Schlimmste daran. Anahita suchte rückwirkend nach Hinweisen auf diese überdurchschnittliche Intelligenz und fand sie nicht. Sie fragte ihren Vater, der sie entrüstet anschaute: Natürlich ist eure Mutter eine kluge Frau, was denkst du denn?

Sie fragte ihre Brüder. Reza schien sich bestätigt zu fühlen in der Annahme, dass seine Kinder hochbegabt waren. Cyrus war der Einzige, der so etwas wie einen Hinweis erhalten hatte, allerdings auch nicht aufgrund seiner eigenen Kindheit, sondern durch seinen Sohn, Cosmo, der ein Spezialverhältnis zu seiner Großmutter hatte, was Anahita ebenfalls nicht klar gewesen war. Cosmo wechselte nach der Scheidung vierzehntägig zwischen seiner Mutter und Cyrus hin und her, der als Gastronom ein abendliches Beaufsichtigungsproblem hatte, weswegen er ihn oft zu seinen Eltern brachte. Und annahm, sie würden sich als Großeltern verhalten wie als Eltern. Doch nachdem Arezu wieder aufgetaucht war, samt ihrer Bescheinigung, zu den schlauesten zwei Prozent der Weltbevölkerung zu gehören, war Cosmo der Einzige, der sich nicht wunderte. Grandma is a gee, sagte er, der sich größtenteils auf Englisch verständigte.

Ein was, ein Jeep?

A genius, Mann.

Cyrus gab es lachend an Anahita weiter, die nach wie vor die Einzige zu sein schien, die diese Enthüllung beängstigend fand. Ihre Mutter, so hatte man ihrem maulfaulen Neffen aus der Nase gezogen, hatte jahrelang mit Cosmo Schach gespielt, nachdem sie es ihm beigebracht hatte. Cosmo, der zu Hause wenig redete, in der Schule aber als Krawallo galt, hatte sich daraufhin in einen Schachnerd verwandelt, was nicht hieß, dass seine Noten nun brillant waren, was seine Lehrer aber trotzdem freute, die immer geahnt hatten, dass Cosmo nicht so blöd war, wie er sich benahm. Der Aufstieg in die Schachlandesliga verhalf ihm zu neuem Selbstbewusstsein, was der überarbeitete Cyrus wohlwollend, wenn auch beiläufig registrierte. Dass seine Mutter, die stille Frau im seidenen Kimono, einen Anteil daran hatte, war auch Cyrus nicht aufgefallen, weil weder sie noch Cosmo sich irgendwem mitteilten. Auf Nachfrage stellte sich dann heraus, dass Cosmo jetzt zwar gegen gestandene Schachmeister gewann, nicht aber gegen seine geheime Meisterin, seine Grandma. The Genius. The Gee.

Und jetzt?, fragte Anahita wieder, während auf Rezas runden Geburtstag das Dessert serviert wurde.

Und jetzt, und jetzt, Anahita, ich weiß es doch auch nicht. Soll sie jetzt mit über siebzig ihr Leben ändern? Soll sie in die Schachbundesliga? Soll sie das Studium überspringen und direkt promovieren? Wie du ja weißt, gibt es da eine Diskrepanz zwischen theoretischen und praktischen Fähigkeiten.

Es fühlt sich so komisch an. Als wäre sie jemand anders. Als wäre sie – behindert.

Das denkt man öfter bei Hochbegabten, sagte Cosmo, einen großen Klumpen Pannacotta im Mund. Anahita sah jetzt zum ersten Mal, wie ähnlich ihr Neffe ihrer Mutter sah. Es war nicht selten, dass Kinder nach ihren Großeltern kamen, doch es faszinierte Anahita so sehr, dass sie Cosmo anstarren musste, bis er es bemerkte: What's up, Anahita?

Ja, er sah aus wie ihre Mutter mit einem Undercut und Bartflaum. Vielleicht sah ihre Mutter das auch so und hatte sich deshalb diesen Jungen ausgesucht, um mit ihm ihr Geheimnis zu teilen? Wobei nicht klar war, ob ihre Mutter jahrelang in dem Bewusstsein im Bett gelegen hatte, schlauer als die meisten anderen zu sein. Plausibler erschien, dass sie es nicht verkraftet hatte, ihre kurze Freiheit gegen das Leben einer Mutter zu tauschen. Und vielleicht war es die überbordende Liebe ihres Mannes gewesen, die dieser sanften Frau zusätzlich den Weg nach draußen versperrt hatte. Gegen die sie nicht ankam, denn wie sollte man sich gegen etwas wehren, von dem alle Welt sagte, es sei das Wertvollste, das Höchste, das Schönste, was man als Mensch erlangen konnte, die bedingungslose Liebe eines anderen Menschen?

Anahita schaute zu ihren Eltern. Die Hand ihres Vaters lag auf der ihrer Mutter und streichelte sie sanft. Es sah jeden Tag so aus, als würde dieser Mann jubeln, wenn er diese Frau sah. Gab es das wirklich? Das hatte sie sich schon als Teenager gefragt. Ihre Mutter saß auf einem Thron, auf dem sie sich nicht wohlgefühlt hatte, weswegen sie sich irgendwann ins Bett legte. Ihre Mutter war ein Genie, das nie eine Aufgabe gefunden hatte. Andererseits wäre es auch keine adäquate Lebensaufgabe gewesen, auf zehntausend Metern Flughöhe Tomatensaft auszuschenken. Das hat uns unsere Kindheit versaut, dachte Anahita, ohne definieren zu können, was *das* genau sein sollte. Die unerkannte Mutter? Die Kraft, die es alle gekostet hatte, perfekte Familie zu spielen? Nicht nur Außenstehenden gegenüber, auch untereinander hatten sie sich stumm darauf verständigt, dass bei ihnen alles normal war. Sie hatten Freunde mitgebracht, denn die Wohnung war groß genug, der Mutter aus dem Weg zu gehen. Die hatte, das musste man ihr lassen, insofern mitgespielt, als sie immer angekleidet aus dem Schlafzimmer kam, wenn sie fremde Stimmen hörte. Dann grüßte sie freundlich, fragte, ob sie etwas anbieten könne, eine rhetorische Frage, die ihre Kinder sofort verneinten, woraufhin sie lächelnd wieder verschwand. Ihre Freunde und die Freunde ihrer Brüder waren gern bei ihnen, der Kühlschrank war voll, und man durfte machen, was man wollte. Was interessierten Kinder abwesende Erwachsene? Die Lehrer akzeptierten ebenfalls, dass sie die Mutter nie zu Gesicht bekamen. Dr. Farahani war ein engagierter Vater, der keinen Elternabend versäumte, die Kinder erbrachten im Großen und Ganzen ihre Leistungen, was hieß, dass Reza glänzte, Anahita sich ab der Oberstufe zusammenriss und Cyrus immer im Mittelfeld spielte, dafür aber ein umgänglicher Clown war, den man mochte. Und es wäre nicht nur altbacken, sondern auch inkorrekt gewesen, nach dem fehlenden Elternteil zu fragen. Wie sich die Eltern die Aufgaben teilten, war Privatsache. Außerdem hätte es auch möglich sein können, dass Frau Farahani sich deshalb nicht beteiligte, weil sie kein Deutsch sprach. Sie sprach nicht nur Deutsch, sondern auch Französisch, Englisch und Farsi. Doch ihr Sprachtalent kam genauso wenig zum Einsatz wie ihre zufällig entdeckte Hochintelligenz. Wäre es unsere Aufgabe gewesen, unserer Mutter mehr Fragen zu stellen, hatte sich Anahita nach ihrem Wiederauftauchen gefragt. Nein, entschied sie dann, sie ist doch kein schüchterner Partygast, den man höflich ins Gespräch einbeziehen muss, sie ist unsere Mutter, verdammt noch mal!

Sie hatte schon länger keine Therapeutin mehr. Und der, die sie gehabt hatte, hatte sie so wenig wie möglich von ihrer Mutter erzählt. Weil sie annahm, sie hätte sich sonst auf diese Geschichte gestürzt und sich darin verbissen wie ein Hund in ein

Hosenbein, womit sie ihr vermutlich unrecht tat, dennoch: Therapeuten sind abgerichtet auf die Mutter. Und Anahita hatte keine Lust, ihre anwesend-abwesende Mutter als Begründung für alle Probleme serviert zu bekommen. Sie wollte, dass diese Frau ihren Job machte und ihr Zusammenhänge eröffnete, auf die sie allein nicht gekommen wäre. Bis sie ihren Job eines Tages sehr schlecht machte. Es ging um Anahitas Beziehungsleben, das man traurig nennen könnte, aber nur, wenn jemand unfreiwillig Single war. Was man aber auf keinen Fall sagen sollte, nicht als Therapeutin in diesem Jahrtausend, ist der Satz: *So viel ungelebtes Leben* – den sie auch noch seufzend vortrug.

Wer wollte das über sein Leben hören? Wer Sie als Therapeutin hat, braucht keine Feinde mehr, dachte Anahita auf dem Heimweg und ärgerte sich, dass sie es nicht gesagt hatte. Sie ärgerte sich so sehr, dass sie es nachholte und der Therapeutin auf ihren vorsintflutlichen Anrufbeantworter sprach, mit der Mitteilung, dass diese »Zusammenarbeit« hiermit beendet war. Sie hatte sich sowieso gefragt, ob es sich so gut mit ihren Karrierezielen vertrug, weiterhin zur Therapie zu gehen. Es war nicht illegal, es war nicht eigenartig, es bedeutete nicht, dass man psychisch krank war. Allerdings waren nicht alle dieser Meinung, selbst private Krankenversicherungen leisteten es sich, Leute, die eine Therapie oder Analyse gemacht hatten, nicht mehr als Mitglieder aufzunehmen, was bedeutete, dass sie deren Bemühungen, sich um sich selbst zu kümmern, als psychische Labilität einstuften, eine Frechheit, eine Diskriminierung, mit der man sich mal offiziell befassen müsste. Die aber leider nicht in Anahitas Zuständigkeitsbereich fiel.

Der Satz vom ungelebten Leben fiel ihr nun wieder ein, als sie ihre Mutter sah, die sich von ihrem Vater auf die Tanzfläche geleiten ließ. Seine rechte Hand lag auf ihrem unteren Rücken, seinen linken Arm hatte er mit ihrem verschlungen, und sobald sie die Tanzfläche betraten, löste er die Verknotung und wirbelte seine Frau herum, um sie dann sofort zurück in seine Arme zu ziehen. Eine Choreografie, die aussah, als hätten die beiden heimlich trainiert.

Anahita schaute Cyrus an, der lachte.

Wow! Wie nennt man das? Rüstig?

Reza und ich haben gedacht, dass wir zuerst was für die Älteren spielen, weil die früher gehen wollen, sagte Lydia, ihre Schwägerin, die Hand ihres jüngsten Sohns erst auf der Nase, dann im Mund.

Reza, der alte Eltern-Pleaser, überschrie Cyrus Frank Sinatra.

Reza kam in großen Schritten auf sie zu, um Lydia ebenfalls auf die Tanzfläche zu holen, für das perfekte Bild. Leider hatte er dabei vergessen, dass sie die Kinder dabeihatten, die Lydia von ihrer Tanzpflicht enthoben, aber nur kurz. Ava war zehn und malte, nachdem sie erfolglos versucht hatte, sich mit ihrer Tante Anahita zu unterhalten, die sich lieber mit ihrem Onkel Cyrus unterhielt. Die siebenjährige Anouk wurde zwischen Cyrus und Cosmo gesetzt, der anderthalbjährige Armin auf Anahitas Schoß. Kein Protest, dafür ging alles zu schnell. Reza zog seine Frau vom Stuhl und führte sie im Stechschritt auf die Tanzfläche. Er wird unser Vater, dachte Anahita und strich vorsichtig über Armins flaumigen Kopf, und er will ihn übertreffen, er will dieselbe Anordnung, aber in glücklich. Es wirkte so, als wäre Lydia von Natur aus nicht besonders glücklich, sodass Reza darin wohl eher eine

Charaktereigenschaft als ein Problem sah. Wer weiß, vielleicht ist sie ja auch ein verkanntes Genie, dachte Anahita, als sie den beiden Paaren zusah, die aussahen wie in einem alten Film, elegant und etwas steif, die Männer führend, die Frauen folgend. Ihre Mutter schaute ihrem Vater verträumt über die Schulter, Lydia starrte so apathisch wie eine Geisel.

In Rezas idealer Welt hätten jetzt Anahita und ihr Mann und Cyrus und seine Frau das Glück perfekt gemacht. Doch Cyrus war Teilzeitsinglevater mit wechselnden Freundinnen, von denen es nach seiner Ex-Frau Marion keine geschafft hatte, in die Familie eingeführt zu werden. Anahita schaute zu ihrem Bruder, der jetzt ernsthaft interessiert Anouk zuhörte, und liebte ihn plötzlich. Dafür, dass er nie mit ihr konkurriert hatte, dafür, dass er sie nie gefragt hatte, ob sie nicht auch endlich mal ... du weißt schon, Familie und Kinder und so, wirst ja auch nicht jünger. Dafür, dass er schon seit fünfzehn Jahren Vater war und nie behauptet hatte, das sei das Beste, was ihm je passiert war. Dafür, dass er im Gegensatz zu Reza nicht ständig behauptete, seine Kinder wären Genies, und jetzt neu: auch seine Mutter. Dafür, dass er, auch wenn er es noch nie gesagt hatte, da sein würde, wenn es ihren Eltern nicht mehr so gut ging, dass sie sich auf einer Tanzfläche drehen konnten. Dieser Gedanke war ihr neu. Und dabei so klar und deutlich, dass er ihr wehtat. So sehr, dass sie Cyrus den kleinen Armin auf den Schoß setzen musste, der sich, dem Geruch nach, gerade in die Windel geschissen hatte. Es war ihr bisher nicht gelungen, auch nur zu einem dieser Kinder eine wirkliche Tantenbindung aufzubauen, die über teure Geschenke hinausging. Am nächsten stand ihr noch Cosmo, der schon als kleines Kind nicht besonders viel Aufmerksamkeit verlangt hatte und der jetzt lachend von seinem Telefon aufschaute: Ey, Anahita, don't worry, ist nur Kacke.

Sie rannte auf die Toilette und hatte den ersten Weinanfall seit Jahren. Bald würde sie die alte, kalte, kinderlose Tante dieser Kinder sein. Vielleicht war sie es jetzt schon. In den Traueranzeigen ihrer Eltern würde unter den Namen ihrer Brüder mit ihren Kindern und deren Müttern nur ihr Name stehen, einsam und kläglich. Immer wieder würde man in der Presse darauf hinweisen, dass sie allein lebte. Es würde erst aufhören, wenn sie ihre Karriere beendete, und dann hätte sie gar nichts mehr. Es ist aussichtslos, dachte sie, als sie an der Klopapierrolle zog, um sich die Nase zu putzen. Die Therapeutin hätte ihr nichts sagen können, was sie nicht schon vorher gewusst hatte, nämlich dass sie Angst hatte. Angst vor dem Leben ihrer Mutter, Angst vor der Wiederholung dieses Schemas, Angst, eine Frau zu werden, die zu einem Schatten wird. Sie stand an einer Weggabelung, beide Wege führten in die Angst. Mutter zu werden, keine Mutter zu werden. Eine Frau, die nichts vorzuweisen hatte außer ihrer Karriere. Politik auf Landesebene, pff. Sie war längst nicht dort, wo sie sein sollte in ihrem Alter, sie saß auf einem Schleudersitz, der sie beim ersten Ausrutscher nicht in den Bundestag, nicht nach Brüssel, sondern zurück ins Nichts befördern würde. Jeden Tag konnte das passieren. Jeden Tag konnte sich jemand aus ihrer Vergangenheit melden und mit Dreck werfen. Und dann könnte sie nicht sagen, dass sie jetzt endlich Zeit für ihre Familie habe, dann wäre es aus. Alles. Dann könnte sie in Cyrus' Restaurant anfangen. Oder bei ihrem Ex, dem Wirt. Wer nichts wird, wird Wirt, hahaha. Oder Angestellte des Wirts. Ja, es war aussichtslos. Scheiße, dachte Anahita, ich stecke fest.

Vor der Kabinentür klackten Absätze. Lydia. Die ihren Sohn wickeln wollte.

Sooooo, mein kleiner Scheißer, jetzt wirst du wieder frisch gemacht. Jaaaa. Hast du die Tante Anahita vergrault, ja? Weggepestet, die Etepetete-Tante, ja? Hast du deine stärkste Waffe eingesetzt, weil dir so langweilig war bei ihr? Boah, stinkt das. Da kann ich die Tante ja fast verstehen. Wir gehen jetzt gleich ins Bett, ja, du kleine Stinkbombe?

Lydia, das musste man ihr lassen, hatte jedenfalls nie so getan, als wäre sie angetan von Rezas Familie. Sie war angetan von ihren schönen Kindern. Sicher auch angetan von Rezas Move, in Elternzeit zu gehen, was kein Problem für ihn gewesen war, weil er eh den ganzen Tag nur telefonierte, was er auch von zu Hause aus erledigen konnte. Lydia hatte keinen Beruf gehabt, dem sie hinterhertrauerte, und war jetzt zu einer Mutter geworden, die sich von Anfang an beklagt hatte: Ich will mein Leben zurück. Reza ist zwar da, aber von fifty-fifty kann nicht die Rede sein. Der zweisprachige Kindergarten hat eine Warteliste, von der wir nichts wussten. Bei der Grundschule sind wir auch schon zu spät dran. Ava hat Läuse, wer schleppt denn heute noch so was ein, bitte? Reza versteht nicht, dass kein Fernsehen bedeutet, dass *ich* sie rund um die Uhr entertainen muss! Ich rede nur noch mit anderen Müttern, Gott, wie mich das anödet!

Im Gegensatz zu der klagenden Mutter in der Talksendung hatte sich ihre Schwägerin immerhin ihre Selbstironie erhalten. Einmal hatte Reza sie gefragt, wie wohl ihre Brüste aussehen würden, nachdem sie Baby Nummer zwei abgestillt hätte. Wunderschön, wie dein Sack, hatte Lydia darauf geantwortet. Als sie das Anahita erzählte, hatte sie ihren ersten Wein nach Ewigkeiten getrunken, ein Abend, der gut gewesen war; sie waren beide keine Frauen, die schnell Freundschaften schlossen, vielleicht war das der Grund, warum sie sich manchmal kurz nahekamen. Ein anderes Mal, auf Cyrus' letzter Restauranteröffnung, hatte Lydia sich wieder beklagt: Ich bin so müde, ich wusste nicht, dass es überhaupt geht, so müde zu sein. Kann es sein, dass eure Mutter sich von dieser Müdigkeit einfach nie erholt hat?

Das war vor Baby Nummer drei gewesen, das, so nahmen Anahita und Cyrus an, dringend sein musste, weil Reza einen Sohn wollte, was er nie zugeben würde, er liebte einfach Kinder und wollte noch eins, und hoppla, da war es auch schon, was für ein Glück, hurra, ein Thronfolger für Schah Reza!

Anahita hatte an der Geburt ihres jüngsten Neffen am meisten das Alter seiner Eltern interessiert. Lydia, Mitte vierzig, und Reza, Ende vierzig, machten ihr Mut. Wobei Reza natürlich auch Ende siebzig hätte sein können. Dennoch, nach Anahitas geheimer Statistik des Reza-Überholens stiegen damit ihre Chancen auf spätes Familienglück. Sie hatte irgendwann besser Klavier gespielt als er, hatte gespart, um ihren Eltern größere Geschenke zu machen als er, war öfter Klassensprecherin gewesen als er, hatte seinen Abiturdurchschnitt getoppt, hatte zwei Hochschulabschlüsse statt nur einen von der Filmhochschule. Niemand in der Familie hatte jemals Anahitas Leistungen in Relation zu Rezas gesetzt, der längst aus dem Haus war, als seine kleine Schwester einsam ihre Siege einfuhr, deren logische Konsequenz es natürlich auch nicht war, dass sie ihn nun beim Kinder-in-die-Welt-Setzen überholen würde. Doch fühlte sie sich wohl mit diesem Gedanken, der sie manchmal regelrecht anstachelte: Reza hat einen Sohn, dann bekomme ich zwei auf einmal. Die Wahrscheinlichkeit besteht, da ich vermutlich eh nachhelfen muss, was meine Chancen auf Zwillinge erhöht.

Der Mülleimer klappte auf und zu, der Geruch nach Babyscheiße verzog sich, Lydias Absätze klackten an Anahitas Kabine vorbei, die aufatmete. Glücklicherweise gingen die Türen bis zum Boden. Die Absätze gingen zur Tür. Doch die Tür wurde nicht geöffnet. Die Absätze kamen zurück. Blieben vor ihrer Kabinentür stehen. Lydia wummerte dagegen und erschreckte damit Armin, der kurz anfing zu quengeln, was sofort in einen Schluckauf überging.

Sch! Ist ja gut.

Anahita? Sorry, wenn du mich gerade gehört hast. Nichts für ungut, kennst mich ja. Anahita? Wir sehen uns drinnen. Okay?

Anahita saß in der Kabine fest wie ein Kaninchen. Sie, die Senatorin, bekannt für ihre furchtlose, zupackende Art, versteckte sich vor ihrer Schwägerin, die auch noch wusste, dass sie sich versteckte, es war erbärmlich. Deshalb sollte sich Lydia jetzt auch bitte verziehen. Hast gewonnen, Lydia, Glückwunsch, geh!

Die Absätze entfernten sich, dazu ein mütterliches Seufzen. Anahita torkelte aus der Kabine ans Waschbecken und betupfte ihre verschmierten Augen, als die Tür wieder aufgerissen wurde. Herein drang der Partylärm, herein trampelte in neonorangen Dr. Martens eine alte Freundin von Reza. Rezas Alter, Künstlerin, kinderlos. Anabel? Isabel? Isabel, richtig. Deren Parfum eigenartig nach vergorenem Obst roch, vielleicht mischte es sich auch ungünstig mit dem Restgeruch von Armins Windel. Isabel schien die Haare absichtlich strohig zu tragen, eine Art Tannenfrisur, dazu einen wunderschön bemalten Kimono, der Anahita sofort an ihre Mutter erinnerte.

Hi, Anahita! Na? Alles gut?

Ja. Wenn Reza eine Party macht, bleibt kein Auge trocken, weißt du?

Isabel hustete nur, während sie ihren Lippenstift aufdrehte und sich damit so oft über den Mund fuhr, wie es Anahita sonst nur aus Filmen kannte, wo sie sich immer fragte, was das sollte, dieses x-fache Drübermalen.

Und du so? Was treibst du?, fragte Isabel mit angespannten Lippen, und Anahita fiel wieder ein, warum sie sich nach jahrzehntelanger Verehrung irgendwann entschlossen hatte, Rezas Freunde zu meiden. Wegen ihrer völligen Ignoranz jedem gegenüber, der nicht auf irgendeine Weise zur Kunst- und Kulturblase gehörte. Was zur Folge hatte, dass diese Leute auch nur Politiker kannten, die ihnen Preise verliehen. Aber natürlich, dachte Anahita wütend, während sie weiter in den Spiegel starrte, wo Isabel nicht aufhörte, ihre Lippen neonorange abzudecken, waren es genau dieselben Leute, die die Welt mit ihren sogenannten Arbeiten zumüllten, die auf Zehntklässlerniveau auf Missstände hinwiesen. Böser Kapitalismus, buh! Schlimmes Patriarchat, heul! Gierige Finanzwelt, erwischt!

Hm? Isabel drehte den Lippenstift zu und strahlte sie an.

Ich arbeite für den Senat, sagte Anahita, tiefstapelnd und lustlos, weil alles andere sinnlos wäre.

Oh. Toll. Dann mach mal was für die Kunstförderung.

So egozentrisch und blöd, dass es schon wieder rührend ist, dachte Anahita.

Hab ich mir notiert, sagte sie und verließ die Toilette, verquollen, verschmiert, derangiert, was aber besser war, als sich weiter mit Isabel über nichts zu unterhalten.

Sie konnte nicht zurück in den Saal, in dem Rezas Party stattfand, aus dem jetzt *If you leave me now* drang, ein Schmusetitel, sie wollte ihre Eltern nicht schmusen sehen, noch weniger wollte sie, dass ihr Vater sie so sah und fragte, ob alles in Ordnung war, seine schwere Hand auf ihrer Schulter. Eine traurige Frau war genug. Im Nachbarsaal feierte ebenfalls eine geschlossene Gesellschaft. Vielleicht eine Hochzeit, vielleicht auch ein runder Geburtstag. Anahita blieb in der Tür neben zwei Frauen ihres Alters stehen, die sich als Luxusseniorinnen verkleidet hatten, bunt gemusterte Seidenhosen zu weißen Leinenblazern und langen, spitzen Hexenschühchen mit Kittenheels und dicken Goldschnallen. Es schien niemandem aufzufallen, dass sie nicht dazugehörte, die Frauen nickten ihr süßlich zu, ein Kellner fragte sie, ob sie noch etwas trinken wolle. Warum nicht? Man lauschte einer Rede, die ein Mann auf seine Frau hielt.

Und da, liebste Lisette, habe ich mich immer gefragt, was du meinst, wenn du gesagt hast, du könntest am Abend nicht mehr Piep sagen. Geschweige denn mehr! (Warten auf Lacher, die nur verhalten kamen.)

Bis ich eines Tages, du warst mit deiner Schwester in Gstaad, die Jungs allein zu betreuen hatte. Und das ging so: wecken, anziehen, frühstücken, losfahren. Wieder zurück, weil wir was vergessen hatten, wieder los. An der Schule abgeben. Von der Schule abholen. Zum Hockey fahren, zum Geigenunterricht fahren, wieder einsammeln, zum Kindergeburtstag fahren, das Geschenk nicht vergessen, mit den anderen Eltern reden, alle Namen wissen, eine Abholzeit vereinbaren, den zweiten Sohn abholen, der sich das Knie aufgeschlagen hat. Das Knie verarzten, Abendessen machen, Hausaufgaben anschauen, halt, da fehlt doch was! Richtig: Sohn Nummer eins. Zurück zum Kindergeburtstag, ein Glas Wein trinken, den Vornamen der Mutter leider doch vergessen haben, jetzt aber schnell zurück nach Hause, bevor Sohn Nummer zwei das Haus in Brand steckt …

Man amüsierte sich prächtig: Der Versorger, sehr überzeugt von seinem komödiantischen Talent, erzählt den anderen Versorgern vom Tagesablauf seiner Frau, der einen hohen Wiedererkennungswert zu haben schien. Ganz schön was los bei den Mädels beziehungsweise Wifies, wie man sie scherzhaft nannte, die besseren Hälften, hohoho. Die Frau hatte Geburtstag, die Zahl schwebte in Form goldener Luftballons über ihr.

Happy wife, happy life, lautete der Abschluss der Rede, gleichzeitig Toast auf die Frau. Chin-chin, Applaus.

Man sollte ihnen allen zuhören, dachte Anahita, an den Türrahmen gelehnt, jetzt einen frischen Weißwein in der Hand, der ihr besser schmeckte als der, den es bei ihrem Bruder gab. Diese Leute hier, die offenbar in den Fünfzigern lebten, und zwar gern und in Saus und Braus, hatten genau wie die Alleinerziehenden, die Patchworkfamilien, die Regenbogenfamilien, die geschiedenen Paare mit geteiltem Sorgerecht und die auf hohem Niveau klagende Lydia ein Problem: Kinderbetreuung und die damit einhergehende Müdigkeit. Was sagt mir das?, fragte sich Anahita. Es sagt mir, dass ich nicht so überrascht tun werde, sollte ich es doch noch schaffen, Mutter zu werden.

Anahita stieß sich vom Türrahmen ab.

Bist du nicht auch bei Roland Berger?, fragte eine der Frauen in den Seidenhosen.

Nein, du bist mit Fredi hier, oder?, fragte die andere.

Ich bin mit Roland Berger hier, entschied Anahita und verdrückte sich zu den Fahrstühlen.

Der große Privatclub, ursprünglich das erste Kaufhaus, in dem man auf Raten kaufen konnte, danach vermietet an die NSDAP, dann Sitz der SPD, später im Besitz der SED, erinnerte sie an eine Partymall. So etwas müsste es für arme Leute geben, dachte sie, damit könnte ich mir ein Denkmal setzen. Sport, Spiel und Spaß auf vielen Etagen, Kinderbetreuung inklusive. Clubmitgliedschaft gefördert vom Land. Doch wie würde das aussehen, mit öffentlichen Mitteln? Wie eine traurige Gesamtschule, die nach PVC-Fußboden und ausgelaufener Milch roch. Anahita Martini, einst Idealistin, jetzt Realistin, fuhr in die siebte Etage, in der getanzt wurde. Fuhr weiter in die achte Etage, in der auf der Dachterrasse um den Pool herumgestanden und geraucht wurde. Sie zündete sich eine Zigarette an, schaute in den bedeckten Nachthimmel und fühlte sich zum ersten Mal an diesem Abend nicht allein.

Um sie herum standen und rannten Leute; Kellner, Expats, aufgedrehte Kids, die keine Ahnung hatten, wer sie war. Sie waren jung, ja, aber sie interessierten sich nicht für Bildung, Jugend und Familie, zumindest nicht im Zusammenhang mit Landespolitik. Sie fragten sich nicht, warum die kleine Frau im blauen Anzug allein hier war, warum sie Mascaraspuren im Gesicht hatte, warum sie den Kopf in den Nacken legte, als sähe sie ein Feuerwerk oder Sterne. Sie hatten einen guten Abend. Irgendwann würden sie vielleicht behaupten, dies sei ihre beste Zeit gewesen. Entschuldigung, sorry, excuse me? Kann ich mal vorbei, may I have a cigarette, wollen Sie noch was trinken?

Anahita genoss es, in dieser fremden Menge zu stehen und zu inhalieren. Abwechselnd die frische und die giftige Luft einzusaugen und sonst nichts zu tun. Gleich würde sie wieder nach unten gehen und mit ihrer Familie ihren Bruder feiern. Doch jetzt hielt sie kurz still, während hinter ihr Musik dröhnte, neben ihr gelacht wurde, vor ihr Dampf aus dem Pool aufstieg und unter ihr die Stadt rauschte, die sie mitregierte.

LAST

In den frühen Morgenstunden nach Rezas rundem Geburtstag lag Lydia in den gestärkten Laken ihres Hotelbetts und entschied, dass sie sich bei Anahita melden würde. Sie war von der Seite der ewig Fordernden auf die Seite der Gebenden hinübergewechselt. Armin, der Engel, in seiner irdischen Daseinsform ihr Baby, war für diese Verwandlung verantwortlich. Er war auch dafür verantwortlich, dass sie immer zwischen fünf und sechs aufwachte, egal wie kurz die Nacht gewesen war. Sie hatte sich abgewöhnt, ihre Ängste auf sich eintrommeln zu lassen. Seit sie gelesen hatte, dass sie sich deshalb so sehr in den Vordergrund schoben, weil der Körper, der eigentlich schlafen sollte, kein Serotonin ausschüttete, nahm sie diesen Zustand einfach hin und hörte Podcasts.

Vor ein paar Wochen auch den von MC Storm, bei der ihre Schwägerin zu Gast gewesen war. Lydia hatte davon nichts gewusst, war zufällig darauf gestoßen und erstaunt gewesen, wie fremd Anahita sich angehört hatte. Wie wenig Präsenz sie ausstrahlte, wenn man sie nicht sah. Was auch an der Stimme von MC Storm gelegen haben konnte, gegen die ihre Gäste nur ankamen, wenn sie geübt darin waren, sich Raum zu verschaffen. Doch konnte Anahita das nicht eigentlich? In diesem Podcast jedenfalls hatte sie sich gewunden, war den typischen Fragen nach Frauen und Erfolg aus dem Weg gegangen, als säße sie vor einem Untersuchungsausschuss, nicht bei einer lustigen Labertante. Auch Anahitas Aussprache hatte so verwaschen geklungen, dass sie Lydia fast leidtat. Ganz im Gegensatz zum Talk war die Musikauswahl überraschend gut gewesen, auch wenn man die Songs in der Podcastversion nur anspielte – Lydia hatte nicht gewusst, dass ihre Schwägerin sich so exzellent auskannte, hatte gedacht, sie höre nur Klavierkonzerte, wenn überhaupt. Anahita, das Rätsel, dachte Lydia, als der Schlaf langsam zurückkam. Sie drehte sich zu Rezas großem Rücken, der sich gleichmäßig hob und senkte. Morgen würden sie ausschlafen können. Obwohl der Schlafmangel nie Lydias größtes Problem gewesen war.

Was Lydia Farahani, geborene Förster, bis vor Kurzem am meisten am Muttersein gehasst hatte, waren die anderen Mütter. Sie ertrug sie nicht, obwohl sie doch im selben Boot saßen und dieselben Probleme hatten: Kinder. Lydia jammerte mit, redete mit, lachte mit, organisierte mit, hörte zu. Hörte, worüber man sich beklagte, auf welchem Niveau diese Klagen stattzufinden hatten. Welche Dinge man klaglos zu akzeptieren hatte. Sie hatte das Gefühl, all diese Einzelheiten würden sich wie in einem großen Teig zu einer Frau vermischen. Einer Standardfrau, die in einem besseren Bezirk einer Großstadt wohnte, so tat, als lägen ihr ökologische und soziale Probleme am Herzen, so tat, als hätten ihre Kinder sie aus einem fantastischen Berufsleben herausgerissen, so tat, als fiele ihr alles leicht, auch das Muttersein.

Lydia hatte gedacht, sie hätte diesen Dauervergleich hinter sich, nachdem sie erwachsen geworden war, die Schule verlassen, das Studium nie beendet und immer mehr über sich gelernt hatte, bis sie fast wusste, wer sie war, und auf Reza traf, dem sie gefiel, so wie sie war. Angekommen. End of story. Gut, zwei ernsthafte Ausbruchsversuche hatte Lydia sich geleistet. Einmal wollte sie die Beziehung erhalten, aber in getrennten Wohnungen, knickte aber aus finanziellen Gründen ein. Das zweite Mal hatte sie sich ernsthaft verliebt. Aber, das machte den Mann schließlich zum richtigen Mann, er hatte ihr verziehen. Der unerschütterliche Reza hatte sich für Lydia entschieden. Wie sein Vater sich für seine Mutter entschieden hatte. Und dann kam Ava zur Welt, und der ganze Zirkus ging von vorne los. Lydia hatte das Gefühl, wieder in der Schule zu sein, den Codes nicht zu entsprechen. Was okay gewesen wäre, denn so weit war sie gereift, dass sie sich sagen konnte, sie würde drüberstehen. Was interessierten sie die anderen Mütter, deren Klamotten, Männer, Ernährungsregimes? Fragte sich Lydia, während sie sich deren Vorgaben unterwarf. Was interessierten sie diese Frauen, die behaupteten, sie könnten nicht backen oder basteln (wie Lydia), und es dann perfekt beherrschten? Ja, es war wirklich wie in der Schule, wo Frauen dieses Typs, damals noch Mädchen, behauptet hatten, sie hätten nicht gelernt, um dann Einserklausuren zu schreiben. Eine affige Attitüde, von der Lydia angenommen hatte, sie würde ihr nach Ende ihrer Schulzeit nicht wiederbegegnen. Sie hatte auch gedacht, dass sie sich nie wieder einem Uniformzwang unterwerfen würde. In ihren letzten Schuljahren war sie an ein Gymnasium gewechselt, das über dem Einkommensniveau ihrer Eltern stand, was ihre Eltern nicht interessierte, was Lydia aber täglich an der Kleidung ihrer Mitschülerinnen sah. In diesem Umfeld erblühte ihre Hassliebe zur Mode. Sie sparte für die richtigen Klamotten, litt für sie, hatte schlaflose Nächte wegen ihnen, um sich dann anzuhören, dass ihre neuen Schuhe, Jacken und Taschen zwar okay, aber leider nicht ganz der heiße Scheiß waren. Wie eine Gefängnisinsassin zählte Lydia die Wochen. Bald war es vorbei. Nach der Schule begann sie ein Studium, das sie abbrach, eine Ausbildung, die sie abbrach, jobbte herum, bis sie schließlich in einer PR-Agentur für Mode landete, wo man ihre Qualitäten schätzte. Keine Angst am Telefon. Keine Angst in Meetings. Keine Angst, zu fordern. Denn Lydia hatte auf ihrem prekären und ungeraden Arbeitsweg gelernt, dass es Selbstbewusstsein umsonst gab. Man musste dafür nicht wichtig sein, man musste nur seine Scheu überwinden. Sie fing damit an, wer sie nicht mehr sein wollte: ein Mädchen, das man übersah und überhörte. Sie orientierte sich an Frauen, die man nicht übersah oder überhörte, und trainierte sich eine Art an, die man landläufig als taff bezeichnete. Während eines besonders tristen Jobs in einem Callcenter hatte sie gelernt, wie wichtig es war, den Tonfall der Situation und dem Gegenüber anzupassen. Und sie hatte verstanden, dass ihre eher melancholische Art im Berufsleben nichts verloren hatte. Das Substitut wurde eine gewisse Aggressivität, die sich in vielen Situationen als so hilfreich erwies, dass sie sie beibehielt wie eine neue Haarfarbe, von der irgendwann niemand mehr wusste, dass sie nicht natürlich war. Als sie in der PR-Agentur anfing, war Lydia schon klar, dass es half, zu jedem Thema eine starke Meinung zu haben, und sie hatte die Magie des Wortes *nein* entdeckt. Ein herrisch-höfliches *nein, sehe ich anders* funktionierte wie ein Weckruf in Meetings, verschaffte Aufmerksamkeit und Respekt, konnte im besten Fall sogar Hierarchien überwinden. Und sie hatte kein Problem damit, sich mit Haut und Haaren mit Produkten zu identifizieren, die sie im Grunde nichts angingen. Ich bin ein Fake, dachte Lydia und war trotzdem beeindruckt von der abrufbaren Leidenschaft, mit der sie Fremde manipulieren konnte. Endlich ein Talent gefunden. Vergleichende Literaturwissenschaften waren es nicht gewesen, zur Buchhändlerin hatte sie sich auch nicht geeignet. Für eine kurze Zeit sah es so aus, als hätte Lydia einen Ort gefunden, von dem aus sie aufsteigen könnte. Sie bereitete sich auf ihren Sprung von der PR in die Welt der wirklichen Werbung vor, ein Werber versprach ihr einen Quereinstieg bei einer Hamburger Topagentur. Dann tauchte Reza auf, bei einem Event, den sie mit organisiert hatte. Auch bei ihm kam ihre neue, anfangs immer auf nein gebürstete Persona sofort an. Trotzdem wusste Lydia, umgeben von Leuten, die der Meinung waren, ihr Leben selbst gestaltet zu haben, dass sie auch Glück gehabt hatte. Es mochte sein, dass man mit harter Arbeit weit kam, aber nicht, wenn es um private Begegnungen ging. Der Event war ein Erfolg, sie leuchtete, er sprach sie an. Hätte auch anders kommen können. Was nicht zwangsläufig hieß, dass sie glücklich war.

Später erinnerte sie sich nicht mehr, ob der Werber sich eigentlich bei ihr gemeldet hatte oder nicht. Sie war jetzt die Freundin eines Mannes, bei dem es lief und der ihre Karriere unterstützt hätte, hätte sie Ambitionen gehabt, die etwas ausgereifter waren als ein eventuelles Mittagessen mit einem vielversprechenden, aber flüchtigen Kontakt aus Hamburg. Doch vielleicht, dachte Lydia in den kommenden Jahren oft, wurde diese Verwirklicherei auch überbewertet. Wieso sollte sich jeder verwirklichen? Es hatte schließlich auch nicht jeder Kinder.

Als sie dann Ava bekam, fühlte sie sich anfangs, als müsste sie endlich niemandem mehr etwas erklären. Mutter: das Konzept, das jeder verstand. Der älteste Beruf der Welt. Qualifiziert durch die Natur. Durch Intuition und Instinkte. Durch Liebe.

Als sie bemerkte, dass sie sich erneut den Codes einer Gruppe unterwarf, die sie nicht ausstehen konnte, war sie äußerlich schon nicht mehr von dieser Gruppe zu unterscheiden. Sie trug teure, unförmige Kleider, teure, unförmige Mäntel, Gesundheitssandalen im Sommer, klobige Boots im Winter. Sie sah aus wie Figuren aus Bilderbüchern ihrer Tochter, wie eine Kartoffel in Pantoffeln im Sommer, wie eine missgelaunte Mülltonne mit Pudelmütze im Winter. Statement-Uglyness nannte Lydia diesen Stil und fragte sich, was er zu bedeuten hatte. Es ist vorbei, der Run auf die Männchen ist beendet, die Paarung erfolgreich vollzogen? Zu einfach, befand Lydia. Feministisch war er auch nicht, denn feministisch war mittlerweile jeder Stil, egal, ob die Frau nackt oder verhüllt herumlief, sich Mühe gab oder drauf pfiff. Emanzipierter, alltagstauglicher Schick, hätten ihn ihre Mitmütter genannt. Schick, weil er teuer war und weil ihn alle trugen. Alltagstauglich, weil es einfach so war. Emanzipiert deshalb, weil kein einziges Leckerli mehr für den Männerblick zu sehen war. Allerhöchstens noch die Waden, die dann in Hobbitfüßen endeten. Niemand stöckelte oder schritt mehr, alle latschten und trampelten durch die Gegend, und Birkenstock ging an die Börse. Irgendwann sinnierte Lydia, dass diese Art der Verkleidung die urbane Antwort auf religiöse Arten der Frauenverhüllung sein könnte. Es geht niemanden außer deinem Mann etwas an, wie du wirklich aussiehst. Es hatte tatsächlich etwas Religiöses, dachte sie, wenn sie sich sorgfältig enthaarte, ihre teure Unterwäsche anzog und darüber einen ihrer Oversize-Kittel hängte. Eine Zeit lang war es fast so, als würde sie Rezas ästhetische Grenzen austesten. Aber man gewöhnte sich an alles, auch Reza, nahm sie an.

Das epidemische Ausmaß dieses Stils hatte natürlich mit der Modeindustrie zu tun, die sich erstmalig nicht nach dem Male Gaze, sondern nach dem Female Gaze zu richten schien, die auch die Models anders aussuchte, die online diese Kleider präsentierten – die einzigen Models, die Lydia, die ehemalige Mode-PR-Frau, noch sah, denn sie kaufte jetzt nachts im Netz. Ja, in der Mehrzahl waren sie noch groß und dünn, stellten sich aber möglichst plump hin, fallende Schultern, nach vorn gekipptes Becken, vorgerecktes Kinn, der Blick bockig, missmutig, ratlos. Fast wie ich, dachte Lydia, die eine Hassliebe zur Modeindustrie pflegte, die sie früher als schlimmste Unterdrückerin der Frauen empfunden hatte. Als so schlimm, dass sie zeitweise bei einigen von Rezas Freunden als homophob galt, weil sie auf einer Party nach zu vielen Negronis ihre These angebracht hatte: Ein Großteil der Mode wurde nicht für Frauen entworfen, sondern für die Leute, die die Designer sexy finden, nämlich junge, dünne Männer. Deshalb kann sie auch nur von Mädchen präsentiert werden, die man knabenhaft nennt. Hätten die Designer Frauen vor Augen, keine Jungs oder unterernährte Minderjährige, sähen die Klamotten ganz anders aus. Denn Frauen hatten Hüften und Brüste. Aber Leute, die einen BH brauchen, werden von der Fashionindustrie behandelt, als hätten sie eine seltene Missbildung.

Missbildung? Minderjährige? Die Gäste schauten sie irritiert an.

Wie kommst du darauf, dass Gay-Männer keine Frauen mögen, fragte einer, ernsthaft schockiert.

Ich rede nicht von mögen, ich rede von schön finden, das ist ein gewaltiger Unterschied, sagte Lydia, mittlerweile in Fahrt. Egal wie wir aussehen, wir werden bestraft, wenn wir einen Busen haben, passt uns nichts, wenn wir keinen haben, genügen wir nicht. Stellt euch vor, ihr würdet ständig mit eurer Schwanzgröße konfrontiert.

Werden wir, rief einer der Männer gut gelaunt.

Aber nicht von einer so mächtigen Industrie, keifte Lydia, in einem Wickelkleid der einzigen Designerin, von der sie sich gesehen fühlte, einer Frau, was ihre These stützte. Die Leute in dieser Runde, in der sie zum Paria geworden war, verstanden nicht, dass sie nichts gegen Mode und ihre Macher hatte, sich aber dennoch fragen musste, warum ihre Figur einerseits als perfekt weiblich galt, andererseits für diese Branche nicht zu existieren schien.

Abgesehen davon war Lydia zufrieden mit ihrem großen Busen und ihrem als gebärfreudig bezeichneten Becken. Nicht dass dieser Körperbau ihre Geburten erleichtert hätte, aber immerhin – bei aller Anpassungswut war der Wunsch, dünner zu sein, in ihr nie besonders stark ausgeprägt gewesen, jedenfalls nicht so weit, dass sie sich dafür gequält hätte. Die Frage, ob mit ihrem Körper etwas nicht stimmte, hatte sich vor allem gemeldet, wenn sie in Umkleidekabinen stand.

Damit war es nun vorbei, und Lydia misstraute der neuen Befreiung noch mehr als den alten Zwängen. Wieso verhüllte sie sich? Wieso kaufte sie sich einen Sack nach dem anderen, wieso sahen ihre Schuhe so groß aus wie die ihres Mannes, wieso ließ sie sich die Haare in ihrer Naturfarbe färben, einem

Köterblond, das ihr nie gefallen hatte? Weil sie dazugehören wollte. Es widersprach ihrem Selbstbild, eine armselige kleine Mitläuferin zu sein, aber sie fand keinen Ausweg aus dem Zwang. Schule und Kindergarten gaben keine Uniformen für die Kinder vor, doch sie hatte das Gefühl, als Mutter dort nur in einem bestimmten Dresscode auftauchen zu können. Was noch nicht das Schlimmste war.

Vor Armins Geburt hatte sie Ava und Anouk mit dem Lastenfahrrad durch die Gegend gefahren. Die Christiania-Bike-Mutter, das lernte sie dabei, war bei den anderen Verkehrsteilnehmern noch unbeliebter als mittelalte Männer auf Liegefahrrädern und betrunkene Touristen auf E-Rollern. Zu langsam, immer im Weg und mit einem moralischen Anspruch, den sie gar nicht hatte, der ihr aber unterstellt wurde, sie konnte es fühlen, vermutlich auch, weil die vollgekrümelte Kiste so viel kostete wie ein gebrauchter Kleinwagen. Sie wäre lieber Auto gefahren, hatte aber ihren Führerschein verloren und es nie geschafft, ihn neu zu beantragen.

An zwei Tagen in der Woche sah man Lydia mit einer Yogamatte auf dem Rücken auf einem Damenrad der Marke Diamant herumfahren. Im Yogastudio war sie die Erste, um sich einen Platz mit möglichst wenig Kontakt zu den anderen zu sichern. Was die anderen Frauen nicht verstanden und ihre Matten immer zu nah neben ihrer ausrollten, auch wenn sie in einer Ecke lag, auch wenn genügend Platz anderswo war. Sie schienen Lydias Abwehr zu riechen und rückten ihr auf den Pelz. Die Bekämpfung der brodelnd heißen Hasswellen, die daraufhin in ihr aufstiegen, hätte ein mehrtägiges Retreat gefordert, nicht nur eine Stunde, in der sie sich bemühte, die Augen geschlossen zu halten, auch weil sie keine Lust hatte, sich mit den Körpern der anderen Frauen zu befassen. Wenn sie Pech hatte, kamen ein oder zwei mit ihr bekannte Mütter in ihren Kurs, dann war ihre Yogastunde endgültig kontraproduktiv. Dann verpasste sie es, richtig zu atmen, kam nicht annähernd in den vielbeschworenen Flow, weil sie sich ununterbrochen fragte, wie sie diesen Frauen im Anschluss grußlos aus dem Weg gehen könnte, was meist nicht gelang.

Bleibst du noch auf einen Tee?

Nee, keine Zeit. Namasté.

Den Rückweg nutzte sie, um frisches Biogemüse auf dem Markt und überteuertes Brot bei einer Hipster-Brotmanufaktur namens Bread or Alive zu kaufen, beide Orte und ihre Kundschaft abgrundtief hassend. Sie sagte Sätze, für die sie Leute früher verachtet hatte. Keine Kohlehydrate nach achtzehn Uhr. Oder: Für mich keinen Espresso, dann kann ich nicht schlafen. Doch sie verzieh sich. Das Leben fand nun mal in Phasen statt. Was sie sich weniger verzieh, war die Sprache, in der sie ihre Kinder erzog. Diese Sprache hatte sie vor ihren Kindern bei anderen Müttern gehört und später den Begriff dazu gelesen: Flugbegleitersprache. Wobei Flugbegleiter sich mit ihrem *Coffee? Tea?* eher kurz fassten, während Lydia fragte: Anouk, möchtest du lieber eine Banane oder einen Apfel? Nein, keinen Keks. Aber vielleicht ein Stück Kohlrabi, hm?

Sie hatte zu bestimmen, was ihr Kind aß, nicht das Kind, also musste sie ihm auch nicht vorgaukeln, es hätte etwas zu melden, oder? Als kinderlose Frau, als Frau mit großer Libido, hohen Schuhen und Erwartungen an ihre Mitmenschen hatte sie geglaubt, diese Mütter wären zu blöd für Erziehung. Dann benahm sie sich selbst so. Und schaute sich dabei zu.

Die Väter waren wie Reza: zufrieden. Und die anderen Mütter waren wie die Väter, so kam es Lydia zumindest vor. Sie hatte gedacht, dass sich mit Kindern die Frage nach ihrem Beruf erledigt hätte, doch sie hatte sich getäuscht. Wenn die Mütter nicht wieder arbeiteten, waren sie vorher Big Shots gewesen. Art-Direktorinnen, Chefredakteurinnen, Dokumentarfilmerinnen, Professorinnen. Wäre sie noch berufstätig, die anderen wären auf jeden Fall ihre Chefinnen gewesen. Es gab sie wirklich, die Frauen aus den Frauenzeitschriften, die alles unter einen Hut bekamen. Die Mutterschaft, so sah es aus, hatte bei ihnen nur noch mehr Potenzial freigelegt. Nach dem Kind war nicht vor dem Kind, es war besser. Besseres Zeitmanagement, ging ja nicht anders; bessere Delegierfähigkeit, dito; ein liebevolleres Verhältnis zum eigenen Körper, der so viel geleistet hatte, danke. Eine neue Art der Kreativität, inspiriert durch die neue Rolle: ein Dokumentarfilm über Mütter im Irak, ein Theaterstück über queere Eltern und deren Hürden mit der Bürokratie, ein augenzwinkernder Ratgeber für die Supermami. Nein, es muss nicht alles perfekt sein, keine Angst, liebe Leid-und-Freud-Genossinnen, schaut mich an, vier Kinder, ein Mann, eine Wohnung, ein Landhaus, ein Pilateskörper, ein Sachbuch! Auf dem Cover die indische Göttin Kali, die mit ihren sechs Armen alles Mögliche managt, wie originell!

Lydia fühlte sich, als hätte sie den kurzen Zeitabschnitt, in dem sie nicht das Gefühl gehabt hatte, nicht zu genügen, zu genießen verpasst. Jetzt war sie wieder dort angelangt, wo sie weggewollt hatte: in einem Schlangennest aus Konkurrenz, die auch noch so gut getarnt wurde, dass sie sich nicht dagegen auflehnen konnte.

Und das Schlimmste war, fand Lydia, dass diese Konkurrenz sich nahtlos auf die Kinder übertrug. Die jetzt schon umgeben waren von Überperformern. Denen man, so hieß es, ein spielerisches, druckfreies, kreatives Lernen ermöglichen wollte. Reza glaubte daran, wenn er Ava in die internationale Privatschule brachte und mit den anderen Eltern gut gelaunt einen Plausch auf Englisch hielt. Während Lydia etwas Bedrohliches auf ihre Kinder zukriechen sah. Nein, äußerlich gab es keinen Druck, keine Angst vor Strafen, es gab nicht einmal Noten, nur nettes Herumgespiele und faires Wording, eine Welt, in der die Kinder sich laut Selbstdarstellung der Schule *entfalten* konnten. Wirklich, fragte sich Lydia, waren ein paar Jahre perfekte Illusion die richtige Vorbereitung auf die Welt? Wäre es nicht sinnvoller, ihnen eher früh als spät einen Realitycheck zu ermöglichen?

Und wie soll der aussehen?, fragte Reza, ausnahmsweise ernsthaft genervt. Willst du sie auf eine Problemschule schicken? Warum?

Reza tat so, als wären staatliche Schulen Orte des Elends, er war auf einer gewesen, Lydia sowieso, weil es dort, wo sie herkam, keine Alternativen gegeben hatte. Und auch wenn es schon lange kein gültiges pädagogisches Argument mehr war, dass Kinder schon überleben würden, was man selbst überlebt hatte, dachte Lydia, dass sie es beide überlebt hatten. Sehr gut sogar. *I'm on the highway to Hellersdorf* hatte sie letztens an einer vorüberfahrenden Trambahn gelesen, weil die Verkehrsbetriebe versuchten, die Stadt mit ihren kessen Wortspielen aufzuheitern. Sie kam nicht aus Hellersdorf, aber aus einer Gegend mit ähnlichem Ruf, die sie nicht verheimlichte, mit der dort, wo sie sich jetzt bewegte, aber sowieso niemand rechnete. Ihre Eltern hatten beide einen Hochschulabschluss, nicht fancy, bodenständig: Diplom-Vermessungsingenieur und Diplom-Lebensmitteltechnikerin, so hieß das damals, dort. Und ihre erste Schule, wie sie jetzt mit Blick auf das Aufwachsen ihrer Töchter sah, war gewesen wie ihre Eltern. Auf schnörkellose Art und Weise okay. Und: divers. Auch wenn man das Wort damals nicht benutzte. Divers, blaffte sie Reza an, der sich so gut zum Anblaffen eignete, bedeutet nicht, dass die Schule mit Broschüren wirbt, auf denen Kinder jeder Hautfarbe zusammen lachen, divers bedeutet, dass die Eltern aus diversen Milieus kommen.

Lydia fand, dass es kaum einen Ort in der Stadt gab, der weniger divers war als die Bildungseinrichtungen ihrer Töchter. Alle verdienten genug, alle sprachen mehrere Sprachen, und zwar die richtigen, alle waren so understatement, nachhaltig und gesund, dass es Lydia täglich mehr vergiftete. Bis sie irgendwann fantasierte, ihrer Tochter anstelle eines Kuchens ohne jede herkömmliche Kuchenzutat eine Smartiestorte zum Geburtstag mit in die Schule zu geben, nur um diese Leute zu schocken. Ab und zu fragte sich Lydia, ob sie die Dinge nicht zu radikal sah, ob es sich bei dieser Zombiearmee des Lifestyle of Health and Sustainability womöglich doch nur um ganz normale Leute handelte, die nur das Beste für ihre Kinder wollten. Doch meistens gab sie sich recht. Diese spaßbefreite Richtigmacherei war schwer erträglich und hoffentlich nicht nachhaltig, sondern bald vorbei.

Reza war weiterhin verliebt in ihre Grimmigkeit, ihre Launenhaftigkeit, in sie. Und als sie sich ins nächste Klischee der urbanen Mutter hineinbegab, einen Laden plus Webshop für hochwertige Kinder-Secondhandkleidung, den sie mit einer

Bekannten aus der PR-Zeit eröffnen wollte, Konzept und Geld waren bereits vorhanden, wurde sie mit Armin schwanger. Sie hatte schon länger nicht mehr verhütet, weil die Wahrscheinlichkeit ihr ab zweiundvierzig so gering erschienen war, dass sie dachte, es hätte sich erledigt, als ihre Regel ausblieb. Relativ früh, okay, aber fein, vorbei. Es war nicht vorbei, es war Armin, der sich ankündigte, wie von Reza gewünscht. Lydia, von Natur aus Pessimistin, hatte noch nie so viel Angst in ihrem Leben gehabt wie in dieser Schwangerschaft. Lydia, von Haus aus Atheistin, hatte das Gefühl, einen Gott herauszufordern mit ihrem Wunsch nach einem gesunden Kind in diesem Alter. Nach zwei gesunden Töchtern, mit denen sie auch schon relativ spät dran gewesen war und die doch genügen sollten. Nach ihrer Schimpferei und Ätzerei gegen das Muttersein, die anderen Mütter, die Langeweile, die Einsamkeit, das Stillen, das Abstillen, die Schlaflosigkeit, ihre Figur. Nach ihrem Gejammer, sie hätte ihre Unabhängigkeit aufgegeben, ihre Persönlichkeit, ihre Schärfe, ihren Witz. Stimmt nicht, sagte Reza, der nicht dabei war, wenn ihr eine wiederverschließbare Verpackung vorkam wie ein Intelligenztest, wenn sie so lange nach ihrem Portemonnaie suchte wie eine Achtzigjährige, wenn sie ihre Karte im Automaten stecken ließ oder das Geld, wenn sie ihre PIN vergaß oder die Tastenkombination für das @, wenn sie Gesprächen zuhörte und zu langsam war, um zu antworten, sodass sie nur matt nickte.

Das Hirn verändert sich während der Schwangerschaft, hatte ihre Frauenärztin nach Avas Geburt bestätigt, eine arrogante, aber kompetente Kuh, der Hippocampus wird in Mitleidenschaft gezogen, der ist für das Gedächtnis zuständig.

Es hörte sich an, als hätte sie einen Hirnschaden.

Dr. Nonnenmacher sprach außerdem über den Kortex, die graue Masse, die das Hirn umgibt, die sich verformen konnte, über einen Umbau des Hirns zugunsten ihrer Empathiefähigkeit. Aha, dachte Lydia, während sie die neurologische Erklärung übersetzte, du kannst dich jetzt auf dein Kind einstellen, bist ansonsten aber dumm wie ein Schwamm. Das ist der Deal. Wusstest du das nicht?

Das Hirn ist während dieses Umbaus gefährdet, sagte Dr. Nonnenmacher, offensichtlich hocherfreut, das heißt, dass nicht nur ein erhöhtes Risiko besteht, dass Ihre kognitiven Fähigkeiten leiden, das heißt auch, dass eine von zehn Frauen postnatal eine Angststörung oder Depression entwickelt. Eine von zehn, das ist eine enorm hohe Quote.

Sie strahlte dabei wie eine Lottofee: Alle Angaben ohne Gewähr. Viel Glück!

Lydia war sich sicher, diese eine von zehn zu sein.

Zweieinhalb Jahre nach Avas Geburt wurde sie schwanger mit Anouk. Ein Schreibaby, aber eine schon routiniertere Lydia. Und dann, vor Armin, kam die Angst. Und mit ihr ein magisches Denken, das sie vorher nicht gekannt hatte. Man konnte Glück oder Pech haben, das sagte sogar die Ärztin. Und war es nicht so, dass niemand immer Glück hatte? Und dass es sich auch rächen könnte, wenn man nicht dankbar genug für dieses Glück gewesen war? Sie hatte das Gefühl, sich entschuldigen zu müssen, bei wem, wusste sie nicht, aber wofür: für ihre nach außen getragene Nichtfreude am Erfreulichsten, was dieses Leben zu bieten hatte. Ich werde dankbarer sein, ich werde glücklicher sein, nein, ich werde wunschlos glücklich sein, aber bitte, bitte, lass ihn gesund sein, bettelte sie die Gottheit an, mit der sie nur zu dieser Zeit in Kontakt stand. Einen Vorgeschmack auf ihre Strafe bekam sie während der Schwangerschaft in Form von Träumen. Lydia kämpfte jetzt jede zweite Nacht mit dem Szenario, dass sie erst im letzten Trimester von ihrer Schwangerschaft erfuhr und die ganze Zeit über geraucht und getrunken hatte.

Vor jeder Untersuchung bei Dr. Nonnenmacher wurde ihr schlecht, nach jedem Testergebnis musste sie sich vor Erleichterung übergeben. Sie war davongekommen. Der schönste Augenblick eines Frauenlebens, nämlich der, in dem ihr ein Wesen in die Arme gelegt wird, das vollständig und gesund ist – Lydia hatte ihn nicht bei Ava, deren Geburt von Komplikationen begleitet gewesen war; nicht bei Anouk, die zuerst in Rezas großes Gesicht geblickt hatte, während Lydia genäht werden musste (notdürftig zusammengeflickt, verdammte Scheiße, ich musste wochenlang auf einem Schwimmreifen sitzen); sie hatte ihn bei Armin. Bis zum Schluss hatte sie nicht glauben können, dass alles in Ordnung war, sie musste ihn halten, an ihm riechen, jeden einzelnen seiner winzigen Finger küssen, mit ihm reden, bis sie sich sicher war. Hätte sie diese Erleichterung konservieren können, sie wäre ihre Droge, sie würde sich jeden Tag eine Dosis davon verpassen. Am besten gleich morgens, um sich den Start in den Tag zu erleichtern. Dann würde sie gut gelaunt ihre Töchter zur Schule bringen und gerne mit den anderen Müttern reden. Sie würde sich nicht mehr fühlen wie eine Außenseiterin, die nur so tat, als würde ihr Selleriesaft schmecken, als würden ihr Graupen schmecken, als würde sie auf Koffein und Nikotin verzichten, als würde sie die Lehrerin ihrer Tochter nett und interessant finden. Als wäre sie zufrieden. Sie wäre es wirklich.

Oder aber sie würde nicht mehr so tun, als ob. Sie würde den anderen Müttern sagen, dass sie noch heimlich rauchte, um aufs Klo zu können. Dass sie ihre Kinder fernsehen und mit dem iPad spielen ließ, um mal ein paar Gespräche zu führen, die sie interessierten. Dass sie Farb- und Konservierungsstoffe, Salz und Zucker und sogar Gluten und Glutamat besser vertrug als die ständige Behauptung, irgendwas wäre *köstlich*, nur weil es das alles nicht enthielt. Sie würde ihnen sagen, dass sie Meditationskurse für Kinder überflüssig fand, außer vielleicht für Kinder in Nepal und Tibet, von deren Aufwachsen sie keine Ahnung hatte. Sie würde ihnen sagen, dass sie kein Herzklopfen bekam, wenn die Kinder sangen oder, schlimmer noch, Blockflöte spielten, stattdessen aber, wenn das Logo von HBO auf dem Bildschirm auftauchte, mit dem Knistern und dem *Aaaaah* im Chor. Sie würde ihnen sagen, dass sie weiterhin bei der schwedischen Billigkette einkaufte. Denn: Designerklamotten hat man sich gekauft, weil sie einen verschönert haben, wenn wir uns aber in Säcke stecken, kann ich mir das Geld auch sparen. Sie würde ihnen sagen, dass sie keine Lust hatte auf ein einsames Häuschen in unberührter Natur, weil sie davon Panikattacken bekam, sondern sich nach einem Urlaub an einer überfüllten Strandpromenade sehnte. Mit Drinks rund um die Uhr, Großraumdisco und Sonnenbrand. Sie würde ihnen vielleicht sogar sagen, dass sie sich nach sich selbst vor mehr als zehn Jahren sehnte.

Und vielleicht, dachte Lydia, vielleicht würde ich sie ja damit auch befreien. Ich auch! Ich auch nicht! Me too! Me neither! Der Bann wäre gebrochen. Der böse Zauber aufgelöst. Und die freudlosen Mütter ohne ersichtliche Gründe zur

Freudlosigkeit wären froh, dass eine von ihnen den Anfang gemacht hatte.

Aber warum sollte Lydia ein Volk befreien, das sie nicht leiden konnte? Trotz strammer Abwehrhaltung hatte sie es geschafft, zwei gute Bekannte zu finden. Freundinnen nannte sie nur Frauen, die sie ohne jeden Gruppenzwang kennengelernt hatte. Sumi, deren Tochter mit Ava in eine Klasse ging, ein bekannter Mezzosopran, hatte nicht damit gerechnet, Kinder zu bekommen, und war die Älteste unter den Ava-Müttern, was Lydia sympathisch fand und was wichtig wurde, als sie mit Armin schwanger war. Kriemhild war Amerikanerin, mit familiärer Affinität zu Deutschland, und fand, dass es hier viel entspannter zuging als in den Staaten, was wiederum Lydia entspannte, wenn sie hörte, dass sie nur gegen ambitionierte Ernährungsarten und Wochenenden in Brandenburg und nicht gegen Ostküstengeld und die damit einhergehenden Regeln ankämpfen musste. Von Kriemhild erfuhr sie außerdem, warum sie ihre drei Kinder nirgendwo lieber bekommen hätte als hier: Weil es *just amazing* war, wie sehr der Staat Kinder fördere. Deutschland sei kinderunfreundlich, ja kinderfeindlich, sagten zugleich andere. Wie denn nun, fragte sich Lydia.

Manchmal musste sie weinen. Um all die Leute da draußen, denen es wirklich schlecht ging und die sich im Gegensatz zu ihr nicht beklagten. Aber sie war auf dem Weg der Besserung. Sie liebte ihre Töchter, sie liebte Reza, aber Armin war der Mensch, für den sie sterben würde. Sie würde es nicht aussprechen, weil ihr diese Aussage immer schon zu viel gewesen war, aber jetzt, da sie so empfand, war es ihr egal, ob dieses Gefühl ein Resultat der Neuvernetzung ihres Hirns war oder aus ihrem Herzen kam. Die Berufsfrage trat mit drei

Kindern tatsächlich bis auf Weiteres in den Hintergrund. Der Druck, den die anderen Mütter durch pure Anwesenheit in ihr aufgebaut hatten, verflüchtigte sich langsam und stetig wie die Luft aus einem angestochenen Reifen. Die alte Lydia kam zurück, die Mir-doch-egal-Lydia, die Kann-man-machen-kann-man-auch-lassen-Lydia. Und es zeigte sich, dass alles okay war mit dieser Frau, die man nicht mehr so oft sah, weil sie mit ihrem Jüngsten zu Hause blieb und stattdessen ihr Mann die Mädchen brachte und abholte. Bei den Müttern, die über Armin in ihr Leben treten würden, würde sie die älteste und erfahrenste sein. Die Eminenz, vielleicht auch die, die nichts mehr umhauen konnte, auf jeden Fall keine, die meinte, alles falsch zu machen. Drei Kinder, dachte sie manchmal, drei vollständige Menschen. In weniger als zehn Jahren. Es war ein Wunder. Und sie hatte es vollbracht. Zusammen mit Reza, gut, trotzdem fast ein Grund, größenwahnsinnig zu werden. Ihre Selbstzweifel waren so klein geworden, dass sie jeder Frau raten würde, im Zweifel noch ein Kind zu bekommen.

Anahita sah so traurig aus gestern, sagte Lydia. Sie waren in ihrem Hotelbett aufgewacht und ungestört liegen geblieben, solange es ihnen passte. Bester Morgen seit Urzeiten, dachte Lydia, als Reza den Zimmerservice mit dem Frühstück hereinließ. Die Kinder hatten Rezas Eltern mitgenommen, was ausnahmsweise in Ordnung war für Lydia, auch wenn sie – wie alle anderen auch – nie wusste, was sie von Rezas Mutter halten sollte. Immerhin hatte sie selbst drei Kinder, immerhin schien sie bestens mit ihrem Enkel Cosmo klarzukommen, sagte sie sich dann, obwohl sie fand, dass es für Armin noch zu früh war, nicht bei ihr, seiner Mama, zu übernachten.

Bitte?, fragte Reza, der bedächtig die Schale von seinem gekochten Ei zupfte.

Anahita sah so unglücklich aus gestern.

Fandest du? Reza stieß den Löffel in sein Ei, dessen Dotter nicht safrangelb und wachsweich war, sondern blassgelb und krümelig.

Ja, fand ich.

Sie macht sich Sorgen um unsere Mutter.

Da ist aber noch mehr. Meinst du, sie hat Liebeskummer?

Anahita? Nie erlebt bei ihr.

Das heißt ja nichts.

Rezas Mauerei ging ihr auf die Nerven. Aber dieser Tag würde wolkenlos bleiben, sie hatten ihn sich verdient.

Hat sie eigentlich mal Kinder gewollt?

Hätte sie welche gewollt, hätte sie welche, sagte Reza. Anahita kriegt immer, was sie will.

Würde sie denn Reza sagen, was sie will, fragte sich Lydia.

Hast du sie mal gefragt?

Natürlich nicht. Das macht man nicht, soweit ich weiß.

Du bist ihr Bruder.

Eben.

Worüber redet ihr eigentlich?

Lydia, du hast einen Kater, und es ist süß, dass du nicht über dein Leben jammerst, sondern deine Wehleidigkeit auf meine Schwester überträgst, aber ich glaube, sie ist okay. Sie ist jetzt Senatorin, und das ist erst der Anfang. Auch weil sie kein alter weißer Mann ist, Gott, wie mir dieser Ausdruck auf den Zeiger geht. Jedenfalls: The only way is up – das ist Anahita.

Reza glaubt sich alles, was er sagt, dachte Lydia, meine Schwester ist Senatorin, meine Mutter ist ein Genie, meine Frau ist Mutter. Punkt.

Ich hab zwanzig Kinder, meine Frau ist schön – die Zeile ging ihr durch den Kopf, während sie den frühstückenden Reza ansah, ein Lied vom Berliner Dancehall-Caballero, das gestern Abend gespielt wurde und bei dem sie sich immer gefragt hatte, ob die schöne Frau die Mutter der zwanzig Kinder war oder eine andere, eine neue.

Und übrigens fand ich auch nicht, dass sie traurig aussah. Im Gegenteil. Ich finde es super, dass sie nicht mehr versucht, von allen gemocht zu werden. Diese Kratzbürstigkeit steht ihr. Sie sieht auch nicht mehr süß aus, sondern, wie soll ich sagen, sie hat Kontur bekommen. Das ist in ihrem Job total wichtig.

Ich glaube trotzdem nicht, dass sie freiwillig keine Kinder hat. Und ich glaube erst recht nicht, dass sie freiwillig allein ist.

Weißt du was, Lydia, wenn es dich neuerdings so sehr interessiert, wie meine Schwester sich fühlt, frag sie doch einfach.

Lydia bemerkte, dass sie dieses Bedürfnis tatsächlich hatte, zum ersten Mal. Vielleicht lag es an ihrer neuen Zufriedenheit als Mutter, dass ihr andere Frauen weniger bedrohlich erschienen, dass sie sich fragte, ob auch sie leiden könnten. Sogar bei Anahita, die sie eine Zeit lang beneidet hatte um ihre Unbeirrbarkeit, ihr Selbstbewusstsein, das sie für Lydia zu einer weiblichen Version von Reza machte, um ihr Aussehen, das Sicherheit ausstrahlte, zumindest schien sie sich nie mit Stilfragen gequält zu haben. Anahita hatte keine Haare, sie hatte eine Haarpracht, die zu Lydias großer Freude auch ihre Töchter von Rezas Mutter geerbt hatten, und wie

Arezu gehörte auch Anahita zu den Leuten, deren Augen von Natur aus wie geschminkt aussahen. Sie trug keine Kleider, die für einen anderen Typ Frau gedacht waren, derlei Fragen interessierten Anahita nicht, die sich Anzüge maßschneidern ließ, elegante, perfekt sitzende Rüstungen, in denen sie tagsüber aussah wie eine Respektsperson und abends sexy und classy. In einem dieser Anzüge, ultramarinblau über einem hauchdünnen, bronzefarbenen Seidentop, hatte Anahita gestern Abend erst zwischen den Kindern gesessen wie eine entfernte Verwandte, nicht wie deren einzige Tante, und später dann auf der Damentoilette, wo sie geweint hatte. Lydia wusste nicht, was sie mit dieser Information anfangen sollte, bei Reza schien sie jedenfalls nicht besonders gut aufgehoben zu sein, aber sie war überrascht davon, wie sehr es sie getroffen hatte. Sie hatte Rezas Schwester noch nie weinen sehen, und sie hatte sie auch gestern nicht weinen sehen, weil Anahita die Tür nicht aufgemacht hatte und anschließend stundenlang verschwunden war, unbemerkt von den anderen. Auch das war etwas, das Lydia nachdenklich machte. Wie sehr alle davon ausgingen, dass es Anahita gut ging, dass sie schon klarkäme. Fast wie bei ihrer Mutter.

Sie schenkte sich Kaffee nach, während Reza den Tag im Hotel ohne die Kinder nutzte, um sich zurück auf das riesige Bett zu werfen und den Fernseher einzuschalten. Früher hätte er sich auf mich gestürzt, dachte Lydia, und dann: halt, nein, ich will doch gar nicht, dass er sich auf mich stürzt, ich will in die Badewanne. Die mitten im Zimmer stand, das dadurch wohl eine Atmosphäre von Sex, Drugs & Rock 'n' Roll bekommen sollte. Wo war sie stehen geblieben?

Meinst du, wir sollten Anahita öfter einladen?

Anahita braucht keine Einladung zu uns, die ist Familie. Außerdem: Wenn sie scharf auf Kinder wäre, wäre es ja mal ein Anfang, mit unseren was zu machen, oder?

Das ist völliger Blödsinn. Du kannst dich für andere Kinder einen Scheiß interessieren und trotzdem deine eigenen wollen. Glaub mir, ich weiß das, ich bin selbst so.

Ach?

Ja sicher. Oder hast du mich schon mal freiwillig den Kontakt zu Kindern suchen sehen, die ich nicht selbst geboren habe?

Nee, nee, schon klar, sagte Reza nachdenklich und drückte sich durch die Kanäle. Es kam nichts, wie früher.

Kannst du es ein bisschen leiser machen, Schatzi, danke.

Lydia entschied, dass sie das Angebot, den Tag mit einem frisch prickelnden Glas Champagner zu beginnen, nicht ausschlagen würde. Sie hob die Flasche aus dem Kübel mit dem schmelzenden Eis. Wie spät war es eigentlich? Egal. Nichts toppte diesen Plopp.

Cheers!

Muss das sein?

Steht eh auf der Rechnung, oder?

Keine Ahnung. Wenn du ihn nicht aufgemacht hättest, eher nicht, nehme ich an.

Lydia überhörte Reza und trank in winzigen Schlucken. Nicht so gut wie gestern Abend. Der Counterchampagner war wohl eher was für echte Trinker. Trotzdem gut, denn so verdrängte sie ihre Sehnsucht nach ihrem kleinen Sohn, verdrängte die Gedanken an ihre Töchter und ihre einsame Schwägerin und konnte sich sagen, dass sie sich diesen Tag verdient hatte.

NÄHE

Provinz, das ist dort, wo man ungefragt erzählt, was einen an Berlin stört, nämlich alles. Provinz ist, wo man meint, in der Landeshauptstadt regieren Deppen, in der Bundeshauptstadt Verbrecher. Provinz ist, wo die Welt friedlich aussieht. Mit gefegten Bürgersteigen und gepflegten Vorgärten. Wo man fassungslos sagt: Und das hier bei uns, wenn etwas Kriminelles passiert. Provinz ist, wo die Autokennzeichen dreistellig sind und die Vorwahlen fünfstellig, falls man noch ein Festnetztelefon hat. Provinz ist, wo man stolz ist auf sein Essen und seine Landschaft. Wo man die Natur kennt, aber ungern grün wählt. Provinz ist, wo man sich auf der Straße grüßt, wo sich Meinungen über Leute lange halten, weil sie sich vererben. Wo man sich nicht zwingend mag, aber aufeinander verlassen kann. Provinz ist, wo die meisten herkommen und wieder hinfahren. Provinz ist dort, wo der ICE nicht hält.

MC saß in der ersten Klasse. In einer schwarzen Wollhose, in der sie schwitzte. Zu einem schwarzen Sakko, das sich anfühlte, als seien ihre Schultern breiter geworden. Über einer schwarzen Seidenbluse, bei der sie sich jedes Mal fragte, warum sie die so selten trug, um es jedes Mal nach ungefähr einer Stunde wieder zu wissen: weil sie nach Schweiß roch. Weil die Reinigung für fünfzehn Euro nichts tat, außer die Kleidung für ein paar Sekunden an einer Dampfdüse vorbeifahren zu lassen.

MC hatte noch einen schwarzen Pulli dabei, über dem das Sakko noch mehr spannen würde, der aber immerhin geruchsneutral war. Ihre Stiefeletten waren geputzt, was nicht lange vorhalten würde, denn draußen war es nass. Dafür hatte sie ihre Noise-Cancelling-Kopfhörer vergessen – sie, die ihr Berufsleben unter Kopfhörern verbrachte. Das Problem im Zug waren nicht andere Leute, sondern Leute, die sich kannten. Dort, wo MC reserviert hatte, saß eine Frau mit zwei Kindern. Einen Wagen weiter amüsierte sich eine Gruppe junger Amerikaner. *You know, I mean, it's just like, you know, like awesome?*

Shit, dachte MC. Sie blieb bei den Kindern sitzen, verdrehte innerlich die Augen bei jedem Wort, das sie sagten, fühlte sich dabei wie eine verbitterte alte Hexe. Sie wäre jetzt gern allein über die Autobahn gebrettert.

Rebekka rief an. Die immer den falschen Kanal wählte: mailte, wenn sie anrufen sollte, textete, wenn sie mailen sollte, anrief, wenn sie texten sollte. Wie konnte man ihr das erklären? Gar nicht. MC nahm das Gespräch an und gehörte nun selbst zu denen, die ihre Mitreisenden belästigten: Ja, halbe Stunde vor Bamberg. Ja, sieht so aus, als würde er die Verspätung einholen. Ja, ich gebe dir noch mal Bescheid. Ja, bis gleich.

Rebekka hatte sich extrem verheult angehört. Sie hätte sich auch so angehört, wenn der Hund ihrer Nachbarin gestorben wäre. Rebekka hatte schon immer gern geheult. Trotzdem erinnerte die verquollene Stimme ihrer Schwester sie daran, was sie bisher versäumt hatte.

Erika war gestorben. Die Zwillingsschwester ihrer Großmutter. Elfriedes bessere Hälfte, zwanzig Minuten älter als sie, und wenn sie es auch nie ausgesprochen hatte, zumindest nicht ihren Nachfahren gegenüber, mit Sicherheit der Mensch, den sie am meisten geliebt hatte.

Das überlebt die Oma nicht, war ihr erster Gedanke gewesen, den sie sofort Rebekka mitgeteilt hatte.

Doch, sagte die, sie hält sich wacker. Sie ist zäh, weißt du doch.

Es mochte sein, dass Elfriede robust war, jetzt aber war sie zum ersten Mal in ihrem Leben allein. Das war es, was MC das Herz brach, nicht der, wie es geheißen hatte, friedliche Tod von Erika. Die keine besonders friedliche Person gewesen war. Erika hatte nie ein Hehl daraus gemacht, dass sie MC nicht besonders mochte. Eine Erbangelegenheit, sie war schon kein Fan von Veronika gewesen. Bei MC kam noch erschwerend hinzu, dass sie nicht aussah, wie die Frauen in dieser Familie auszusehen hatten, nämlich blond, klein und perfekt proportioniert. Erika und Elfriede bildeten eine ununterbrochen tagende Jury. Der männliche Blick, nach dessen Wünschen sich das Aussehen von Frauen zu verbiegen hatte, war nichts gegen den gnadenlosen Frauenblick in dieser Familie. MC und ihre Schwester waren ihm ihre gesamte Kindheit und Jugend über ausgesetzt gewesen, so wie zuvor ihre Mutter und deren Schwester Ursula, während Erika Söhne hatte, deren Aussehen man unkommentiert ließ. Und weil es sich um zwei Frauen handelte, die sich nicht nur sehr ähnlich sahen, sondern die auch stets sich selbst zum Maßstab nahmen, kamen Außenstehende schlecht weg bei dieser Expertenkommission in Sachen weiblicher Schönheit. Die Trampel, die Mannweiber, die Bohnenstangen, die mit den Zinken, die mit Hintern wie Brauereipferde oder Beinen wie Krautstampfer. Die, die nur adrett waren, aber eigentlich nicht hübsch; die, die hübsch sein könnten, würden sie was aus sich machen; die Jungen, die sich ordinär anzogen; die Alten, die mal eine Schönheit waren, aber schau sie dir jetzt an. Die Gelifteten! Die, die sich gehen ließen. Kopfschüttelndes Mitleid gab's für die Hässlichen, bei denen gar nichts zu machen war. Schlimm hingegen fand man die Unattraktiven, die einen attraktiven Mann hatten. Das war unverzeihlich, das brachte die Welt ins Wanken, nein, das durfte nicht sein.

Auch MC gehörte in diesem Bewertungssystem zu den Außenstehenden, weil sie optisch nicht in die Familie passte und aussah wie ihr Vater, der schönste Mann, den Vroni je gesehen hatte, nämlich während einer Reise in die schönste Stadt der Welt. Du kommst nach deinem Vater, sagte Erika zur kleinen Marie-Claire, die daran nichts ändern konnte, aber früh begriff, dass zu diesem Satz Untertitel gehörten: Du bist keine von uns. Du bist ein Ausländerkind, ein uneheliches noch dazu.

MC wäre also schön gewesen, wäre sie ein Junge geworden. So aber war sie leider zu wuchtig, zu athletisch, was immer noch besser war als dick, trotzdem, schön war das nicht. Eine Frau hatte zierlich zu sein, das mochten Männer, anlehnungsbedürftig, grazil. Groß war in Ordnung, aber nur bei Fotomodellen oder Schauspielerinnen, aber auch die waren meist eher klein, denn die Kamera, das wusste man, liebte kleine Menschen. Wenn sie doch groß waren, konnten sie keine hohen Schuhe tragen, und das war doch schade, gerade auf dem roten Teppich. MC war außerdem dunkel, auch rassig genannt, was als Kompliment galt. Von einem direkten Makel wurde nie gesprochen, es hätte sich womöglich missverständlich angehört, und das wollte man nicht in einem Haus, das sich für weltoffen hielt, weil es die Welt gern durch den Fernseher und durch Zeitschriften hereinließ. Trotzdem wurde MC schon früh den Verdacht nicht los, dass der Geschmack von Erika und Elfriede auf ihre Kindheit zurückging, in der man blonde Menschen nicht nur für schöner, sondern auch für wertvoller gehalten hatte.

Ach geh, hätten die beiden unisono gerufen, hätte man es ihnen gesagt, und die richtigen Antworten zur Entkräftung parat gehabt, denn die Friedl und die Eri, wie sie sich nannten, waren sich fast immer einig, und wenn einer die Argumente ausgingen, half die Schwester aus, die entweder sowieso daneben saß oder sofort angerufen wurde.

Friedl? Wie hieß noch der Film mit der Dings, mit der Schönen?

Manche mögen's heiß?

Nein, der andere.

Blondinen bevorzugt?

Genau.

Blond war auch das Schneeweißchen, das dann auch den Prinzen heiratete, während Rosenrot nur seinen Bruder abbekam, blond waren eigentlich alle Prinzessinnen, dunkel waren nur ihre Widersacherinnen, bis auf das schwarzhaarige Schneewittchen in MCs Lieblingsmärchen. Blond waren die schönen Frauen in den Hitchcocks, die schönere der beiden Frauen von Abba, natürlich die Kessler-Zwillinge, später auch Helene Fischer. Jahrzehntelang war auf der TV-Zeitschrift im Wohnzimmer eine blonde Frau gewesen. Alle zwei Wochen eine andere, aber es sah aus, als wäre es immer dieselbe. Diese Zeitschriften gehörten in ihre Jugend wie die Angst vor Familienfotos, auf denen sie aussah wie das Adoptivkind, ihre Angst vorm Schuhekaufen (*Damenschuhe führen wir nur bis Größe vierzig*), ihre Angst vor Umzügen und später ihre Angst vor Schwangerschaften.

Ich fahre jetzt los, sehen uns gleich, schrieb ihr Rebekka, Bussi-Emoji, Heul-Emoji.

Rebekka, vier Jahre jünger als MC, erfüllte zwar die Anforderungen blond und klein, dafür waren es ihre Proportionen, die Erika härter und Elfriede milder bemängelte. Zu dicke Oberschenkel und ein zu breites Becken, zu schmale Schultern und ein praktisch nichtvorhandener Busen. Und der Busen, da waren sich die Zwillinge einig, war das A und O. Zu groß durfte er nicht sein, Frauen mit zu viel Holz vor der Hüttn sahen ordinär, wenn nicht dumm aus; aber er musste sichtbar vorhanden sein, zu wenig war ebenfalls eine traurige Angelegenheit, um nicht zu sagen eine Katastrophe. Zusammen mit einer schönen Taille und wohlgeformten Beinen sorgte er für die frauliche Figur, die bei der armen Rebekka leider ihre Plus- und Minusbereiche genau an den falschen Stellen hatte.

Das Problem mit ihrer Figur ist, dass da auch eine Diät nichts hilft, sagte Erika einmal in ihrem mitfühlenden Ton, da nimmt sie ja nicht dort ab, wo sie zu stark ist, sondern oben, wo sie eh schon zu wenig hat, das arme Ding.

Erika, sei so gut und lass meine Töchter in Ruhe, kümmere dich um deine eigene Familie, erwiderte Vroni. In dem Moment, als dieser Satz fiel, bemerkte MC, dass sie jahrelang auf ihn gewartet hatte. Sie saßen in Elfriedes Küche, Elfriede wuselte wie immer irgendwo im Haus herum, MC lernte für eine

Klausur, Rebekka war auf einen Geburtstag gegangen, in einer Hose, die Erika zu eng gefunden hatte: So willst du da hin? Wie eine Teewurst?

Aber ihr seid doch meine Familie, rief Erika, ernsthaft schockiert, während Vroni sich eine Zigarette anzündete und den Rauch unter die Dunstabzugshaube blies.

Wie würdest du es denn finden, wenn wir uns ständig das Maul über deine Buben zerreißen würden?

MC hatte leise ihren Stift beiseitegelegt und hörte trotz der Dunstabzugshaube die Küchenuhr ticken, den Kühlschrank summen, den Wasserhahn tropfen, Erika schlucken.

Ich zerreiß mir doch nicht das Maul, was ist denn das für ein Ton, Veronika! Ich bin doch quasi die Oma von deinen Mädchen. Ich sag das doch nur von Frau zu Frau, so was bespricht man doch nicht mit Männern, das machen wir doch unter uns aus.

Tja, da haben die Männer ja mal wieder Glück gehabt, sagte Veronika.

War Erika unsere Oma, fragte sich MC. Auf jeden Fall hatte sie das Gefühl, mehr als unsere Großtante zu sein. Und diese Nähe hatte sich in Distanzlosigkeit ausgedrückt, nicht in Liebe.

MC streckte die Beine aus. Wäre sie nicht diejenige, die sich vor Leuten ekelte, die überall ihre verdammten Schuhe auszogen, sie würde jetzt ihre engen Stiefeletten ausziehen. Wo war sie? Erika.

Erika hätte sie Elfriede zuliebe lieben können, aber selbst dafür hatte es nicht gereicht. Während MC, Elfriede zuliebe, ihr Bestes gegeben hatte, Erika zumindest zu mögen. Ich war die Jüngere, ich war ein Baby und hatte mehr Größe, sagte sie sich jetzt und schaute hinaus.

Thüringen war nahtlos in Franken übergegangen, der Himmel war milchig geblieben, wie immer, wenn sie diese Strecke fuhr, warum? Und es roch auch milchig, was vielleicht von den zwei kleinen Jungs ausging, obwohl moderne Kinder vermutlich gar keine Milch mehr tranken, sondern pflanzliche Getränke mit milchigen Namen.

Der Zug war voll, auch in der ersten Klasse. Die Mutter der Jungs hatte vier Plätze für drei reserviert, was sie allen Leuten, die sich zu ihnen setzen wollten, deutlich machte. Bedauernd und gleichzeitig triumphierend, eine ätzende Kombination, die wirkte. Kinder fuhren umsonst, da war die Deutsche Bahn ungewöhnlich großzügig. Und deshalb fuhren sie auch so viel, zum Leidwesen kinderloser Erwachsener wie MC. Wer Kinder hat, nimmt automatisch mehr Raum ein, sinnierte sie, man hat vielleicht weniger Zeit, dafür aber mehr Raum. Und Raum ist vielleicht nicht zwangsläufig Geld, aber auch eine Größe, die nicht unbegrenzt vorhanden ist, und somit Macht, oder?

Sie fragte sich seit über einer halben Stunde, ob sie nicht in den Speisewagen gehen sollte. Einer der Jungs quiekte ungefähr zwanzigmal hintereinander: Ich bin eine Rakete, ich bin eine Rakete, ich bin eine Rakete, mit anschließender Mundexplosion. Der andere klopfte mit einem Spielzeugauto einen monotonen Rhythmus auf den Tisch. Die Mutter las, erstaunlicherweise ohne Oropax oder Kopfhörer, und putzte sich alle zwei Minuten die Nase. MC litt. Selbst schuld, dachte sie, wütend auf sich selbst, weil sie nicht in der Lage war, sich zu wehren, ihren Raum zu verteidigen. Oder nervten Kindergeräusche sie nur aufgrund ihres derzeitigen Zustands so sehr? Stört mich an Kindern am meisten, dass ich selbst keine habe, fragte sie sich gerade, während sie hinaus auf Häuser blickte, in denen sie nicht wohnen wollte, als eine Frau den Gang entlangkam und sich zu der Mutter und den Kindern beugte.

Entschuldigung, aber das hier ist ein Ruhe-Abteil. Und ich habe das gebucht, Sie werden es nicht glauben, um meine Ruhe zu haben.

Die Jungs schauten ihre Mutter an, die Mutter schaute perplex von ihrem Buch auf, nicht daran gewöhnt, zurechtgewiesen zu werden.

Aber wir haben hier auch gebucht. Und bezahlt.

Ja, lachte die Frau, das glaube ich Ihnen gerne, aber es gibt Kinderabteile. Und es gibt Abteile, die keine Ruhe-Abteile sind. Dieses Ruhezeichen gilt einfach für alle, wissen Sie, jeden Alters. Und wenn Ihre Kinder das noch nicht wissen, müssen Sie ihnen das sagen.

Die Mutter, fassungslos, setzte diesen Blick auf, den die Leute fürchteten, den Blick, der ihnen sagte, dass sie einen Eisklumpen hatten, dort, wo ein Herz sein sollte.

Ts. Das ist ja wohl …

Ich werde mich jetzt wieder auf meinen Platz setzen, sagte die Frau, und ich hoffe, ich kann jetzt in Ruhe lesen. Gute Reise.

MC schaute der Frau hinterher. Anfang, Mitte siebzig, sharp geschnittener, grau melierter Anzug, guter Haarschnitt, weiße Sneakers. Cool, dachte sie, als sie ihren Kopf zurückdrehte und den Blick der Mutter auffing, der ihr sagen sollte: Es gibt so furchtbare Leute auf dieser Welt, oder?

MC, die mehrmals *Krieg endlich deine Blagen in den Griff, du selbstgefällige Kuh* gedacht hatte, konnte jetzt auf keinen Fall die solidarische Mitreisende mimen. Sie schaute direkt wieder aus dem Fenster. Die kleinen Jungs unterhielten sich nun flüsternd. Es würde nicht lange anhalten, zumindest nicht ohne Ermahnung. Um das zu wissen, brauchte man keine Kinder, man musste nur eins gewesen sein. Noch eine halbe Stunde, dann würde sie an dem Ort sein, wo alte Muster und Wunden auf sie warteten.

Wir schaffen das nicht, wir kommen zu spät, heulte Rebekka und fuhr ihren Stop-and-go-Stil, von dem MC schlecht wurde.

Ich kann nichts für die Bahn und die Verspätung, sagte sie.

Du hättest gestern Abend kommen können, so wie alle.

Ich hatte eine Sendung.

Sie hätte ihre Abendsendung aufzeichnen oder abgeben können, doch MC wollte nicht noch eine Nacht *zu Hause*, wie Rebekka es nach wie vor nannte, übernachten.

In der Kirche rannte Rebekka geduckt in die erste Reihe, wo die engsten Angehörigen saßen, während MC an der Tür stehen blieb, sich umschaute und dann entschied, sich in die vorletzte Reihe rechts zu setzen, die leer war bis auf zwei Fremde. Ein älteres Paar, das sie verstohlen musterte. Sie schaute geradeaus. Sah über die Köpfe hinweg auf ein großes, gerahmtes Foto der jungen Erika, das auch ein Bild von Elfriede hätte sein können, eine hübsche, lächelnde Frau zwischen dreißig und vierzig, umringt von weißen und tiefdunkelroten Calla.

Der Priester im Ornat war zugezogen, von so weit her zugezogen, dass man es hörte und sah. Das hätte Erika nicht gefallen, dachte MC amüsiert. Vielleicht aber doch, denn Erika war eine eifrige Kirchgängerin gewesen, und vielleicht war es dieser Mann gewesen, der Erikas Vorbehalte gegen Fremde spät doch noch aufgelöst hatte.

Die Totenmesse. Ein Ritual. Nichts Persönliches, etwas Größeres, Allgemeingültiges. MC war dankbar dafür. Dankbar, dass ihnen eine persönlich geprägte Trauerrede über das *arbeits- und entbehrungsreiche Leben* erspart blieb. Der Priester machte seine Sache so gut, dass Erika geweint hätte, und darum ging es doch. Er las auf Deutsch und Latein, der Sprache, die MC in der Schule abgewählt hatte. In der Kirche, aus der sie ausgetreten war. Sie begriff es nur langsam, aber nach diesem Tag am Bahnhof und im Zug fühlte sie sich plötzlich, wie man sich in einer Kirche fühlen sollte: gesegnet. Mehr noch, auch wenn es vielleicht nicht direkt in eine Totenmesse passte: glückselig.

Kyrie eleison! Sie war wach. Bei sich. Ihr Groll auf Erika und ihre gesamte Familie hatte sich verflüchtigt, selbstverständlich liebte sie jedes Geschöpf, auch und besonders diejenigen, die ihr wehgetan hatten. Sie liebte sie alle. Was war los mit ihr? Egal. Sie dachte an *Maria Stuart*, das Stück, das sie mit der Schule aufgeführt hatten und in dem sie weder die Maria noch die Elisabeth spielen durfte. Stattdessen hatte sie die Rolle des Mortimer bekommen, der seiner Königin in Schillers Worten, die MC nächtelang gelernt hatte, gesteht, dass auch er Katholik war, wegen der Pracht, der Bilder, der Kunst, der Schönheit, die ihm in seiner kargen Kirche gefehlt hatten. MC, talentierter als ihre Mitschülerinnen, aber zu groß für eine liebliche Königin, hatte in dieser Nebenrolle die anderen an die Wand gespielt, wie Kinokritiker es ausdrücken würden. Sie hatte ihre Hosenrolle so gerockt, dass sogar Erika anschließend wochenlang geschwärmt hatte, die Frau, deretwegen sie hier saßen und sich von einem Priester leiten ließen, der das Zeug zum Star hatte, was er in einem fränkischen Landkreis auslebte. Weil er daran glaubte? Weil er an sich glaubte? Charisma ist das, was dem Göttlichen am nächsten kommt. Nicht zu erlernen, nicht zu erklären. MC ließ ihren Blick durch die Kirche schweifen, in der sie getauft und gefirmt worden war, sie atmete die Mixtur aus Menschen, Blumen, Holz und Weihrauch ein, immer noch misstrauisch ihrer guten Stimmung gegenüber. Gut, dass sie nicht in der ersten Reihe neben ihrer Familie saß, die gramgebeugt versuchte, sich von ihrem ältesten Mitglied zu verabschieden.

In die Stille zum Gedenken der Toten hinein, die auf die Predigt folgte, wurde gehüstelt und geschnäuzt, ein Kind fing an zu greinen. Der Priester lächelte mild: Hallo, Teil der Schöpfung, gut, dass du auch hier bist. Niemand hier würde so auftreten wie die Frau im ICE.

MC sah die schwarzen, schmalen Schultern ihrer Großmutter neben den beigefarbenen Schultern ihrer Mutter, die kein Schwarz trug, weil das nicht gut für die Aura war. Sie sah, wie der beigefarbene Arm sich liebevoll um die schwarzen Schultern legte und sie streichelten.

MC war froh, als sie aufstehen durfte, singen durfte, auch wenn das Lied, dem Anlass entsprechend, nicht direkt ihre Stimmung spiegelte. Aber wenn MC eines konnte, dann sich in ein unbekanntes Lied einfinden und zur Anführerin des Chors aufschwingen. Wären die Gottesdienste in Deutschland wie die in Amerika oder Afrika, dachte sie, während sie die Blicke der anderen auf sich spürte, sie hätte den Kontakt zu dieser Auslegung von Gott nicht abgebrochen. Oder doch?

Wie auch immer: Das flüchtige Gefühl, eins mit allem zu sein, es hatte nicht diese Kirche ausgelöst, eine Mariä-Heimsuchung-Kirche, die der Geschichte aus dem Leben Unserer

Lieben Frau gewidmet war, in der sie, schwanger mit Jesus, ihre Verwandte Elisabeth besuchen geht, die ebenfalls schwanger ist, mit Johannes dem Täufer. Um ihre Freude mit ihr zu teilen, wie es im auflagenstärksten Buch der Welt hieß. Freude, wie kann das sein, hatte sich MC schon als Kind gefragt, da musste sie noch nicht einmal selbst die Erfahrung einer einsamen Teenagerschwangerschaft gemacht haben. Das Unglaublichste an der Jungfrauengeschichte war nicht die Jungfräulichkeit, sondern, dass alle einer so jungen Frau von Anfang an geglaubt haben sollten; dass sie keinen Ärger bekam für etwas, wofür man anderen Frauen auch Jahrtausende später noch die Hölle heißmachte. Aber Marie-Claires alte Zweifel gehörten nicht hierher.

Die spätgotische Jungfrau mit dem Kind, der Altar, der Weihrauchgeruch und die Fenster, auf deren bunten Scheiben die Heimsuchung abgebildet war – weiße, ovale Gesichter, Heiligenscheine, Hände zum Himmel, Hände auf schwangeren Bäuchen –, waren auf jeden Fall nicht verantwortlich für ihr Hochgefühl, das nicht hierher passte und gleichzeitig sehr gut passte. MC hatte ihren Eisprung. Den sie stärker spürte als früher. Den sie bewusst wahrnahm, seit sie sich für ihn interessierte.

Aus dem geöffneten Follikel wird schubartig Estradiol freigesetzt, welches das sexuelle Verlangen der Frau erhöht. Und damit nicht genug: *Gleichzeitig entsteht im weiblichen Vaginalsekret eine erhöhte Konzentration der Kopuline, die dem Mann olfaktorisch die Empfängnisbereitschaft signalisieren und ihre sexuelle Anziehung damit unbewusst erhöhen.*

Für all diese wundervollen Vorbereitungen, die Mutter Natur regelmäßig traf, war sie am falschen Ort. Trotzdem war sie froh, eine Erklärung für ihr Wohlgefühl gefunden zu haben. Außerdem war sie früh aufgestanden, hatte erst heiß, dann kalt geduscht und sich anschließend in ihren Erker gesetzt, um sich die ersten Sonnenstrahlen direkt ins Gesicht scheinen zu lassen, während sie ein Mantra sang, das ihre Freundin Maren ihr empfohlen hatte. Nicht alles, was Maren sagte, passte in MCs Leben, doch das Singen funktionierte. Es machte sie wach und ruhig zugleich. Das Lied selbst, dachte sie, während sie im Gottesdienst sang, war zweitrangig. Der Schöpfer und die Schöpfung sind eins, hieß es in Marens Lieblingsmantra, dem sie Wunder nachsagte. MC, die sich als Agnostikerin bezeichnete, fand das eine schöne Aussage. Wahe Guru, Halleluja.

Draußen vor der Kirche war MC nicht mehr eins mit allem, sondern stand vereinzelt inmitten ihrer Verwandtschaft wie die Neue in der Klasse. Sie ging ein paar alt gewordenen Gesichtern aus dem Weg und stellte sich neben Slavica, die Frau ihres Cousins Basti, die es ganz allein schaffte, diesem Begräbnis Mafiafilm-Glamour zu verleihen. Alles an Slavica glänzte schwarz, ihr strenger Dutt, ihr Ledermantel, ihre Lackpumps, ihre Sonnenbrille, die sie kurz anhob: Marie-Claire, schön dich zu sehen. Wie geht's dir?

Die erste Reihe kam als Letztes aus der Kirche, die engsten Verwandten, unter ihnen ihre Großmutter, wegen der sie hier war, zu beiden Seiten untergehakt von ihrer Tochter Veronika und ihrer Enkelin Rebekka, dicht hinter ihr ihre andere Tochter Ursula. Sie wirkte noch kleiner als sonst, aber gefasst. MC umarmte ihre Großmutter.

Oma! Mein herzliches Beileid.

Schön, dass du es zu uns hier runter geschafft hast, mein Kind, das hätte die Erika gefreut.

Um Elfriede herum war kein Platz mehr für sie, deshalb ging MC neben Slavica, Basti und deren Söhnen dem Sarg hinterher auf den angrenzenden Friedhof. Slavica und Basti hatten die Zwillingslinie fortgesetzt, aber nicht geerbt. Die beiden Jungs – wie hießen sie noch, Karl und Gustav? –, sie waren zweieiig. In vitro, hatte Slavica gesagt, mit diesem kurzen Lachen, mit dem man auch zugibt, dass das teuer aussehende Kleid gar nicht so teuer gewesen war. In vitro veritas, hatte Basti hinzugefügt, ein Freund von Kalauern. Pauli, langsam, ermahnte Slavica. Karl und Paul oder Gustav und Paul, fragte sich MC.

Der Himmel war klar, nicht mehr milchig, und sie erinnerte sich dunkel, dass das Wetter auf einer Beerdigung etwas aussagen sollte. Hieß Sonne, dass die gestorbene Person noch nicht bereit war zu gehen, oder sagte man das, wenn der Himmel weinte? Das war eine Frage, die Erika sofort hätte beantworten können, derartige Dinge waren Erika-Wissen. Gewesen.

Der Trauerzug hielt vor einem der großen Gräber, einem schmiedeeisenumzäunten Kiesgarten mit zwei alten Bäumen, Koniferen, Bänken. Aus dem Boden ragten zwei bronzene Gruftdeckel, reich verziert und mit grüner Patina, die sich gegenüberstanden wie Sofas in einem Salon. Zwischen ihnen ein großer, bemooster Engel aus Sandstein, den man heute als nonbinäre Person lesen würde, was er auch damals schon sein sollte, mit seinen schulterlangen, exakt in der Mitte gescheitelten Haaren, seinem schlanken, athletischen Körper mit den kleinen, hohen Brüsten, die nicht eindeutig auf ein Geschlecht schließen ließen, genauso wenig wie sein verklärtes, altersloses Gesicht. MC erinnerte sich an den Engel, sie hatte ihn sich angeschaut, während Elfriede sich um die Gräber ihrer Eltern und Schwiegereltern gekümmert hatte. Sie hatte ihn gemocht, weil er so echt aussah, weil er keine Putte war, sondern ein Erwachsener, weil seine Flügel so groß waren, dass sie ihn hätten tragen können. MC erinnerte sich an diesen Teil des Friedhofs, auf dem niemand aus ihrer Familie lag.

Erika hat eine Grabpatenschaft bei den Hornreiters übernommen, klärte Slavica sie leise auf. Keine lebenden und zahlenden Verwandten mehr da, deshalb kann man sich als Nichtverwandte quasi reinkaufen. Schick, gell?

MC nickte. Erikas letzter Coup, ein Grab bei den Hornreiters.

Die Zwillinge hatten bei Alois Hornreiter & Söhne gearbeitet. Elfriede als Lohnbuchhalterin, Erika als Sekretärin des alten Hornreiter. Der die Porzellanfabrik seines Vaters weitergeführt hatte, der wiederum erstmals 1909 auf der Leipziger Messe seine bemalten Teller und Figuren präsentiert hatte, die daraufhin reißenden Absatz in Übersee gefunden hatten, wo man in diesen Figürchen etwas Alteuropäisch-Wertvolles sah, was Hornreiter Porzellan zu einer Weltmarke in Sachen Nippes, später auch in der Sparte Gebrauchsporzellan machte. Man expandierte, wurde zur Aktiengesellschaft, beschäftigte immer mehr Leute, beschäftigte die besten Maler und Gestalter, eröffnete ein zweites Werk, übernahm schließlich eine ebenfalls bestens laufende Manufaktur hier an der Porzellanstraße, deren jüdischer Eigentümer auswandern musste, solange das noch möglich war, eine Information, auf die man mit einem Klick stoßen konnte, von der Erika und

Elfriede aber nie etwas gehört haben wollten. Die Hornreiters jedenfalls waren gute Arbeitgeber, Mäzene, feine Leute, hieß es immer.

Erika hatte sich in den Junior der dritten Generation verliebt. Wir waren uns sehr gut, so hatte sie es ausgedrückt. Nach dem ersten Schoppen Wein sagte sie, Antonius Hornreiter sei ihre Jugendliebe gewesen. Mit zunehmendem Alter und aufflammendem Langzeitgedächtnis sagte sie, er sei ihre einzige Liebe gewesen. MC erinnerte sich an ein Foto, das die junge Erika in einem weißen Cabriolet zeigte. Mit Kopftuch und Sonnenbrille auf dem Beifahrersitz, der Fahrer war wohl der Fotograf gewesen. Darunter stand, mit weißem Stift auf schwarzer Fotoalbumpappe: *Ausflug mit Toni! Was für ein herrlicher Tag!* Toni Hornreiter schien jedoch keine Heiratsabsichten verfolgt zu haben, auch keine Nachfolgeabsichten, er ging nach Amerika und blieb drüben. Der Betrieb fiel an den Schwiegersohn des Seniors, der ihn schließlich zum Teil einer italienischen Holding machte. Vielleicht gab es noch ein paar über die Welt verstreute Hornreiters, aber niemand war mehr hier. Zumindest niemand, der sich in der Familiengruft bestatten lassen wollte.

Vielleicht war Toni mal hier, mit seiner amerikanischen Frau, und hat der Erika endgültig das Herz gebrochen, dachte MC. Und jetzt würde sie hier liegen, bei der Familie, zu der sie so gern gehört hätte.

Die wären doch sowieso nicht mit der Eri einverstanden gewesen, hatte Elfriede dazu gesagt, die vielleicht gar nicht so unfroh darüber gewesen war, dass es ihre Zwillingsschwester nicht zur Fabrikantengattin gebracht hatte. Nicht aus Missgunst, aus Verlustangst.

Erika jedenfalls hatte dann Hans geheiratet, der immer ihre zweite Wahl geblieben war, was man jetzt endgültig daran sah, dass sein Grab sich am anderen Ende des Friedhofs befand. Der Hansi hat ihr nichts recht machen können, hörte MC Elfriedes Stimme sagen und schaute zu ihrer Großmutter, die immer noch gefasster aussah, als sie es erwartet hätte, die das dauernde Schulterstreicheln von Vroni und Rebekka eher zu erdulden als zu brauchen schien.

Und mit Hans (Vertrieb bei Hornreiter) hatte Erika zwei Söhne. Nur zwei Straßen weiter wohnte Elfriede mit Walter (Kfz-Gutachten, selbstständig) und ihren beiden Töchtern. Friedl hätte so gern noch einen Sohn gehabt, sagte Erika. Eri hat sich Mädchen gewünscht, aber mehrere Kinder verloren, erzählte Friedl ihren Enkelinnen, die zu klein waren, um die Tragik zu erfassen. Liebe und Konkurrenz, lebenslang, die beiden hatten nie Ruhe voreinander.

Erikas Söhne, Manfred und Joachim, die in schwarzen Anzügen neben ihren Frauen standen, waren ihrerseits die Väter von Leonhard, Flori, Basti, Stefan und Moritz.

Der Erika-Zweig der Familie sah aus, als wären die Frauen die Inkubatoren für immer neue Söhne, dachte MC, als sie zu ihren Cousins zweiten und dritten Grades und deren Frauen rüberschaute, von denen sie nur mit Slavica etwas anfangen konnte. Die, so Erika, den Basti reingelegt hatte. In diesem Punkt stimmte ihr nicht einmal Elfriede zu, Slavica hatte einen Siebenjährigen mit in die Beziehung gebracht, Basti liebte Mutter und Kind, basta. Erika blieb dabei, dass ihr Enkel in eine Falle getappt war. MC atmete Slavicas aufregendes Parfum ein, das sich mit dem morbiden Duft der Kränze und Gebinde vermischte: Ruhe in Frieden. Wir nehmen Abschied. In stiller Anteilnahme.

Ja, ruhe in Frieden, Tante Eri, aber dein Basti kann froh sein, dass dieses Prachtweib so brav in seinem Eigenheim sitzt und nicht woanders. Und du, Erika, du hättest doch am besten wissen müssen, wie es sich anfühlt, wenn man meint, man hätte es eigentlich ein paar Etagen höher, ein paar Stufen mondäner verdient, oder?

Und dann dachte MC an sich, weil Begräbnisse vielleicht dafür da waren, über sich selbst und die eigene, endliche Existenz nachzudenken. Sie, die fast zu spät zur letzten Feier dieser Frau gekommen wäre, war dieser Frau gar nicht so unähnlich. Wichtiger Mann. Großer Mann. Vornehmer Mann. Feiner Mann. Mann, zu dem man aufschauen kann. Die junge Sekretärin Erika hatte das immerhin zugegeben. Während MC es so darstellte, als wäre ihre Auswahl Zufall gewesen, Liebe, die angeblich nichts damit zu tun hatte, was die jeweiligen Männer machten, nämlich wichtige Sachen. Vielleicht hat mich ja dieses Dauergeschwätz vom vornehmen Mann, das ich mir die ganze Kindheit über anhören musste, infiltriert, dachte sie, von meiner Mutter habe ich das jedenfalls nicht.

In diesem Moment wurde der Sarg hinuntergelassen. Nicht in die Hauptgruft, in eins der Nebengräber mit einem eigenen Stein. Roter Sandstein, die Farbe von Leberwurst. Neben Verwandten der Hornreiters, die keine Familien gegründet hatten. Männern, deren Geburts- und Sterbedaten darauf schließen ließen, dass sie gefallen waren. Frauen, die alt geworden waren, aber ihren Familiennamen ihr ganzes Leben hindurch getragen hatten, alten Jungfern also. Ich, später mal, dachte MC. Also bald.

Elfriede fing an zu weinen, nachdem sie eine kleine Schaufel Erde und eine Rose auf den Sarg geworfen hatte. Erst leise, doch dann wurde ihr kleiner Körper von einer Welle des Weinens erschüttert, so mächtig, so traurig, dass MC wusste, dass sie diesen Anblick ihrer Großmutter niemals vergessen würde. Sie weinte mit. Es war so reinigend wie das Singen in der Kirche.

Der Erika-Zweig der Familie bat zur Feier, die zu MCs Erleichterung nicht Leichenschmaus genannt wurde. Das Essen im Gasthof Zum Goldenen Reiter war vorzüglich. Buttrig, fleischig, wärmend, tröstend. Die Schnäpse schlug sie aus. Ein Gespräch mit ihrer Mutter ebenfalls. Sie setzte sich neben Rebekka, die konsequent alles aß und trank, was hier geboten wurde, die die Namen aller Kinder kannte, die sich an jedes Gesicht erinnerte. Nachbarn, weit entfernte Verwandte, die Eltern ehemaliger Mitschüler, Leute aus dem Ort, deren Häuser, Funktionen und Beziehungen zur Familie und damit zur Verstorbenen.

Wer es nicht schon auf dem Friedhof getan hatte, ging jetzt ans Kopfende des Tischs und kondolierte Elfriede, die die Beileidsbekundungen sitzend entgegennahm und dabei aussah wie eine Würdenträgerin. Es schien ihr wichtig zu sein, es schien richtig zu sein, dass man in ihr die Haupttrauernde sah. Erikas Söhne saßen mit ihren Frauen am Tisch hinter ihnen und unterhielten sich leise. Nicht froh, aber auch nicht sonderlich erschüttert. Sie sahen aus wie zwei Paare auf einer Kulturreise.

MC sah den Tisch mit den Augen ihrer Großmutter. Ihre Schwester, die nicht mehr da war, wäre umgeben von Söhnen, Enkeln und Urenkeln, während Elfriedes Matriarchat aussah, als würde es mit Marie-Claire und Rebekka zu Ende gehen.

Ursula, seit Ewigkeiten vom Vater ihrer Tochter geschieden, hatte einen Mann, der heute etwas mit seinen Kindern aus erster Ehe machte und wohl auch fand, dass die Tante seiner zweiten Frau ihm nicht nahe genug stand, um aus Niederbayern anzureisen. Tanja, Ursulas Tochter, lebte in Neuseeland und machte irgendwas mit Tieren. Die macht ihr Ding, sagte Uschi auf Anfrage, selten mehr. MC folgte ihrer Cousine auf Instagram, sie sah aus wie eine amtliche Butch, was jedoch nichts über ihre Lebenspläne aussagte. Ohne Tanja waren MC und Rebekka hier die einzigen Frauen über dreißig ohne Kinder. Warum, fragte sich MC und sah ihre Schwester von der Seite an, die, wenn man von den Heulspuren absah, besser aussah als je zuvor. Mitte dreißig, Rebbekalein, da wird's höchste Eisenbahn, hätte Erika gesagt.

MC schaute ihre Großmutter an, die ihre Lieblingsgesprächspartnerin verloren hatte. Vielleicht hatte ihre Mutter gerade dasselbe gedacht. Sie streichelte die Hände der alten Frau und seufzte.

Veronika war nie verheiratet gewesen. Ihre Art von Rebellion? MC hatte sie gefragt, und ihre Mutter hatte wahlweise gemeint, es habe sich halt nie ergeben oder sie brauche für ihre Beziehungen keine Bescheinigung vom Staat oder von der Kirche, jedes Mal aufs Neue in einem Tonfall, als wäre sie in diesem Moment die erste Person, die so etwas sagt. Mit Jean-Jamal, MCs Vater, sei sie nie zusammen gewesen, da habe beidseitig nie der Wunsch bestanden, es habe nur Vronis Kinderwunsch gegeben. Von dieser Geschichte wurde nie abgewichen, egal in welcher Verfassung sie gerade war. Ich wollte immer ein Kind, sagte sie, im Zweifel allein, da war ich mir sicher. Und wenn ich nicht so früh Mutter geworden wäre, wer weiß, was aus mir geworden wäre? Ja was, fragte sich MC, die auch diese Aussage im immergleichen Wortlaut x-mal gehört hatte. Was wäre aus dir geworden? In ihren Zeiten der Abnabelung und des Muttergrolls hatte sie sich gefragt, welche Rolle sie eigentlich spielte bei dieser Selbstverwirklichung, ob sie, Marie-Claire, so etwas wie ein Souvenir aus dem Lieblingsland der frankophilen Vroni war, und was für eine eigenartige Motivation für Mutterschaft das sein sollte. Später entschied sie, dass es nicht ging, seiner Mutter die Umstände der eigenen Zeugung und damit die eigene Existenz übel zu nehmen, denn: Was wäre die Alternative?

Mit Rebekkas Vater Ulrich war Vroni über sieben Jahre zusammen gewesen, lange genug, um in ein Nest im Taunus zu ziehen, lange genug, um auch MC das Gefühl zu geben, sie hätte eine normale Familie. Nach der Trennung ging es zurück nach Hause, genauer gesagt ins Haus von Elfriede, mittlerweile verwitwet. Keine der Männerbekanntschaften, die Vroni in dieser Zeit machte, schaffte es ins Erinnerungsalbum der Familie. Elfriedes Haus, Vronis Elternhaus, war nicht groß, außerdem so geschnitten, dass sich MC und Rebekka maulend ein Zimmer teilen mussten, bis der Umzug in eine Neubauwohnung am Stadtrand folgte, die sich immer wie eine Übergangslösung angefühlt hatte. Übergang wohin? Als Burkhard in Vronis Leben auftauchte, machte MC sich schon bereit, in die Welt hinauszuziehen. Burkhard, da waren sich Elfriede und Erika bei seinem ersten Besuch einig, machte einen vielversprechenden Eindruck. Er arbeitete im mittleren Management beim Weltkonzern für Sportkleidung und -artikel, war ein Mann von Format (Erika), ein feiner Kerl (Elfriede), ein klasse Liebhaber (Vroni) – bei letzterer Aussage hielten sich MC und

Rebekka die Ohren zu. Burkhard war außerdem ein enthusiastischer Freizeitmensch, Skifahren, Segeln, Golf, Bergsteigen. In unserem Alter muss man nicht mehr alles zusammen machen, sagte Vroni, die weniger sportliche Hobbys hatte. Burkhard verunglückte auf einer Tour in den französischen Alpen, auf die er sich monatelang gefreut hatte. MC hatte noch nie so schnell Glück zu Unglück werden sehen. Ihre Angst, Vroni würde sich davon nicht erholen, ging nahtlos in die Angst über, dass sie nun festsaß, weil sie ihre Mutter nach diesem Schlag nicht verlassen konnte.

Und jetzt bist du noch nicht mal seine Witwe, sagten Elfriede und Erika, denn Burkhards Witwe war seine Noch-Ehefrau, von der er seit Jahren getrennt lebte, der aber Rente, Haus und Lebensversicherung zustanden. Und die keinerlei Grund hatte, irgendetwas mit Burkhards neuer Freundin Veronika zu besprechen oder zu teilen.

Da sieht man wieder mal, dass es ohne heiraten eben doch nicht geht, sagte Elfriede.

Ganz genau! Da muss man alles leisten, was eine Ehefrau auch leistet, aber im Schadensfall guckt man in die Röhre, ergänzte Erika. Leisten, was soll das heißen, fragte sich MC damals, Socken wegräumen oder Sex haben? Ihre Mutter war nicht für Burkhards häusliches Leben verantwortlich gewesen, sie hatten nicht zusammengewohnt, auch wenn das mittelfristig der Plan gewesen war. Veronika vermisste ihn, schien aber nicht darunter zu leiden, nicht seine rechtmäßige Witwe zu sein. Was er ihr hinterlassen hatte, war der Entschluss, sich zur Heilpraktikerin ausbilden zu lassen, den hatte er mit ihr gemeinsam gefasst und sie darin bestärkt, und sie hatte sich nach seinem Tod auf diesen Weg begeben und ihn nie wieder verlassen. Auf ihrem Nachttisch stand immer ein Foto von Burkhard, auch dann noch, als sie schon mit Harald zusammenwohnte, der zu spät in ihr Leben getreten war, um eine prägende Rolle im Leben ihrer Töchter zu spielen. Ein wortkarger Mann, vielleicht hatte er eine Tiefe, die sich einem erschloss, wenn man viel Zeit mit ihm verbrachte, MC wusste es nicht. Heute war er direkt nach der Messe wieder nach Hause gefahren, weil er, wie immer, so viel im Haus und im Garten zu tun hatte.

Schläfst du denn bei uns, Marie-Claire?, fragte ihre Mutter.

Die Schlaffrage war noch nicht geklärt, das fiel MC erst jetzt ein, die es verpasst hatte, sich ein Zimmer im Goldenen Reiter zu nehmen, was für Stil und gegen Stress gesprochen hätte. Ihr war klar gewesen, dass das Hochgefühl, das ihre Morgenmeditation in Kombination mit Eisprung und Totenmesse bei ihr ausgelöst hatte, nicht anhalten würde, aber jetzt bewegte sie sich steil bergab, Richtung Schlucht. Sie sah ihre Mutter und ihre Tante mit Strichmündern vor ihrem Wein sitzen. Sah ihre Großmutter, die versonnen ihre gefalteten Hände auf dem Tisch betrachtete. Sah sich selbst stumm neben ihrer Schwester hocken, mit der sie so lange nicht richtig gesprochen hatte.

Ich weiß es nicht, sagte MC, ich würde lieber bei Oma schlafen.

Du machst, was deine Mutter dir sagt, und fertig, sagte Elfriede, als hätte man sie geweckt.

Das hätte sie zu Basti oder Flori nicht gesagt, dachte MC. Kinder zu haben hatte auch den Vorteil, dass man selbst nicht mehr wie eins behandelt wurde. Außerdem waren Kinder nicht nur niedlich, der natürliche Lauf der Dinge und die ultimative Daseinsberechtigung, sondern auch ein Gesprächsthema, wenn man einander sonst nichts zu sagen hatte. MC war dagegen heute schon mehrmals gefragt worden: Und? Bist du noch in Berlin? Ja. Ende des Gesprächs, außer sie hätte sich geduldig angehört, dass ihr Gegenüber sich nicht vorstellen konnte, in Berlin zu leben. Was im Übrigen auch für München, Köln oder Hongkong gelten würde. Ihre Arbeit wäre nur dann interessant, würde sie noch Radio in der Region machen oder würde es sich um Fernsehen handeln. So aber war sie eine Frau, die ihr Lebensglück einem Beruf opferte, der das noch nicht einmal wert war. Andererseits, dachte sie, ist es wohl auch hier angekommen, dass man nicht einfach so nach Männern oder Kindern fragt. Sicher sein, dass es sich dabei um Feingefühl handelte, konnte sie sich nicht. Es konnte auch heißen, dass man Rebekka und sie, was diese Frage betraf, bereits abgeschrieben hatte. Wie das Fräulein Weber, eine alte Kollegin von Erika, die heute auch anwesend war und es vermutlich verpasst hatte, irgendwann darum zu bitten, man möge sie doch bitte nicht mehr *Frolln*, sondern lieber Frau Weber nennen.

Elfriede stand vom Tischende auf und setzte sich zu Erikas Söhnen, während Vroni und Uschi ins Alltägliche zurückgefunden hatten und sich über etwas unterhielten, das eine bodenlose Frechheit gewesen war.

Das gibt's doch gar nicht! So eine Sauerei.

Ja, das kannst du laut sagen.

Habt ihr denn einen Anwalt?

Freilich. Nur genutzt hat er uns bis jetzt nichts.

MC folgte Slavica nach draußen, obwohl sie nicht mehr rauchte, genoss den Szenenwechsel, die frische Luft, die sich paradoxerweise nur die Raucher ab und zu gönnten, Slavicas trockene Art: Komm, rauchen wir eine auf Erika, meinen größten Fan!

Auf dem Rückweg fragte sie nach einem Zimmer im Gasthof, der aber ausgebucht war, weil mehrere ihrer Verwandten hier schliefen, auch wenn außer ihr und Rebekka niemand weiter als anderthalb Stunden entfernt wohnte. Aber eine Beerdigung war schließlich ein Anlass, zu dem man trank.

Sie wich dem Wirt mit zwei Tabletts voller Schnäpse aus.

Vorsehen bitte! Ach, unsere Marie-Claire! Und, gefällt's dir noch in Berlin?

Bestens, danke!

Das ist schön. Willst an Obstler?

Später vielleicht, danke!

Sie wich einem kleinen Jungen aus, der wacklig gegen ihre Beine rannte, strich ihm über seine weichen Härchen, lächelte seiner Mutter zu, die ihn hochnahm, Biggi, Nicky, Lizzie?

Das Gemurmel im Schankraum war angeschwollen, die ersten trauten sich wieder zu lachen, bald würde man nur noch an der überwiegend schwarzen Kleidung erkennen, dass man sich nicht auf einer Hochzeit oder Taufe befand. Herzerwärmend und deprimierend zugleich.

Auf dem Weg zu den Toiletten konnte sie ihrer Mutter nicht mehr ausweichen. Resoluter Schritt auf winzigen Ballerinas, Handtasche unterm Arm, frischer Lippenstift, umweht von einer dezenten Fahne aus Naturkosmetikdüften. Ihre Haarfarbe war das Einzige, bei dem sie sich nicht an ihre eigene Doktrin der Giftfreiheit hielt, der Ton Skandinavisch-Blond war pflanzlich nicht zu haben. Ins Solarium ging sie schon ewig nicht mehr, aber die Bräune war geblieben. Die Achtziger waren Vronis Peak gewesen, man würde es immer sehen. Wann hatte MC auf ihrem Gipfel gestanden, oder stand das noch aus?

So, mein Fräulein, jetzt reden wir mal unter uns.

Was soll das denn jetzt?

Ich habe wochenlang probiert, dich zu erreichen. Wochenlang.

Du hast mir zwei WhatsApp geschickt, und ich habe dir gesagt, dass ich das ungern nutze.

Ach, komm mir nicht mit faulen Ausreden, man kann sich auch anders zurückmelden.

Schrei nicht so, wir sind auf einer Trauerfeier.

Wir sind in einer Wirtschaft, in der alle betrunken sind.

Da hast du auch wieder recht.

MC lehnte sich an die holzvertäfelte Wirtshauswand und ließ sich von ihrer Mutter erwartungsvoll anstarren. Kaum Falten, dachte sie, hoffentlich komme ich wenigstens in diesem Punkt nach ihr.

Marie-Claire, ohne Rebekka hätte ich nicht einmal gewusst, dass bei dir alles okay ist, wie kannst du denn so herzlos sein, wie kannst du denn so mit deiner Mutter umgehen?

Tu mir bitte einen Gefallen und fang jetzt nicht an zu heulen. Das ist emotionale Erpressung!

Das ist was? Wir sind auf einer Trauerfeier, ich kann so viel heulen, wie ich will!

Dann heul! Aber lass meinen Ärmel los.

Ich habe dir ein Paket geschickt, und du hältst es noch nicht mal für nötig, dich dafür zu bedanken!

Da ist sie endlich, die Parade der alten Muster, dachte MC.

Sie soll gefälligst aufhören, ständig Dank aus uns rauszupressen, hatte sie immer zu Rebekka gesagt, sie ist unsere Mutter. Da ist es doch wohl normal, dass was zu essen im Kühlschrank liegt und wir ein bezogenes Bett haben, oder? Rebekka hatte immer dasselbe geantwortet, nämlich: Lass sie doch.

Oder hast du es gar nicht bekommen?, fragte Veronika und tupfte mit einem Taschentuch an ihren Augenwinkeln herum.

MC musste ihre gesamte Kraft aufwenden, sich nicht zu bedanken, was einfacher gewesen war, solange sie Veronika nicht in die Augen gesehen hatte.

Doch, habe ich, sagte sie.

Das Päckchen hatte tagelang bei ihren Nachbarn gelegen, und nach dem Auspacken hatte MC sich gewünscht, sie hätte es nie abgeholt. Ein Rosenquarz, so groß wie eine mittelgroße Tomate. Ein Armband, bestehend aus kleinen Rosenquarzen. Eine große Plastikflasche mit Kapseln: Agnus Castus, auch genannt Keuschlamm, auch genannt Mönchspfeffer, auch genannt Liebfrauenbettstroh. Eine Glasflasche mit einer Tinktur, so klein, dass sie das Etikett nicht lesen konnte, auch weil es in Veronikas Handschrift geschrieben war, die nur aus spitzen Bögen bestand, wie bei einem Kind, das Wellen malt. Ein großes Glas mit modrig riechenden Pilzen und Rinden, deren Namen Marie-Claire zwar lesen konnte, aber nicht kannte. Aus China, hatte ihre Mutter darunter gekrakelt, überflüssigerweise mit einem Smiley.

Veronika schrieb nicht gern, deshalb fehlte ein Brief. Außerdem ging sie davon aus, dass ihre Tochter sie anrufen würde, wenn sie das Paket erhalten hatte. Und drittens wusste sie, dass ihre Tochter wissen würde, was dieses Paket bedeutete: Sei fruchtbar und mehre dich.

Marie-Claire nahm ihrer Mutter fast nichts übel, nahm sie so, wie sie war. Aber das hier, hatte sie beim Anblick des Fruchtbarkeitspakets auf ihrem Küchentisch gedacht, war eine Frechheit. Und so plump, dass sie sich für ihre Mutter schämte. War dies der Beginn ihres neuen Lebensabschnitts als durchgedrehte Alte?

Am besten war sie immer gefahren, wenn sie über ihre Mutter gelacht hatte. Doch das Paket war nicht lustig gewesen. Und sie war damit gemeint. Anders als früher, bei all den schludrigen, schlecht überlegten und unüberlegten Geschenken, für die sie sich trotzdem bedanken musste, war sie diesmal wirklich gemeint. Und sie würde sich nicht bedanken.

Und?, fragte Veronika.

Was und? Ist dir nicht aufgefallen, dass es mir möglicherweise nicht gefallen hat?

Aber das war doch lieb gemeint.

Das Totschlagargument, fast so schlimm wie *nur zu deinem Besten*. Vroni war eine, die es immer lieb meinte und darauf bestand, dass man diesen emotionalen Aufwand auch honorierte.

Ja, mag sein, murmelte MC, und wie erwartet reichte es Veronika nicht, die sie weiterhin erwartungsvoll anschaute.

Jetzt mal ehrlich, Mama, kannst du dir nicht vorstellen, dass eine Frau, die keine Kinder hat, sich nicht freut, wenn man ihr ein Paket mit Steinen und Pflanzen schickt, die gut für die Fruchtbarkeit sein sollen? Dass sie das eventuell sogar unangebracht oder taktlos finden könnte?

Ja, wenn eine fremde Person dir das geschickt hätte, das wäre wirklich taktlos.

Wieso sollte eine fremde Person das tun?

Weiß ich nicht. Ich weiß aber, dass ich keine Fremde bin, sondern deine Mutter. Und deshalb weiß ich auch, dass es dir gerade nicht gut geht.

Und da dachtest du, vielleicht helfen mir ja ein paar Rosenquarze? Die sind bestimmt auch gut für die Energie im Raum, wenn man sie in die hintere rechte Zimmerecke legt.

MC hatte den großen Rosenquarz aus dem Fenster geworfen und damit fast einen Gast getroffen, der vor dem Ristorante Da Dante in sein Taxi steigen wollte. Der Stein hatte das Auto getroffen, der Fahrer war ausgestiegen und hatte auf der Straße herumgebrüllt, er würde die Polizei rufen, also war MC nach unten gerannt, bevor man im gesamten Haus nach dem Besitzer des Steins fahndete, auf dem ihre Fingerabdrücke waren.

Das tut mir wirklich wahnsinnig leid, das war mein Sohn, sagte sie.

Das ist mir egal, wer das war, das ist versuchter Totschlag, schrie der Fahrer, während der Fahrgast so aussah, als würde er mit MC einen trinken gehen wollen.

Wie alt ist denn Ihr Sohn?, fragte er.

Sie hatte sich einen Fünfjährigen vorgestellt, den sie jetzt upgraden musste, es war nach elf.

Zwölf, er hat was für die Schule geübt, es war wirklich keine Absicht.

Und wie heißt er?

Das ist doch scheißegal. Fakt ist: Mein Auto ist kaputt, und ich hätte tot sein können, schnauzte der Fahrer.

Wie gesagt: Tut mir leid. Dante heißt er.

Ihr Sohn heißt wie das Restaurant?, fragte der Fahrgast interessiert.

Ja, zufällig.

Schön.

Sie wusste nicht, warum sie auf diesem erlogenen Sohn bestand, sie hoffte, dass der Fahrer nicht fragte, was das Kind geübt haben sollte, nachts, mit einem rosa Stein.

Es ist ja zum Glück nichts passiert, ich komme natürlich für den Lackschaden auf, hier ist meine Nummer, die Leute aus dem Restaurant wissen, dass ich hier wohne, Sie finden mich hier jederzeit, sagte MC und ging zitternd wieder nach oben.

Die Rechnung für den Lackschaden hatte sie tatsächlich gern bezahlt, sie fühlte sich an wie eine Abbitte dafür, dass sie den Mann nicht am Kopf getroffen hatte. Ein Stein, wütend aus einem Fenster geworfen, sie hätte zwei Leben zerstören können.

Das alles erzählte sie Veronika nicht.

Hast du Rebekka auch eins geschickt?

Hätte ich gemacht, wenn ich das Gefühl gehabt hätte, sie braucht das. Aber weißt du, ich glaube, Rebekka ist ganz glücklich im Moment.

MC sagte nichts. Sie hätte erwidern können, dass der Hinweis auf ihr Unglück Leute nicht glücklicher macht. Und dass sie, Veronika, als eine Frau, die sich für außergewöhnlich sensibel hielt, die über nichts lieber sprach als über ihr Bauchgefühl und ihre guten Antennen, das vielleicht hätte spüren können.

Weißt du, das sollte ja nur eine Anregung sein. Oder eine Aufmunterung, ja, ich nenn's mal Aufmunterung.

MC sagte weiterhin nichts, verschränkte die Arme in ihrem zu eng sitzenden Sakko, spürte plötzlich einen Schmerz zwischen den Schulterblättern. Auf Herzhöhe, aber hinten.

Naturmedizin kann in dieser Frage ja allerhöchstens unterstützend wirken, das ist mir schon klar, ich bin ja keine Hardlinerin, ich lese ja alles. Auf dem Gebiet hat auf jeden Fall die

Schulmedizin das letzte Wort. Und die sind so weit mittlerweile, es wäre ein Segen für die Menschheit, wenn sie in der Krebsforschung so weit wären wie beim Thema Kinderwunsch.

Was für ein unerträgliches Gespräch, dachte MC, während ihre Mutter kurz wieder aufblühte, ein niedergetrampeltes Blümchen, das sich erhob.

Es kann heutzutage wirklich fast jeder Kinder kriegen. Sogar Männer! Sogar Sechzigjährige! Ich finde aber, dass du dir nicht so lange Zeit lassen solltest.

Es war mir schon klar, dass es nur darum geht, was du findest, sagte MC matt.

Ich frage mich halt manchmal, ob wir nicht damals einen Fehler gemacht haben, als du noch so jung warst, ob wir das nicht hingekriegt hätten, alle miteinander ...

Nein, Mama, bitte nicht, lass uns da jetzt bitte nicht drüber reden.

Ich meine ja nur. Ich will doch nur, dass es meinen Kindern gut geht.

MC stand vor ihrer kleinen Mutter im Goldenen Reiter, die in ihr nicht eine erfolgreiche, selbstbestimmte Frau sah, sondern eine bemitleidenswerte, jämmerliche Gestalt, die leider vor zwanzig Jahren abgetrieben hatte. Ja, es war zum Heulen.

Mein Beileid, Vroni, sagte der Wirt, der wieder an ihnen vorbeikam, dieses Mal mit einem Tablett voll Bier. Er hatte zu den vielen Verehrern der jungen Vroni gehört, die wie ihre Schwester Uschi im ganzen Landkreis als ein *Schuss* gegolten hatte. Man begegnete ihnen hier überall, den ergrauten Männern, die Vroni und Uschi verallgemeinernd ihre Jugendfreunde nannten, an der Tankstelle, im Baumarkt, beim Bäcker, im Wald. Ich würde durchdrehen, dachte MC.

Claudi! Bring der Vroni und ihrer Tochter mal fix zwei Schnaps, brüllte der Wirt, Veronika schenkte ihm ihr Flirtlächeln, bevor sie sich wieder an MCs Ärmel klammerte.

Lass uns optimistisch sein, ja? Was ich sagen will, ist ja nur, dass es so viel gibt, was man heutzutage machen kann, man darf nur nicht verzweifeln.

Ich bin nicht verzweifelt, log MC.

Denn damit zieht man das Positive nicht an, im Gegenteil. Und darum geht's ja.

Um *The Secret*?

Im weitesten Sinne. Man kann das auch anders nennen. Aber das Prinzip hat schon was für sich, und Verzweiflung hilft eben nicht. Man muss offenbleiben.

Gähn, dachte MC und sagte: Ich habe ehrlich gesagt nie verstanden, warum man beim magischen Denken immer so tun muss, als wäre man gut drauf, wenn man es nicht ist. Wen lügt man da an? Das Universum? Und wenn ja: Wie blöd ist das Universum eigentlich?

Ach, du weißt es halt immer besser, sagte Vroni nur. Wie immer hatte ihr Gespräch nichts geklärt oder verbessert. Sie tat Vroni leid, Vroni tat sich selbst leid, all das tat MC leid und ging ihr gleichzeitig auf die Nerven. Sie gingen zurück an den Tisch, an dem Basti gerade einen Toast aussprach.

Und deshalb trinken wir jetzt auf unsere Oma, die Erika, die wir heute verabschiedet haben. Und auf ihre Schwester, die Oma Friedl, die wir noch bei uns haben.

Die Oma Friedl, dachte MC, sie hatten das Gefühl, sie hätten zwei Omas gehabt. Ich nie.

Der war schon immer ein Guter, der Basti, sagte Veronika und hob ihr Glas.

Die wir noch bei uns haben, das hört sich an, als wäre sie bald weg, flüsterte MC.

Ach, Marie-Claire, sei halt nicht immer so negativ.

Später fuhr sie mit Rebekka raus zu ihrer Mutter, wo sie schlafen würde, weil man es ihr so befohlen hatte. Sie fuhren am Haus ihrer Großmutter vorbei, die von Basti heimgebracht worden war, wo sie jetzt allein saß und wohl an ihre Schwester dachte. Erikas Haus, nur ein paar Straßen weiter, würde von ihren Söhnen verkauft werden. Am Ortsausgang, in der Nähe des Bahnhofs, stand einsam und unpassend ein Hochhaus.

Weißt du noch, als wir da gewohnt haben?

Ja klar, Rebekka gähnte, Mamas mit Abstand bescheuertste Wohnidee.

Wieso das denn?

Ich wurde wegen der Adresse Asibraut in der Schule genannt, du nicht?

MC hatte den Ort gemocht.

Zehnter Stock, super Blick. Es war, als würden sie in eine Großstadt ziehen, was natürlich nicht stimmte, nur ihr Schulweg hatte sich durch den Umzug um zehn Minuten verkürzt, sie konnten jetzt zu Fuß gehen, was Veronika mit ihrer Morgenkrankheit entlastete. Von dem kleinen Balkon aus sah MC den Kirchturm, das Schuldach und wusste genau, hinter welchen Dächern sich das Haus ihrer Großmutter versteckte. Dort oben trafen sich Licht und Luft auf eine Art, die ihr gefallen hatte. Fränkische Altstädte mochten schnuckelig sein, aber sie waren eng. Sie waren für Leute gebaut worden, die Reisigkörbe auf dem Rücken trugen, Lebkuchen buken, Altäre schnitzten, Prozessionen abhielten, Bier brauten, so Sachen.

Dieser Betonklotz aber war nicht Handwerkskunst und Kopfsteinpflaster, er war neu. Er war nicht Hanns Sachs, er war Hip-Hop, es gab sogar Graffiti im Aufzug. Hochhäuser, besonders bei Nacht, wenn die übereinandergestapelten Bewohner ihre Lichter anhatten, lösten in ihr eine angenehme, unbestimmte Sehnsucht aus. Nach Aufregung, nach Begegnungen, wie man sie nie machen konnte, wenn man dort wohnte, wo über die Zäune Nachbarn grüßten, die schon mit ihrer Oma zur Schule gegangen waren. Wenn MC damals sogenannte soziale Brennpunkte im Fernsehen sah, fand sie die weitaus lebenswerter als die Reporter, denen man ihren gespielten Grusel anhören konnte, wenn sie über die Kriminalstatistik, die Arbeitslosenquote und das Elend der Alleinerziehenden sprachen. Ihre Mutter war alleinerziehend gewesen, ohne viel Geld, und sie selbst war minderjährig schwanger geworden, nichts davon hatte mit der Adresse zu tun gehabt, die kein Ghetto war, nur ein höheres Haus.

MC sah nachdenklich hinaus auf die Fahrbahnmarkierung, auf die dunklen Bäume rechts und links, die von Rebekkas Nebelscheinwerfern erleuchtet wurden wie schlafende Monster und dann in die Dunkelheit zurückfielen.

Findest du, dass wir eine gute Kindheit hatten?

Wir hatten nicht eine Kindheit, wir hatten jeder seine Kindheit.

Und meinst du, die hat was damit zu tun, dass wir beide keine Kinder haben?

Wer die?

Unsere Kindheit. Diese Unruhe.

Ich fand meine Kindheit ehrlich gesagt nicht unruhig.

Nicht? Die ganzen Umzüge? Mamas Männer?

Sie hat nach ihrem Glück gesucht, nach dem richtigen Leben. Das machst du doch auch.

Ja, aber ich habe keine Kinder. Vielleicht sogar aus genau dem Grund.

Ach? Du nimmst Rücksicht auf die Kinder, indem du sie nicht kriegst, falls es ihnen zu unruhig in deinem Leben werden könnte? Wow.

Rebekka schüttelte den Kopf, MC wechselte das Thema.

Wie geht's Tobi?

Gut, nehme ich an. Ist Vater geworden.

Oh? Das tut mir leid, Rebekka.

Muss es nicht, ist ja nicht mein Kind. Nein, schon okay.

Rebekka trat auf die Bremse.

Warte mal, hätten wir hier links gemusst? Was stand da gerade an dem Schild?

Keine Ahnung, fahr mal rückwärts.

Ja, war richtig.

Seit wann kennst du denn den Weg zu Mama nicht? Bist du blau?

Was? Nee. Ich habe einen Joint geraucht.

Auf der Feier jetzt?

Ja, wo denn sonst? Draußen, mit Moritz und Hardy.

Die kiffen?

Heute jedenfalls ja. Muss ja nicht jeder Schnäpse in sich reinkippen. Haben sie aber trotzdem gemacht. Ich nicht, keine Angst.

Meinst du, dass Oma enttäuscht ist von uns?

Wieso? Wegen dem Joint?

Nein, Rebekka, nicht wegen dem Joint, ich nehme mal an, dass du ihr den nicht unter die Nase gehalten hast.

Sondern weil die anderen die Norm erfüllen mit ihren Häusern und Kindern und wir nicht. Als Einzige. Fällt dir das nicht auf?

Das stimmt doch gar nicht, dass alle die Norm erfüllen. Und welche Norm überhaupt? Moritz hat keine Kinder und wohnt in irgendeiner WG oder Kommune oder so, die Kinder von Flori hat seine Freundin mit in die Beziehung gebracht, und Hardy wohnt wieder bei seinen Eltern im Haus.

Ach echt? Wusste ich gar nicht.

Ja, weil es dich nicht interessiert.

Nein, weil sie nichts anderes mehr sehen konnte als glückliche Familien, auch hier, wo sie immer weggewollt hatte. MC starrte wieder hinaus in den grimmsmärchenhaften Wald.

Weißt du, sagte Rebekka, nur weil die mehr sind als wir, heißt das doch nicht, dass da irgendwas besser gelaufen ist oder perfekt ist. Und abgesehen davon, braucht man keine perfekte Familie gehabt zu haben, um selbst eine zu gründen.

Wenn du das sagst.

Ja, sag ich. Und ich verstehe auch nicht so ganz, was du plötzlich willst. Wieder hier wohnen, heiraten und mithelfen in der Firma für Heizung-Fliesen-Sanitär, oder was?

Mama findet auf jeden Fall, dass sie Enkel haben sollte.

Kann sein, aber das ist ihr Problem, nicht unseres.

Es war, als hätte sich ihr Verhältnis umgekehrt. Rebekka saß auf dem Fahrersitz und tat so, als wären MCs Fragen lästige Fliegen, die man wegwedelte.

Willst du keine Kinder?

Ich? Nö.

Sicher?

Ja. Ich bin Lehrerin, hallo? Mein Bedarf an Kindern ist echt gedeckt. Und wenn du jetzt sagst, sind ja nicht deine eigenen, dann sag ich: Gott sei Dank!

Rebekka nahm die Hände vom Steuer und schmetterte beide Zeigefinger nach vorn wie ein Rapper. MC schaute ihre Schwester von der Seite an, die jetzt lachte, die so vollständig und zufrieden wirkte, trotz ihres Scheißjobs und ihrer Trennung, nach der ihr Ex-Freund sich auch noch sofort fortgepflanzt hatte, was MC in den Wahnsinn getrieben hätte, Rebekka offenbar nicht. Sie fragte sich, ob es an den vier Jahren Altersunterschied lag, die ihr früher wie eine ganze Generation vorgekommen waren. Ob Rebekka in vier Jahren genauso entwurzelt und ratlos sein würde wie sie oder ob ihre Schwester zu den Frauen gehörte, die nie in diesen Zustand gerieten.

Ich hätte mich für Mamas Quatschpaket übrigens auch nicht bedankt, sagte Rebekka, und apropos Oma: Die ist nicht enttäuscht, die ist stolz auf uns. Auf dich natürlich mehr als auf mich.

MC weinte zum zweiten Mal an diesem Tag. Rebekka sagte eine Weile nichts, konzentrierte sich aufs Fahren, fragte dann plötzlich: Du, Marie-Claire? Was heißt Shalom?

Ähm? Guten Tag?

Friede, sagte Rebekka, und was heißt El Shalom?

MC zuckte die Schultern.

Elfriede!

MC lachte zum ersten Mal an diesem Tag.

Hat Basti mir erzählt. Hat er Oma auch erzählt.

Und?

Fand sie gut.

Veronika, die jetzt in einem alleinstehenden Haus zwischen zwei Dörfern wohnte, dessen Vorteile sie ständig aufzählte, so wie sie vorher die Vorteile des Kleinstadtlebens, die Vorteile ihres Elternhauses und die Vorteile des Hochhauses aufgezählt hatte, war schon im Bett, als ihre Töchter ankamen. Auf dem Küchentisch stand ein Schmuckkasten aus braunem Leder, ausgekleidet mit grünem Samt.

Wir sollen uns jeder ein Andenken nehmen, sagte Rebekka.

Sie mochte uns doch gar nicht.

Sie hat uns geliebt, sagte Rebekka, jedenfalls mehr als ihre Schwiegertöchter und Schwieger-Enkelinnen, sagt man das so?

Perlenketten, Broschen, Ringe, Ohrringe. MC nahm sich einen Siegelring, den sie nie an Erika gesehen hatte, der einem Mann gehört haben musste, eingraviert die Initialen AH. Angerer, Hans? Oder Antonius Hornreiter? Ein Männerring, mit großer Wahrscheinlichkeit ein unerfüllter Traum.

Das passte, fand MC.

HINGABE

Maren Vogtländer stand auf einer Klippe, schaute abwechselnd aufs Mittelmeer, an diesem Tag und Ort friedlich und tintenblau, und in einen Abgrund, einen wirklichen, denn ihre metaphorischen Abgründe hatte Maren ausgiebig erforscht und anschließend zugeschüttet. Mit Vergebung, Demut, Liebe. Ein langer Weg war das gewesen, den sie nun mit anderen teilte. Es war ein Fest, Menschen zu helfen. Maren hatte ihre Berufung gefunden. Und sie hatte festgestellt, dass es nichts gab, was einen stärker, unabhängiger und zufriedener machte. Was wiederum auch hieß, dass die meisten Leute nach dem Falschen suchten. Der großen Liebe zum Beispiel. Dem großen Glück. Dem großen Geld, wenn auch meist verschämt.

Wenn man einmal den richtigen Pfad eingeschlagen hatte, würden das Geld und das Glück von allein folgen. Dann erlebte man das Leben in seiner ganzen Fülle. Oh ja, das war möglich.

Maren stieg vorsichtig auf dem Geröll herum, um noch näher an den Abgrund zu treten. Der Sonnenaufgang war ein Geschenk gewesen. Er hatte sie aufgeladen. Es war so traurig, dass die Sonne zur Feindin geworden war. Nicht mehr die angebetete Mutter sein durfte. Nur noch erneuerbare Energie, nicht mehr Spenderin wirklicher Energie. Auch Maren trug einen Hut und Sonnenschutzfaktor fünfzig, wenn sie die Sonne am Morgen begrüßte. Die ambrosische Stunde, der perfekte Zeitpunkt für jede Art von Gebet oder Meditation, da war man sich einig, immer und überall. Man konnte sagen, die Zirbeldrüse und die Hypophyse seien jetzt am aktivsten, man konnte sie auch Drittes Auge und Kronenchakra nennen oder auch einfach nur feststellen, dass es einen glücklich machte, dabei zu sein, wie aus dem Morgengrauen erst eine Lichtexplosion und schließlich ein Tag wurde.

Der Blick in den Abgrund, große Felsbrocken, ein Felsvorsprung, auf dem sie gern sitzen würde, der aber für Nichtkletterer nicht erreichbar war, eine interessante Steinformation, die ihr jeden Tag neu vorkam, wie ein Buch, das nie langweilig wird, sie erdeten Maren. Holten sie etwas herunter von dem Gefühl, unbesiegbar, ja unsterblich zu sein. Hier einen falschen Schritt zu tun würde nicht nur den sicheren Tod bedeuten, sondern auch, dass man sie nicht fand. Es würde sein, als wäre Maren Vogtländer davongeflogen. So wie Ikarus, der eine Bucht weiter seinen Flugversuch gestartet hatte und zu nah an die Sonne gekommen war. Hybris ist nicht gut, war die Aussage dieser Legende. Weniger bekannt war, dass Ikarus' Vater Dädalus es geschafft hatte bis rüber nach Sizilien, wo er unbehelligt alt wurde. Schön. Alles hier war schön. War und ist, dachte Maren und trat einen Schritt zurück. Ein rosa Blümchen hatte es geschafft, hier in dieser karstigen Landschaft sein winziges Köpfchen durch die Steine der Sonne entgegenzustrecken. Es rührte Maren so sehr, dass sie es fotografierte. Sie würde es heute Nachmittag ihrer ersten Klientin zeigen. Schau, das bist du, eine Kämpferin. Und die Frau würde ihr glauben.

Maren ging zurück in ihre Höhle, die sie von einem Schäfer gemietet hatte. Der Mann lebte weniger ursprünglich, als die Worte Schäfer und Höhle vermuten ließen. Er hatte die Höhle, die schon seinem Vater gehört hatte, mit einem Badezimmer, einem Panoramafenster und einem kleinen Parkplatz ausstatten lassen und verlangte dafür mehr Geld pro Nacht als die örtlichen Hoteliers, das Maren gern zahlte. Sie liebte die Höhle. Hier war sie die Eremitin, zu der die Leute kamen und um Rat fragten. Aus Maren Vogtländer wurde *Ma*. Ma, eine Silbe und der mütterliche Aspekt des Unendlichen. Ging es noch passender? Als sie ihre Berufung gefunden hatte und alles, was sie vorher gemacht hatte, das Gute und das weniger Gute, plötzlich einen Sinn ergab, passte sogar ihr Vorname, der ihr vorher immer zu wenig schillernd vorgekommen und schließlich egal gewesen war. Dann aber hieß es: Je näher euch euer spiritueller Name ist, umso besser wird er zu euch passen, umso leichter werdet ihr ihn annehmen, umso selbstverständlicher werdet ihr zu dieser neuen Person. Ma. Ein halbes Jahr lang hatte Maren täglich ein Mantra gesungen, das nur aus dieser Silbe bestand. Ihre langen Beine im Lotussitz verschränkt, eine Fähigkeit, auf die sie stolz war, nachdem jahrelang ihre einzigen körperlichen Aktivitäten Sex und gelegentliches Tanzen gewesen waren. Jetzt war sie beweglicher als mit dreißig. Den Stolz ließ sie sich nicht anmerken, obwohl ihr klar war, dass uneitel wirken zu wollen noch eitler war, als offen eitel zu sein, aber: Auch Ma befand sich noch im Fluss, sprich Lernprozess, der unendlich war, wie Ma selbst, wie wir alle. Zu diesem Mantra empfahl es sich außerdem, die rechte Hand hinter die Ohrmuschel zu legen und diese leicht nach vorn zu drücken. So als stünde man in einem Sturm und wolle sein Gegenüber besser verstehen. Das Gegenüber war die göttliche Mutter, die dann irgendwann zu Maren sprach. Ma. Du bist ich, liebe Tochter. Auch du bist die Mutter.

Um eine Mutter zu sein, auch das würde Maren ihren Klientinnen sagen, war es nicht zwangsläufig notwendig, zehn Monate lang ein anderes Wesen in sich heranwachsen zu lassen, um es dann physisch in diese Welt zu bringen. Das war ein besonderer Akt, daran bestand kein Zweifel, aber es gab eben auch andere Wege. Sehr schöne sogar.

Sie zog sich um, tauschte ihre weißen Baumwollsachen gegen eine lange, gerade geschnittene Seidentunika. Sie musste zum Flughafen, ihre zweite Klientin abholen. Die erste war gestern angekommen und schlief noch. Es war kurz vor sechs Uhr morgens. Du erkennst einen Charakter an der Beständigkeit seiner Hingabe, so stand es auf dem Etikett ihres Yogi-Teebeutels.

Maren hatte sich akribisch auf diese Woche vorbereitet, hatte auf jedes Detail geachtet, was sie hier bieten würde, war jeden Cent wert. Wobei der fünfstellige Betrag, den Maren einnehmen würde, als symbolisch zu betrachten war, denn was sie diesen vier Leuten hier bot, war unbezahlbar. Eine Woche, maßgeschneidert auf die Probleme und Bedürfnisse ihrer Klientinnen. Sie hatte den Ort vor Jahren entdeckt, als sie selbst Teilnehmerin eines Retreats gewesen war. Eine sauertöpfische Veranstaltung, bei der alle versucht hatten, sich in Askese und Freudlosigkeit zu überbieten, und sich am Ende versprachen, diesen magischen Flecken Erde geheim zu halten. Lachhaft, dachte Maren, euch verspreche ich gar nichts. Auf einem ihrer einsamen Spaziergänge hatte sie diese kleinen Häuser mit Meerblick entdeckt, die sich an den Felsen schmiegten, und sofort Kontakt zu den Eigentümern aufgenommen. Sie hatte Glück, man einigte sich schnell und unkompliziert. Die Bungalows hatten eine Renovierung nötig, die Besitzer waren ausgelastet mit ihrem Hotelbetrieb an einem der Strände, also überließen sie Maren die Umgestaltung und verrechneten sie mit der Miete. Win-Win, dachte Maren jedes Mal, wenn sie in die schlichten, hellen Häuschen trat und das Gefühl hatte, jedes Detail stimmte. Die Vermieterfamilie kümmerte sich auch um das Essen. Maren hatte es sich verboten, das Essen vorab zu loben, zu oft hatte sie das selbst in Ankündigungen für teure Retreats lesen müssen und sich daran gestört. Es sollte selbstverständlich sein, dass Essen in dieser Preisliga gut ist. Und tatsächlich war es so, dass selbst sie sich nach drei Tagen hier besser fühlte, bekocht von dieser Familie, die eigene Bienen, Hühner und Schafe, einen Obst- und Gemüsegarten und zwei Familienmitglieder hatte, die jeden Morgen mit dem Fischkutter hinausfuhren. Ein Selbstversorgertraum, der fast zu idyllisch aussah, um wahr zu sein. Nein, ihre Klienten mussten nicht behaupten, dass veganes Essen besser schmeckte, sie mussten nicht einmal auf Wein verzichten, nur auf verarbeitete Lebensmittel, das Essen war frisch und das, so hatte Maren in den Jahren hier festgestellt, machte den ganzen Unterschied. Auf Medien zu verzichten war nur ein Ratschlag, den die meisten einhielten, auch weil der Empfang so schwach war. Maren war es lieber, wenn die Leute abends auf ihren Telefonen herumtippten, als wenn sie ihre wertvolle Zeit mit irgendeiner Art von Entzug verschwendeten. Deshalb auch der Wein in Maßen. Der bewies, dass soziale Kontrolle besser funktionierte als Verbote. Alle nippten an ihrem Viertelliter herum, neben sich Maren mit Bergkräutertee oder Quellwasser, und ließen es ab Tag zwei meist von allein sein. Alles, was Maren früher selbst an Veranstaltungen wie dieser nicht gemocht hatte, ließ sie nicht stattfinden. Es gab keinen vorgegebenen Tagesablauf, keine festgeschriebenen Essenszeiten, keine Gruppenaktivitäten. Es gab die Verabredungen mit Maren, den Fokus, um den herum absolute Freiheit herrschte. Sie würden sich über den Weg laufen, in den Stunden, in denen die Wirtsfamilie das Essen servierte, aber sie konnten sich aussuchen, ob sie sich zueinandersetzten oder für sich blieben. Kein: *Ich bin die Angelika und arbeite im Controlling*, kein: *Ihr könnt hier alles sagen, das ist ein safe space*. Ein Begriff, den Maren nicht verwendete. Dass die Leute bei ihr in Sicherheit waren, verstand sich von selbst.

Aus dem E-Mail-Verkehr wusste sie vorab, auf wen sie sich einließ, kannte ihre Geburtsdaten, ihre Wohnorte, ihre Erfahrungen mit jeder Art von Self Care, den Punkt, an dem sie sich gerade befanden. Daraufhin gestaltete sie das Programm für die Woche, so pragmatisch, sportlich oder spirituell, wie es zu den Leuten passte, Änderungen vorbehalten. Sie würde sich mit der einen in die Bucht von Ikarus und Dädalus setzen, mit einer anderen zu einem Wasserfall gehen, mit der dritten eine Wanderung auf den höchsten Berg der Insel unternehmen, einen nicht mehr aktiven Vulkan. Sie wählte die Orte nach ihrem Fitnessgrad aus, aber auch nach ihren Seelenzahlen in der angewandten Numerologie und ihren Sternzeichen. Sie wusste immer, wer das wertschätzen würde und wer es für Hokuspokus hielt, in diesen Fällen hielt sie den Mund. Dennoch würden alle ihre Orte lieben. Sie kamen zeitversetzt auf der Insel an, insgesamt waren es nur drei Tage, an denen alle vier gleichzeitig hier waren. Maren hatte ihnen geschrieben, dass der Kontakt untereinander ihnen freistünde, dass sie ihnen aber raten würde, sich über ihr Kernproblem nicht miteinander zu unterhalten. Denn das war Work in progress. Mit ihr, Ma.

Maren brauchte kein Schild am Flughafen, sie existierte als Bild und Bewegtbild im Internet, wo ihre Klienten auf sie stießen, wenn sie nicht über Mundpropaganda auf sie aufmerksam wurden. Sie stellte sich also in den Abholbereich, groß, wie immer ganz in Weiß, rothaarig und nicht zu übersehen. Das war eine der Wahrheiten, die sie ihren geknickten, entmutigten Klientinnen ab vierzig mit Vergnügen mitteilte: Diese blöde Geschichte mit dem Unsichtbarwerden, sie stimmt nicht, und sie hat nie gestimmt. Wer nicht gesehen wird, hat ein anderes Problem, nicht sein Alter.

Sie behielt recht, sie wurde nicht übersehen. Und sie behielt ihr Willkommenslächeln bei, als Alex mit einem großen Rollkoffer nebst passendem Rucksack vor ihr stehen blieb und die Hand ausstreckte.

Maren?

Hallo, Alex. Schön, dass du da bist.

Sie hatte angenommen, Alex wäre eine Frau. Eine Frau, die einsilbige E-Mails schrieb, das generische Maskulinum verwendete und keine Lust darauf hatte, als Foto im Internet zu existieren. Sogar die Website des Arbeitgebers, eines DAX-Unternehmens, zeigte Dr. A. Bernschneider nur als weißen Umriss, ohne Foto. Maren wunderte sich nicht, dass Alex seine Privatsphäre schützte, sie wunderte sich, dass er ein Mann war. Der sich zu einer Woche Coaching und Beratung angemeldet hatte, Thema: Unerfüllter Kinderwunsch – muss auch ich Mutter werden?

Er war etwas kleiner als Maren und hatte, so wirkte es, das Ritual, fremde Menschen an Flughäfen zu begrüßen, schon oft hinter sich gebracht. Routiniert sprach er über seinen Flug, das Wetter in Deutschland, die Eckdaten zur Insel, die er recherchiert hatte, während er der schweigenden Maren zu ihrem Mietwagen folgte. Sie fühlte sich durch ihren Irrtum in einem Nachteil, den sie in einen Vorteil verwandeln musste. Aber: welcher Nachteil? Dieser Mann hatte bezahlt, um sich von ihr beraten zu lassen. Es ging also eher um ihre Glaubwürdigkeit. Es wäre lächerlich, würde es sie sichtbar aus dem Konzept bringen, dass die erwartete Alexandra ein Alexander war. Eine Prüfung, entschied Maren. Eine Erfahrung. Die ihr guttat, wenn nicht sogar recht geschah. Maren war fünfzehn gewesen, als sie es sich erkämpft hatte, Eishockey spielen zu dürfen, nur weil das damals in ihrem Verein der einzige ausschließliche Jungssport war. Nach zwei Monaten wechselte sie wieder zum Schwimmverein, aber es ging ums Prinzip, um Gleichberechtigung. Auch fand die junge Maren ihren Vater interessanter als ihre Mutter, vor allem deshalb, weil ihr Vater einen interessanteren Beruf (Polizeihauptmeister, Vollzeit) hatte als ihre Mutter (Bürokauffrau, Teilzeit). Es hatte eine Zeit gegeben, in der Maren behauptete, sie würde ungern Bücher von Frauen lesen und Filme von Frauen sehen. Es hatte weniger Filme, aber immer genug Bücher von Frauen gegeben, und Maren hatte nicht nur vergessen, wen sie mit dieser Aussage beeindrucken wollte, sondern auch, was sie damit überhaupt sagen wollte. Maren, die Männerfrau, existierte in dieser Form schon lange nicht mehr. Sie hatte die Frauen entdeckt. Ihr Potenzial zur Göttin und damit auch zur Klientin. Jetzt aber fragte sie sich, ob es nicht der nächste und damit gute

Schritt war, sich in den kommenden Tagen mit einem Mann auseinanderzusetzen, der sich auf erklärtes Frauenterrain begeben hatte. Er war das Pendant zu Maren, der einzigen Eishockeyspielerin.

Jeder hat ein Recht auf jedes Thema, entschied sie. Dieser Mann würde ihr neue Perspektiven eröffnen, die sie dann mit den anderen teilen könnte. Ihre Gäste würden sich gegenseitig befruchten. Was? Nein. Sie würden einander inspirieren. Nicht im direkten Kontakt, sondern über das Medium Maren: Sieh es mal so. Denk einmal anders. Betrachte es doch mal von dieser Seite.

Es würde interessant werden. Und dieser Mann, auch wenn er sie überrascht hatte und sie diejenige sein sollte, die hier jemanden überraschte, war dennoch nicht als Zwischenfall zu betrachten, sondern vielmehr als Glücksfall.

Wie dieser Ort. Auf dem Mittelstreifen der Autobahn blühte der Oleander, die Sonne brannte, die Felsen leuchteten in einem goldigen Ockerton, der Mann neben ihr strahlte aus, dass es auch ihm gefiel.

Schön hier.

Oh ja. Deshalb sind wir hier.

Hattest du Altgriechisch in der Schule?

Französisch.

Es war mein Lieblingsfach. So komplex und schön.

M-hm. Kannst du dann ja hier anwenden.

Nein. Das wäre ja, wie in Italien Latein zu sprechen.

Wohl wahr.

Maren schenkte ihm ihr reinstes Lächeln. Eine wärmende Sonne, die die noch vorhandenen Ruinen der alten Maren überstrahlte, die jetzt mit einer sarkastischen Bemerkung erst

Feindseligkeit verbreitet und diese anschließend genossen hätte. Er lächelte zurück. Wie sympathisch die meisten Gesichter wurden bei dieser Reaktion, Maren war immer wieder beeindruckt von diesem Effekt, der so einfach zu erreichen war und einen so sehr belohnte.

Wir werden zwei lange Wanderungen machen und darüber reden, wo du dich gerade befindest, ich freue mich darauf, sagte sie.

M-hm. Ja, ich bin gespannt, was du mir dazu sagen kannst.

Sie würde ihm Fragen stellen. Ihre Fragen, mit denen sie so große Erfolge erzielte, weil sie auf die meisten Leute eine ähnliche Wirkung hatten wie Lyrik. Man konnte nicht sagen, ob sie tief waren oder simpel. Geheimnisvoll oder banal: Wer bist du? Was willst du? Wovor hast du Angst? Es waren diese Fragen, die sie sich selbst beantworteten und mit denen sie sich näher kamen als sonst. In ihrem vollgestopften Alltag. Mit den Leuten, die sie kannten und die deshalb ein vorgefertigtes Bild von ihnen hatten. Oder allein, wenn sie ihrem Monkey Mind ausgeliefert waren. Maren würde das Gedankenkarussell stoppen. Mit ihrer ruhigen Stimme, für die sie viel Geld bei einer Stimmtrainerin gelassen hatte, denn Marens frühere Stimme war blechern und schrill gewesen. Und mit ihrer Wärme, die sie schon immer in sich getragen hatte, die sie aber erst wiederfinden musste, die ihnen sagte, sie seien okay. Und nicht nur sie, alles sei okay. Auch das, was nicht okay schien, war okay beziehungsweise würde okay werden. Sie wusste das. Aufgrund ihrer Preisgestaltung wusste sie auch, dass sie es ausschließlich mit Leuten zu tun hatte, die sich nicht in finanzieller Not befanden. Dass niemand ernsthaft körperlich oder psychisch krank anreiste, hatte sie sich vorab versichern lassen, denn

Maren war keine Ärztin. Sie war Körperarbeiterin, Atemtherapeutin, spiritueller Coach, Heilerin.

Sie würde mit Er-Alex das gleiche Programm durchziehen, das sie mit Sie-Alex geplant hatte. Sie würden zu einem Wasserfall wandern, denn Alex war Sternzeichen Fische, ob ihm das nun wichtig war oder nicht. Maren, eine Liebhaberin des Wasserelements und seiner Zeichen, würde danach auch das Meer in ihre Seelen- und Körperarbeit einbeziehen, das sich hier von seiner schönsten Seite präsentierte, als saubere, mächtige Mutter. Maren, eine gute Schwimmerin, würde keine Schwimmkünste von ihren Klienten erwarten, ihnen nur zeigen, wie es sich anfühlte, ein Nichts und ein Alles zugleich zu sein im Angesicht dieser unendlichen Kraft, aus der wir gekommen sind und die unsere Probleme in ihrem Rauschen aufnimmt. Vorher aber der Wasserfall, den man über einen Weg erreichte, der kurz sehr schmal wurde und über eine steile Schlucht führte, nach der man sich unglaublich lebendig fühlte. Sie sah Dr. Alexander von der Seite an, der seinerseits prüfend die Netze musterte, die an den Felswänden hingen, um die Autobahn vor Steinlawinen zu schützen. Ein Justiziar. Der hoffentlich kein Angeber war und ihr ausgerechnet über dieser Schlucht irgendetwas beweisen musste, eine Sorge, die sie bei Dr. Alexandra nicht gehabt hätte.

Sie schätzte, dass er ihr Alter hatte. Zehn, fünfzehn Jahre älter als die Frauen, die noch hofften, Mutter zu werden. Er sah aus wie ein Passagier. Der er ja vor einer halben Stunde noch gewesen war. Ein Mann, neben dem man gern im Flugzeug oder Zug sitzt, froh darüber, dass er gepflegt ist und nicht allzu viel Platz einnimmt, indem er beispielsweise die Beine spreizt oder seinen Arm über die Lehne hängt. Sandbraunes Haar.

Eine Herrensonnenbrille mit Metallgestell, nichts Exaltiertes. Polohemd und Jeans einer Marke, der Männer vertrauen, die ansonsten in Anzügen herumlaufen. Sneakers, die vielleicht eine Aussage trafen, die Maren jedoch nicht kannte. Eine Bräune, die darauf schließen ließ, dass er in diesem Jahr schon einmal verreist war. Vielleicht zum Skifahren. Ein Mann, der auf den ersten Blick so aussah, als hätte er Frau und Kinder, vielleicht sogar Kinder aus erster und zweiter Ehe. Was soll das denn heißen? Dass Leute, die gesettelt aussahen, auch hatten, was sie wollten? Seit wann denke ich so einen Klischeescheiß, fragte sich Maren und überholte zu aggressiv einen Kleinlaster.

Sorry, sagte sie zu Alexander, der sie angrinste.

Vor ein paar Jahren hätte sie vermutlich mit ihm geflirtet, zumindest versucht, das Tier hinter der sorgfältig gekämmten Anwalt-auf-Auszeit-Fassade zu finden. Tja. Sie seufzte, und Alexander warf ihr einen Seitenblick zu. Marens Zeit als *man eater* war vorbei. Und das war gut, wenn auch ein anderes Thema.

Hast du eigentlich Kinder?, fragte Alexander.

Nein, sagte Maren und nahm die Ausfahrt.

Es war wichtig, dass ihre Backstory stimmte. Auch wenn sie nicht verpflichtet war, irgendwas über sich zu erzählen. Ihre Gefühle zu jedem ihrer Themen mussten aufgeräumt sein wie ein Hotelzimmer. Maren, die sich in den Schmerz ihrer Klientel hineinfühlte, hatte diesen speziellen Schmerz nicht in seinem gesamten Ausmaß gespürt, einem Ausmaß, das sie den anderen glaubte, das sie nachfühlen konnte, das sie aber nur gestreift hatte. Wie eine Frage. Oder ein flüchtiges Gefühl des Neids, ein kurzer Stich, der nicht lange anhält, dafür ist er nicht giftig genug, beim Anblick von vermeintlichem Glück: *Tolle*

Wohnung. Süße Familie, bei ihnen scheint alles zu stimmen. So schön, dieser Beruf und diese Zufriedenheit damit.

Und so weiter. Maren hatte diese Gedanken kaum noch, aber sie erinnerte sich an die Zeit des Umherirrens, und diese Erinnerungen waren ihr Werkzeug, aus ihnen formte sie Empathie, ein ausgetretenes Wort, aber so nannte man das nun mal.

Ich bin sehr glücklich ohne Kinder. Was nicht heißt, dass mich das Thema nicht berührt, sonst hätte ich dieses Programm nicht erarbeitet. Irgendwann stellt sich diese Frage ja jedem von uns, oder?

Alexander nickte nachdenklich. Maren überholte eine Schafherde.

Mit Ende dreißig war ihre einzige Langzeitbeziehung zu Ende gegangen, weil es nicht mehr ging, wie ihr Freund sagte, und Maren war sonderbar gefasst gewesen, auch weil sie wusste, dass er recht hatte. Der Schock folgte zeitverzögert, ausgelöst nicht durch die Trennung selbst, sondern durch die Reaktionen der anderen. Entsetzen und Mitleid. Als hätte das Ende einer totgelaufenen Beziehung sie in eine Zeitmaschine verfrachtet und um Jahrzehnte zurückkatapultiert. Ausgerechnet jetzt, hieß es. Wie kann er dir das antun, hieß es. In ein paar Wochen taucht er mit einer Jüngeren auf, eh klar. Erst da war Maren aufgefallen, dass sie sich altersmäßig an einem kritischen Punkt zu befinden schien. Ihre Beziehung war nicht einfach zu Ende gewesen, nein, sie war verlassen worden, weil sie ausgedient hatte, ein furchtbares Frauenschicksal. Weshalb schlaue Frauen darauf zu achten hatten, unter keinen Umständen verlassen zu werden. Und wenn doch, sich erst nach dem Kind zu trennen. Denn dann hatte man nach einer so langen

Beziehung, wenn schon nicht bessere Karten, dann doch zumindest was in der Hand. Man konnte dann in Ruhe nach Mr. Right suchen. Denn Mr. Right, das war ein Problem mit Marens Jahrgang, war damals ein feststehender Begriff. Befeuert durch eine tussige TV-Serie, die zu dem Zeitpunkt schon nicht mehr neu war, deren Einfluss sich aber hartnäckig hielt. In der Mr. Right gesucht wurde und Mr. Big hieß; in der alles, wofür Frauen irgendwann mal gekämpft hatten, mit Stilettos von Manolo Blahnik in Grund und Boden gestöckelt wurde. Indem man ihnen weismachte, dass sie unabhängige Erfolgsfrau und wartende, zitternde Maus in einem zu sein hatten. Es wurde gepiepst, gequiekt und gekichert. Es wurden pinkfarbene Cocktails geschlürft. Das Revolutionäre bestand darin, dass man seinen Freundinnen nun erzählte, was die vielen Männer, die nicht Mr. Right waren, im Bett falsch gemacht hatten. Das galt als Befreiung. Über den Sex vor der unbedingt angestrebten Ehe möglichst viel zu reden. Wenn Maren jüngere Frauen um etwas beneidete, dann war es das Fehlen dieses Tussenterrors, der aus heutiger Sicht nur ein dummes Popkulturdetail aus Marens später Jugend war, die sie ansonsten mit sehr viel Arbeit und sehr viel Feiern verbracht hatte. Gut bezahlt und keinen Tag unfreiwillig joblos, stieg keinerlei Existenzangst in ihr auf, als ihr Langzeitfreund sie Jahre später allein in der gemeinsamen Wohnung zurückließ. Sie war neununddreißig und konnte sich aussuchen, ob sie sich allein oder frei fühlte. Und Maren entfesselte die Arbeiterin und die Trinkerin in sich noch mehr. Sie liebte es, allein aufzuwachen. Sie liebte es, nicht ins Bett zu gehen. Sie liebte es, sich nachts noch einen Rotwein aufzumachen. Sie liebte es, bis zwölf Uhr mittags für niemanden zu sprechen zu sein, und sie liebte es noch mehr, als es sich herumgesprochen hatte und ihren guten Ruf in der Branche nicht beschädigte, sondern sie im Gegenteil glorifizierte. Irgendwann liebte sie es auch, ihren Kreislauf vormittags mit einem Glas Crémant in Schwung zu bringen. Allein. Mr. Right tauchte nicht auf. Und Maren mit ihrer damals schon vorhandenen, aber weniger genutzten Fähigkeit zur Reflexion stellte fest, dass auch ihr ein paar nicht unerhebliche Bulletpoints zur Mrs. Right fehlten. Sie hatte keine Zeit für einen Mann. Sie hatte keine Lust, sich einem anderen Leben hinzugeben. Sie kannte genug Leute, um nicht einsam zu sein. Und die Leben der anderen nach kurzen Besuchen wieder verlassen zu können gefiel ihr gut.

War das so? Das fragte sie sich erst später, nüchtern und geläutert. Aber hallo, geläutert. Maren hatte das Zwölf-Schritte-Programm der Anonymen Alkoholiker hinter sich, aber irgendwann beschlossen, dass sie auf lebenslange Meetings verzichten konnte. Ihr war geholfen worden, und nun half sie anderen, auf ihre eigene Weise. Keine Stuhlkreise, kein säuerlicher Kaffee, nur noch handverlesene Menschen wie dieser hier auf dem Sitz neben ihr. Morgen würde sie ihm erzählen, warum sie, Maren, wie er, Alexander, keine Kinder hatte. Bei ihm war die Frage offen, bei ihr war sie geklärt, ein Vorteil. Eine Angst, die sich in Glück aufgelöst hatte, was konnte es Besseres geben? Schaut mich an, dachte Maren manchmal. Fünfzig ist nicht das neue vierzig. Auch dieser Müll schwappte im Zeitgeist der unerträglichen Serie über den Ozean. Damals hieß es noch, vierzig sei das neue dreißig, was schätzungsweise einer Milliarde Frauen das Gefühl gegeben hatte, vierzig sei das perfekte Alter, um Mutter zu werden. Maren hatte sich mit vierzig nicht gefühlt wie mit dreißig. Sie hatte sich weder älter noch jünger gefühlt, als sie war, aber das bedrohliche Gefühl gehabt, so könne es nicht weitergehen. Sie hatte ein Gefühl der Leere verspürt, wenn sie Männer nicht zurückrief, wenn sie ihre Eltern nicht zurückrief, wenn sie an ihre Zukunft dachte und dort nichts sah, wenn frühere Spielgefährten ihr verkündeten, nicht mehr mitmachen zu können. Weil sie zum Beispiel Eltern wurden. Es war nicht Neid, der Maren dann erfasste, nicht Torschlusspanik, sondern etwas unaussprechlich Trauriges. Eine Wand, auf die sie zuraste. Oder ein Loch, in das sie starrte. Etwas musste sich ändern, aber was? Sie hatte nie kleine Ziele gehabt, und ein großes fiel ihr nicht ein. War es das, was die Gründung einer Familie den Leuten gab – eine Antwort auf diese Leere?

Sie brauchte dieses Dreißig-vierzig-Geschwätz schon deshalb nicht, weil sie nie das Gefühl hatte, nicht schön genug zu sein. Ein Gefühl, das praktisch alle Frauen hatten, unabhängig von ihrem Alter und Aussehen, auch das hatte Maren erst spät begriffen. Es schien sogar fast so, als wären diejenigen, die dem gängigen Schönheitsbegriff halbwegs entsprachen, noch härter betroffen als die anderen. Als Frau mit dem eigenen Aussehen zufrieden zu sein war praktisch eine Anomalie. Sie war eine Anomalie. Und dabei fand sie sich nicht einmal sonderlich schön, sie war nur zufrieden. Als Mädchen mit roten Haaren und Sommersprossen war ihr früh klargemacht worden, und zwar auf die nichtsensible, nichtkorrekte Art, dass sie polarisierte. Nicht einmal Schokolade schmeckt jedem, hatte ihre Mutter gesagt, der sie später für diese Aussage dankte. All das erklärte vielleicht Marens ungewöhnlich stabiles Selbstverständnis als weibliches Wesen und ihre enge Komplizenschaft mit ihrem Körper, es erklärte aber nicht, warum dieser Körper ihr nie ein dringendes Signal gesendet hatte, dass er sich fortpflanzen wolle. Sie hatte es bei anderen Frauen erlebt, dieses übermächtige Verlangen, das so gut zu dem passte, wovon Maren sprach. Verbindung, Bestimmung, Kraft, Schöpfung. Und ausgerechnet sie hatte diesen Ruf nie gehört. Dieses Ausbleiben war es, was Maren als Manko empfand, nicht die Tatsache, kein eigenes Kind zu haben.

Vielleicht bräuchte sie eine Person wie sich selbst, eine andere weise Frau, die ihr die richtigen Fragen stellte, um herauszufinden, woher diese Stille bei ihr kam. Es gab diese Person nicht. Meister, Lehrer, Gurus, Frauen, Männer – Maren hatte so vielen von ihnen zugehört, und irgendwann hatten sie sich fast alle wiederholt, wie Leute an Stammtischen, nur mit anderen Themen. Irgendwann hatte sich herausgestellt, dass sie vor allem geschäftstüchtige Manipulatoren waren und genauso gut in die Werbung hätten gehen können, eine Branche, in der Maren, die ehemalige Cutterin, sich gut auskannte. Irgendwann hatte man ihr Ego, von dessen Auflösung sie ständig schwafelten, so deutlich im Raum gespürt wie einen Furz, der sich peinlicherweise nicht verflüchtigte. Und irgendwann waren bei einigen der Lichtgestalten Machtmissbrauchsgeschichten jeder erdenklichen Art aufgetaucht, die viele nicht wirklich erstaunten, die es aber auch nicht einfacher machten.

Die Leute, bei denen sie sich für die Körperarbeit ausbilden ließ – ihr Reiki-Meister, ein Thai-Masseur und die beiden Frauen, bei denen sie die Grinberg-Methode und die Cranio-Sacral-Therapie erlernt hatte –, hatten weniger Sendungsbewusstsein und beschränkten sich aufs Fachliche. Irgendwann war Maren klar geworden, dass es sich bei all diesen Leuten einfach um Menschen handelte. Denen sie sehr dankbar war für ihre Impulse, das war sie wirklich. Doch eignete sie sich nicht besonders gut zur Anhängerin oder Devotee, auch das war ihr klar geworden. Um ihre Weiterentwicklung hatte sie sich selbst zu kümmern.

Sie stellte das Radio an und schenkte Alex ein weiteres Lächeln. Sie würde auf dieser langen Fahrt durchs Gebirge nicht vorab ihre Weisheit verschwenden, und das würde unweigerlich passieren, wenn sie sich jetzt länger unterhielten. Sie hatte keine Lust, wenn es so weit war, ihre Sätze mit *wie gesagt* beginnen zu müssen. Er lächelte zurück und lehnte sich an die Kopfstütze. Sehr gut. Erst mal ankommen. Alexander wurde ihr von Kilometer zu Kilometer sympathischer.

Das Ende von Marens später Jugend wurde rückwirkend betrachtet von zwei Schlägen eingeleitet. Es kann dir nichts Besseres passieren, als dein Leben einmal so richtig vor die Wand zu fahren, denn dort hinter der Wand liegt der Weg ins Neue, sagte sie ihren Klientinnen. Versehen mit dem Nachsatz, dass man im Moment des Vor-die-Wand-Fahrens verständlicherweise das große Glück noch nicht wirklich sehen konnte. Und ja, das war auch der heute in sich ruhenden Maren einst passiert. Mehr als diese Umschreibung gab es nicht. Das Vorher-Bild mussten sich die Leute selbst zusammenreimen: eine Frau mit einem Medienberuf, die irgendwann so nicht weitermachen konnte. Hatte sie zu viel gearbeitet? Hatte sie eine schwere Krankheit überlebt? Eine Sucht bekämpft? Nahestehende Menschen verloren? Alles zusammen? Wer weiß. Diese Frau hatte auf jeden Fall nicht viel anders ausgesehen als die auf dem Nachher-Bild. Jünger und unglücklicher vielleicht, aber alles, was die neue Maren ausmachte, lag im nicht sichtbaren Bereich. Ausstrahlung, Aura, Energie, sucht euch etwas aus, Fans.

Vorher-Maren hätte vielleicht nicht ewig, aber doch noch recht lange so weitermachen können. Vierzig ist doch okay, dachte sie, als sie vierzig wurde. Mit Anfang vierzig war es dann wieder egal, wie immer in den ersten Jahren eines neuen Lebensjahrzehnts. Der Kinderzug war dann bald abgefahren, und weil Maren diesen Zug nie ernsthaft erreichen wollte, verspürte sie auch nur einen abstrakten Schmerz der Endlichkeit, keinen brennenden Verlust. Trotzdem konnte sie mit Anfang vierzig nicht behaupten, the time of her life zu haben. Alles fühlte sich an wie eine Wiederholung, auch ihr nach außen hin abwechslungsreich wirkendes Liebesleben. Maren hatte gerade wieder eine Kurzzeitbeziehung beendet, als sie eines Nachts von einem leisen Rumoren in ihrer Wohnung aufwachte. Im Halbschlaf schleppte sie sich aus dem Bett in den Flur, sie brauchte Wasser, gut, dass sie aufgewacht war, andernfalls wäre sie vielleicht schlafend zu Staub zerfallen. Sie folgte dem Geräusch. Wie eine Gestalt aus einem Film, der man zurufen möchte, sich bitte, bitte nicht dort hineinzubegeben, ging sie nicht in die Küche oder ins Bad, wo es Wasser gegeben hätte, sondern ins Wohnzimmer, wo ein Mann gerade ein Bild von der Wand nahm. Ein Bild, das ihr Ex-Freund ihr hinterlassen hatte, der mit einem Maler studiert und zusammengewohnt hatte, bevor dieser Maler bekannt geworden und preismäßig durch die Decke gegangen war. Das Bild war ein Überbleibsel aus dieser Zeit, der Maler war spontan zu einer Frau gezogen und hatte seinem Mitbewohner ein vermülltes Zimmer hinterlassen, inmitten des Mülls ein paar seiner Arbeiten. Zum Glück signiert. Schmeiß den Kram weg, ich bin durch damit, hatte der Maler zum Ex-Freund gesagt, der erst maximal genervt war von der Entsorgung der Möbel und den Mietschulden des Malers und kurze Zeit später feststellen durfte, dass er unabsichtlich das Geschäft seines Lebens gemacht hatte. Maren hatte die Geschichte lachend diesem Mann erzählt, der ihr nun gegenüberstand, das Bild in der Hand. Ein kleines Bild, Öl auf Leinwand, wütend, rauchend, fluchend gemalt, das jetzt, so viele Jahre später, das wertvollste Objekt in Marens Wohnung war. Maren brauchte lange, bis sie verstand, was sie vor sich sah: Mann, in dunklem Zimmer stehend, Bild in der Hand.

Er hätte sagen können, er wollte das Bild aus der Nähe betrachten, wann hatte man schon mal die Gelegenheit? Und Maren hätte ihm glauben wollen, ihn vielleicht trotzdem gebeten zu gehen, das konnte sie nicht sagen, auch nicht in den Monaten danach, in denen sie von dieser Episode verfolgt wurde. Stattdessen standen sie sich gegenüber, der Mann wie eine Salzsäule, Maren wie eine Schilfstange, die sich im Wind biegt, betrunken und verschlafen. Marens Übersprungshandlung bestand in einem kurzen, ungläubigen Lachen. *Echt jetzt?*

Sie würde nie herausfinden, ob sie etwas anders hätte machen können. Der Mann kam in wenigen großen Schritten auf sie zu und schlug ihr mit der Faust zweimal direkt ins Gesicht. Dann stieg er fluchend über sie hinweg, trat ihr dabei auf die Hand und ließ es sich nicht nehmen, ihr zu sagen, was er von ihr hielt. Sie hörte seine obszönen Worte, sah Sterne, fragte sich weiterhin, was passiert war und warum, dann fiel die Tür ins Schloss.

Wie kam der Mann in Ihre Wohnung?, fragte die Polizistin, während ein Sanitäter behutsam ihr Gesicht untersuchte.

Ich habe ihn mitgenommen, sagte Maren und spürte, dass ihr Ober- und Unterkiefer nicht mehr aufeinanderpassten.

Beischlafdiebstahl, notierte der Kollege der Polizistin, laut murmelnd.

Maren schaute mit dem Auge, das nicht zugeschwollen war, in das Stablämpchen des Sanitäters und konnte nicht sehen, ob der Polizist seiner Kollegin einen wissenden Blick zuwarf, ob die Kollegin die Augenbrauen hochzog, oder sich abschätzig im Raum umsah, in dem drei Weinflaschen und ein randvoller Aschenbecher auf dem Tisch standen und Marens Klamotten inklusive Unterwäsche auf dem Sofa lagen, sie dachte sich die wissenden Blicke später dazu.

Zwei Techniker kamen, um die Fingerabdrücke zu sichern, Maren wurde von den Sanitätern nach unten in einen Krankenwagen begleitet, wo sie sich Sorgen um ihre Wohnung machte, als wäre sie jetzt von Räubern besetzt, und versuchte sich an dem Gedanken aufzurichten, dass der Mann immerhin ihren Schnittplatz nicht angerührt hatte, auf dem sich unter anderem ein fast fertig geschnittener Spielfilm befand. Ob sie psychologische Hilfe in Anspruch nehmen wolle, fragte die Polizistin. Nein, Maren hatte eine Therapeutin. Der sie von diesem Vorfall nichts erzählen würde. Der Polizist versuchte sie mit der Aussage zu trösten, dass derartige Vorfälle nicht selten waren. Und riet ihr zu einem Hochsicherheitsschloss, was sich widersprach, denn die Vorfälle, die er meinte, ereigneten sich ja, wenn Leute Unbekannte in ihre Wohnung ließen und einvernehmlichen Geschlechtsverkehr mit ihnen hatten, um anschließend ausgeraubt zu werden. Postkoital. Was hatte das zu bedeuten? Dass sie eine alte Schachtel war, leichte, weil verzweifelte Beute? Eine Vogelscheuche, mit der man nur schlief, weil man an ihre Dinge wollte? Der Mann war nicht jünger als sie gewesen und auch nicht sonderlich schön. Sie hatten in ihrem Wohnzimmer gesessen und Wein getrunken, waren dann ins Schlafzimmer gegangen, wo sich sein Hang zu Schimpfwörtern bereits zeigte. Warum hatte sie ihn mitgenommen? Weil der Sex dieser Tage Routine war, kein körperliches Bedürfnis, sondern eher Bestätigung und Abwechslung. Sie war die Herrin der Lage, hatte sie gemeint. Hatte sie ihn auf die Idee gebracht, oder hätte er ohne ihre Geschichte etwas anderes mitgenommen?

Das Bild war nicht versichert gewesen. Sie hatte es einmal schätzen lassen und sich an der großen, hypothetischen Summe erfreut, eine Rücklage, die sie nie anrühren würde, die ihr außerdem gefiel. Sie hatte sie verloren und mit ihr das Selbstverständnis, mit dem sie sich durch die Welt bewegt hatte. Sie war angreifbar, klein, schutzlos geworden. Sie sah sich selbst als alte, einsame Frau, die man ausraubte, weil man es konnte. Sie sah sich selbst als die Frau, die man mit Ende dreißig verlassen hatte. Sie verfiel mit Verspätung in Trauer um ihre Langzeitbeziehung und die Möglichkeit einer konventionellen Existenz, nach der sie sich früher nie gesehnt hatte. Ihre Zeit als glücklicher Single war vorbei. Es war, als hätte der Beischlafräuber eine Tür aufgerissen und sie in ein dunkles Treppenhaus getreten, in dem sie nun ein Paralleldasein fristen musste, als traurige Frau, in deren Leben alles, was im Leben der anderen Frau stabil und selbstverständlich gewesen war, wankte. Sie war jetzt die geworden, deren Reifen man durchstach, deren Koffer nicht ankamen, deren Heizungsrohre platzten, deren Kontodaten geklaut wurden, die vom Finanzamt schikaniert wurde. Sie war diejenige geworden, der ständig etwas wehtat, der das

Essen nicht bekam, deren Hände kalt und feucht waren. Sie war die geworden, die sich vor alldem fürchtete und es damit anzog. Kein Vertrauen mehr, auch nicht in sich selbst, dafür Angst. Die Polizisten hatten sich korrekt verhalten und ihr dennoch, wenn auch unbeabsichtigt, gespiegelt, dass sie eine tragische Gestalt in ihr sahen. Alleinstehende Frau, in ihrem Jargon vermutlich mittleren Alters (wann fing diese unsexy Zeitspanne eigentlich an?), hat sich nach Liebe gesehnt und wurde Opfer eines Verbrechens. Ich habe auf die Fresse bekommen, dachte Maren und sprach es nie aus.

Es wäre das Paradenarrativ für ein Meeting der Anonymen Alkoholiker gewesen: Und dann habe ich betrunken diesen Mann mitgenommen und dann ist dies und das passiert und dann saß ich da, mit meinen äußerlichen Wunden, und sah meine innerlichen Wunden und war am Ende. Unten angekommen. Rock Bottom. Dann die Entscheidung. Dann die Geschichte vom Phönix aus der Asche, von der die Leute nie genug bekamen. Applaus. Danke, Maren. Doch so war es nicht gewesen. Maren verbrachte noch ein paar Jahre in ihrem alten Muster. Angeschlagen, aber funktionsfähig. Sie schnitt weiter Filme, hatte weiterhin Filmrisse. Die Entscheidung, nichts mehr zu trinken, kam verzögert, Jahre später, fast aus dem Nichts, auf einer Zugfahrt mit ihrem Freund Engelhardt.

Sie hatte das Zwölf-Schritte-Programm durchlaufen, anfangs begeistert, später mehr und mehr ernüchtert, wie es bei jedem Heilsversprechen passierte. Schritt acht schrieb vor, dass man sich bei allen Leuten entschuldigte, denen man in dieser dunklen Phase Leid zugefügt hatte. Maren ließ diesen Schritt aus, log ihrer persönlichen Unterstützerin, die man Sponsorin nannte, die Hucke voll. Sie hatte sich nicht zu entschuldigen, sie hatte sich nur selbst geschadet. Und irgendwann damit aufgehört und die neue Maren kreiert. Wiedergeburt. In ihrem Leben wichtiger als die Geburt eines anderen Menschen. Allen war aufgefallen, dass sie nichts mehr trank, es war nicht zu übersehen und überhören gewesen. Sie hätte sich eher bei den Leuten entschuldigen müssen, denen sie mit ihrem Abstinenzgerede auf die Nerven gegangen war, als bei denen, mit denen sie getrunken hatte, denn die schienen durchweg ihren Spaß in Marens Gesellschaft gehabt zu haben. Niemandem fiel hingegen auf, dass sie nun auch sexuell enthaltsam lebte. Nach dem Vorfall war es klar, dass sie keine Unbekannten mehr zu sich nach Hause mitnehmen würde. Also ließ sie sich ein paarmal mitnehmen und sah, was ihr bisher entgangen war. Die Wohnungen sagten so viel über ihre Bewohner aus, dass sie meist nicht einmal ihren Mantel auszog, bevor sie unter einem Vorwand schnell wieder verschwand. Es war vorbei mit dieser Art der kurzen Nähe. Und allein in einer unbekannten Gegend in ein Taxi zu steigen war einsamer, als allein aus einer Bar zu kommen, stellte sie fest. Alles daran wurde trauriger und trauriger, komplizierter und komplizierter, unnötiger und unnötiger. Denn, so gestand sich Maren ein, abgesehen von der Bestätigung brauchte sie Sex nicht. Zumindest nicht mit anderen. Sie hatte die perfekte Sexualpartnerin schon früh im Leben gefunden, sich selbst. Niemand reichte an sie heran, zumindest nicht, wenn es um ihren Körper ging, und irgendwann kam ihr der Gedanke an fremde Hände und Münder, die sie berührten, so absurd vor wie die Erinnerung daran, einen völlig fremden Mann in ihre Wohnung, ihr Bett, ihren Körper gelassen zu haben.

Für den Schritt, sich aus dem Filmgeschäft zu verabschieden, brauchte sie ein paar Jahre länger, denn es gab keinen

Grund, einen Beruf aufzugeben, den man so gut beherrschte und von dem man so gut leben konnte. Ein Unwohlsein breitete sich aus, das zunächst schwer zu benennen war. Sie arbeitete an mehreren Produktionen nacheinander, die von einem Thema geentert wurden, nämlich den Kindern der jeweiligen Regisseure, Produzenten, Hauptdarsteller. Maren lernte, dass Männer ihrer Generation ein neues Statussymbol für sich entdeckt hatten: Säuglinge. Sie beherrschten die Vorbereitungen, das Set, die Postproduktion. Die jungen beziehungsweise mittelalten, aber frischen Väter waren kaum noch ansprechbar, ohne auf ihren Nachwuchs zu kommen. Wie zwanghaft Schlüpfrige, die es schaffen, jedes harmlose Gespräch zu einem Dirtytalk werden zu lassen. Hier aber ging es nicht um Sex, es ging um dessen Resultate. Die Babys dominierten die Gespräche, die Zeitpläne, das Engagement für das Projekt. Alles schien in den Hintergrund zu treten, denn die wichtigste Sache der Welt war eingetreten. Man hätte meinen können, es wären diese Männer gewesen, die nicht nur die Geburt gemeistert hatten, sondern jetzt auch stillten. Die neue Art, sich auf die Brust zu trommeln, bestand aus herzigen Geschichtchen. Maren, die auch ältere Freunde mit mittlerweile großen Kindern hatte, fragte sich, ob es nur ihr Eindruck war, verstärkt durch ihr Alleinsein, oder ob ihre Generation sich anders verhielt als die Leute vor ihnen, wenn sie Eltern wurden. Sie fragte sich auch, ob das Verhalten der Männer nicht positiv zu bewerten war. Sie engagierten sich. Sie bemühten sich. Sie benahmen sich wie Mütter oder wie sie meinten, dass Mütter sich benehmen. Einem Spielfilm, den sie schnitt, während Frank Engelhardt, der Regisseur, und Reza Farahani, der Produzent, jeweils Vater wurden, hätte es auf jeden Fall gutgetan, wenn die beiden in den Mutterschaftsurlaub verschwunden wären und das Projekt verschoben hätten. Es gab wenig, was man dazu sagen konnte, wenn man keine Lust hatte, sich als missgünstige, verbitterte Alte zu outen. Wie hatte Engelhardt noch die Entwicklungsstufen der Frau zusammengefasst? *Süß, scharf, sauer, bitter.* Nein danke. Maren hielt den Mund.

Das Argument, sie würde das nicht verstehen – was? alles! –, hörte sie nun sowieso oft genug. Maren war sich nicht sicher, ob sie die wichtigste Sache der Welt verpasste oder einfach nicht im Besitz des Statussymbols der Stunde war. Sie war das Mädchen, das in der falschen Jeans zur Schule gehen musste. Sie war die Frau, die keine Ahnung vom Leben hatte. Sie war das Crewmitglied, das nicht mithalten konnte, wenn es um den Contest der Müdigkeit, des Stressaushaltens und der Freude am Klagen über beides ging.

Man könnte meinen, ihr wärt die ersten Menschen, die jemals Kinder bekommen haben, sagte sie dann doch irgendwann einmal. Und wie erwartet wurde es ihr übel genommen, auch vom sonst für seinen Humor bekannten Regisseur. Tja, sagte der, komplett ironiefrei, die Welt unterteilt sich nun mal in Leute mit und Leute ohne Kinder. Ein paar Jahre zuvor hätte er die Welt noch in Selbstständige und Festangestellte, Partypeople und Langweiler, geile Typen und Idioten unterteilt, jetzt gehörte er zu den Eltern. Engelhardt, der sie zur Patentante seines Sohns Rocco gemacht hatte, den Maren liebte, so gut man eben ein Kind lieben konnte, mit dessen Vater man befreundet war und mit dessen Mutter man nichts anfangen konnte. Sensibilisiert für das Thema, stellte Maren fest, dass sie es mit den Vätern in ihrem Arbeitsumfeld nicht besonders hart getroffen hatte, sondern dass es sich um ein weit verbreitetes

Phänomen, wenn nicht eine Epidemie handelte. Kinder waren ein Must-have, wer keine hatte, war eine arme Sau, die nicht mitreden konnte. Mein Sohn hat gemacht, meine Tochter hat gesagt, plapperten die Männer aus dem Fernseher und dem Radio heraus, dabei war doch plappern immer ein Frauending gewesen. Sie konnte keine Zeitung und kein Magazin mehr aufschlagen, in dem die Journalisten nicht versuchten, ihre Vaterschaft unterzubringen: Mein dreijähriger Sohn hat heute Morgen dies und das zu mir gesagt, was sagen Sie dazu, Robert De Niro? Diese Katastrophe, die in einem Land auf einem anderen Kontinent passiert ist, wie erkläre ich die jetzt meinen kleinen Kindern? Mich als Vater einer Vierjährigen erschüttert diese Nachricht ganz besonders. In dieser Kolumne schreibt unser Autor wöchentlich über seine Kinder. Sie sind bla, bla, bla und bla Jahre alt. Warum? Weil wir finden, dass es wenig gibt, was unsere Leser mehr interessieren könnte als das Leben ihnen völlig unbekannter Kinder. Waren es die Hormone, die zwar die Mütter ausschütteten, die sich aber auf die Väter übertrugen? Wohl kaum.

Es ist ein Trend und wird deshalb vorübergehen, wie blöde Schuhe, blöde Sprüche, blöde Musik, entschied Maren, als sie wieder einmal eine Abwesenheitsnotiz lesen musste, in der nicht wie früher kurz und knapp stand, man sei bis zum Soundsovielten nur sporadisch erreichbar, sondern man sei mit dem kleinen Dings verreist, der nun die Berge sehen würde, zum allerersten Mal!

Und es ging vorüber. Zumindest für sie. Die Kinder der Männer ihrer Altersklasse wurden älter, der Neuheitseffekt nutzte sich ab, die Kinder, die in zweiter und dritter Runde entstanden, wurden in kleinerer Runde gefeiert.

Und jetzt, wo alles in Marens Leben einen Sinn ergab, jede Krise, jeder Schmerz, jeder Bruch, würde auch diese befremdliche Zeit für etwas gut sein: Sie würde mit ihren Klienten darüber sprechen, ob es nicht dieser äußere Druck war, der ihre wirklichen Wünsche überlagerte. Natürlich könnte diese Frage kränkend rüberkommen, schließlich unterstellte sie, man wäre Opfer eines Herdentriebs. Sie würde sie dennoch stellen, sensibel und liebevoll.

Sie sah Alexander an, der die Landschaft betrachtete. Hatte er auch unter der penetranten Angeberei seiner Peergroup gelitten? War er zum Outkast in seiner Firma geworden? Er könnte ein paar hundert Kinder in die Welt setzen, für die er noch nicht einmal zahlen müsste, würde er sich bei einer Samenbank anmelden. Vielleicht gab es dafür aber auch eine Altersgrenze. Und sicherlich ging es ihm mehr ums Vatersein als ums Vaterwerden. Sie hatten stundenlang nebeneinandergesessen und kaum geredet, als sie vor seinem Bungalow parkte. Wie ein Paar, das sich schon alles gesagt hat. Sie führte ihn hinein, er stellte sich mitten in den von Maren in Weiß- und Blautönen gestalteten Raum und streckte sich ausgiebig. Marens Willkommensgrüße an die nichtexistierende Alexandra bestanden aus einem Blumenarrangement, einem Obstkorb und einer Kollektion von Pflegeprodukten eines griechischen Naturkosmetiklabels.

Schön hier, sagte Alexander wieder. Maren fragte sich, ob sie ihm nicht eine Reiki-Session aufs Haus geben sollte, zum Dank für seine angenehme Anwesenheit in dem zu kleinen Auto. Das konnte nicht jeder, schon gar nicht jeder Fremde. Nein, entschied sie. Dieser Mann kannte sich überdurchschnittlich gut mit Verträgen aus. In ihrem stand für heute nur: Anreise.

Komm erst mal an, wir sehen uns morgen, sagte Maren.

Er nickte. Sie nickte. Dann ging er zwei große Schritte auf sie zu, vor denen sie fast zurückgewichen wäre, breitete die Arme aus, legte ihr die Hände auf die Schulterblätter und seine Schläfe an die Wange. Ganz kurz, nicht sexuell, nicht verbindlich, freundlich. Danke, sagte er.

Maren fuhr den kurzen Weg zu ihrer Höhle, wo sie sich von den beiden Autofahrten erholte, ein Augenkissen auf den Augen, eine geführte Meditation in den Ohren. Sie dämmerte kurz weg, hatte dann weniger Zeit, sich umzuziehen, als geplant, bevor sie sich mit Esther traf, der Frau, die gestern angereist war. Eine Löwin. Esther, du bist stark, dachte sie, als sie die Natursteinstufen zu Esthers Bungalow hinunterstieg. Sie hatte einen Picknickkorb dabei, den ihr die Gastgeberfamilie in den Kühlschrank gestellt hatte. Diese Leute waren sagenhaft, es gab nichts, was hier nicht funktionierte, gleichzeitig sah es aus, als hätte man seit der Antike kaum etwas verändert. Perfekt.

Esther erwartete sie in einem Wanderoutfit, unter dem sie ihren Badeanzug trug. Sie war klein und breit, trug ihre Funktionskleidung körperbetont, ihr schwarzer Pferdeschwanz wippte aus der Baseballkappe hervor, ein Bewegungsmelder. Als sie auf ihre Uhr schaute, in die Hände klatschte und fragte: Sollen wir los?, ahnte Maren, dass sie keine einfache Klientin sein würde.

Sie fuhren die paar Kilometer zur Bucht, Wandern war nicht das, was Esther wollte, auch wenn sie sich perfekt ausstaffiert hatte. Man stieg nicht hinab in diese Bucht, man rutschte den Sand hinunter, der jetzt nicht mehr heiß war, in den man sich werfen konnte wie in Wasser oder Schnee. Unten am Strand setzten sie sich auf die Decken, die Maren mitgebracht hatte. Niemand war hier. Nur die Sonne war Zeuge. Maren ließ Esther unter Anleitung atmen. Ließ sie tief und flach atmen, ließ sie hecheln, ließ sie durch das rechte, dann das linke Nasenloch atmen, durch gespitzte Lippen, ließ sie über die herausgestreckte Zunge ausatmen, ließ sie den Atem anhalten, erst kürzer, dann länger. Conscious connected breathwork, Psychedelic Breath, Psychotropic Breath, Embodied Breath, Kapalabhati, Ujjayi, Breath of Fire. Maren kannte sie alle, nutzte sie alle. Einige waren eingetragene Marken. Die Leute waren verrückt danach, unter Anleitung das zu tun, was sie jeden Augenblick ihres gesamten Lebens sowieso taten, atmen. Manchmal musste sie in den ausgebuchten Breathwork-Sessions an die Figur aus der Sesamstraße denken, die an der Ecke stand und heiße Ware anbot: Hey, du? Möchtest du Luft von mir kaufen?

Wer, ich? Meistens war es Ernie, dem etwas angedreht werden sollte.

Genaaaaaau, sagte das Männchen im Trenchcoat dann, wie hatte es noch mal geheißen?

Nach der Stunde Luft, die Maren, passend zu Esthers Feuerzeichen, mit Feueratem abschloss, massierte sie ihr die Füße und Hände. Anschließend sprang Esther auf und sagte, sie könne zum ersten Mal seit Langem wieder frei atmen. Danke, rief sie, den Kopf im Nacken, die Arme ausgebreitet, und Maren hatte das Gefühl, auf dem richtigen Weg zu sein. Dann rannte Esther ins Wasser und wieder heraus, als Maren ihr zurief, ihr Telefon würde klingeln. Sie bat Maren, ihr das Telefon zu reichen, während sie sich die Hände abtrocknete.

Tochti stand auf dem Display. Stieftochter, dachte Maren, während Esther im Sand auf und ab ging und euphorisch ins Telefon lachte.

Ja, sagte ihr Esther, immer noch tief und beglückt atmend, sie habe eine elfjährige Tochter und gerade eben, im Wasser, sei ihr auch eingefallen, wann sie das letzte Mal das Wunder des Atmens erlebt hatte: bei deren Geburt.

Maren hockte auf ihrem Leinentuch, starrte irritiert auf die nass glitzernde Frau, die sich neben sie auf die Decke fallen ließ und sagte, wie verzweifelt sie sich ein zweites Kind wünschte: *irrsinnig doll*. Esther setzte sich auf, schob die Träger ihres Badeanzugs herunter, schälte sich aus dem nassen Stoff und zeigte Maren die winzigen Blutergüsse, die die vielen Hormonspritzen auf ihrer weichen Bauchhaut hinterlassen hatten: Ich habe Punkte wie das Sams. Kennst du das Sams?

Sie zog den Badeanzug wieder hoch und rückte ihre Brüste so zurecht, dass sie perfekt in ihren Körbchen lagen. Maren suchte weiterhin nach der passenden Reaktion auf Esthers Neuigkeit. Natürlich konnte man sich verzweifelt ein weiteres Kind wünschen, aber darum ging es hier nicht. Alles war falsch.

Findest du nicht, dass ich genauso das Recht darauf habe, mir ein Kind zu wünschen, wie eine Frau ohne Kinder?, fragte Esther und legte sich auf den Rücken.

Hm, sagte Maren und versuchte, den Ärger zu unterdrücken, der in ihr aufstieg wie Magensäure. Dieses Retreat sollte exklusiv sein. Es gab nur vier Plätze. Einen hatte ein Mann, einen hatte sie verschenkt an ihre Freundin Marie-Claire, weil die es gewesen war, die sie auf diese spezielle Art der Lebenskrise gebracht hatte. MC war nicht klar, wie großzügig Marens Geschenk zu ihrem Vierzigsten war, und Maren würde vornehm schweigen. Bei

Esthers Platz hatte Maren sich zwischen drei Bewerberinnen entscheiden müssen. Eine von ihnen sollte die Woche ebenfalls zum vierzigsten Geburtstag geschenkt bekommen, Maren kannte sie nicht, aber sie kannte ihren Bruder Reza. Okay, hatte Maren gesagt, nicht wirklich begeistert, weil sie die Leute aus ihrem ehemaligen Berufsumfeld ungern mit Leuten von heute vermischte. Andererseits: Was hatte sie mit Rezas Schwester zu tun? Die ihr schließlich absagte, vermutlich aus einem ähnlichen Grund, zu viel Nähe. Sie war Politikerin und wohl zu Recht paranoid, was ihr Privatleben anging. Vielleicht empfand sie diese Art von Geschenk aber auch als übergriffig, womit sie ebenfalls Marens volle Zustimmung hätte. Die andere Bewerberin hatte Maren aussortiert, weil sie sich an den vielen Rechtschreibfehlern in ihren E-Mails gestört hatte. Was vielleicht ein Fehler gewesen war, denn jetzt saß sie hier mit einer Frau, die bereits Mutter war, im Sand und fühlte sich wie eine Idiotin. Was für ein Desaster. Halt. Nein. Eine Herausforderung. Noch eine.

Mein Mann ist happy mit meiner Tochter, also seiner Stieftochter, er versteht mich zwar, aber im Grunde bin ich mit der Dringlichkeit allein, sagte Esther, der Maren erst jetzt wieder zuhörte.

Willst du diese Beziehung mit einem leiblichen Kind für deinen Partner manifestieren, fragte Maren und strich durch den warmen Sand.

Ich will einfach noch ein Kind! Und alle tun so, als wäre das unangebracht, unverschämt, gierig, was weiß ich. Was ist denn daran so schwer zu verstehen?

Verstehen ist nicht das Problem, sagte Maren, aber ich hatte mich eigentlich an Leute gewandt, deren Kinderwunsch komplett unerfüllt ist.

Ist er ja. Dass es meine Tochter gibt, hat nichts damit zu tun, dass mein Körper jetzt regelrecht nach einem Kind schreit. Ich bin kurz vor dem Wahnsinnigwerden und ganz allein damit. Ich schäume quasi! Hätte ich nicht die Ärzte ins Boot geholt, ich würde Tag und Nacht vögeln wollen. Unfassbar. So kannte ich mich vorher nicht.

Was haben die Ärzte damit zu tun?

Wir rennen ständig zu diesen Terminen und werden dort behandelt wie Kranke. Dieses Klinische ist das Gegenteil der Atmosphäre, unter der ich zum ersten Mal schwanger geworden bin. Ich glaube schon, dass ein Orgasmus während der Zeugung gut für das Kind wäre, was meinst du, unter spirituellen Aspekten?

Ja. Sicher. Womit wir beim Thema Entspannen wären.

Ach? Echt jetzt? Das habe ich ja noch nie gehört. Dass ich mich entspannen soll.

Der abgedroschene Ratschlag wäre Maren nicht rausgerutscht, wäre sie Herrin der Situation gewesen.

Ich meinte natürlich, fing sie an und wurde von Esther unterbrochen: Na ja. Meinem Mann ist darüber jedenfalls die Lust komplett vergangen, was es nicht einfacher macht.

Verstehe.

Und die neuen Methoden befinden sich noch in den Studienphasen. Und auch die wenden sich erst mal an Leute ohne Kinder. Verstehst du, ich kann nicht mehr.

Du solltest dich darauf konzentrieren, was du hast. Eine Tochter und einen Partner, der auf deiner Seite ist. Die sind da. Alles andere ist Hypothese.

Fast hätte sie Hysterie gesagt, was egal gewesen wäre, denn Esther schien ihr nicht mehr zuzuhören.

Erst hatten wir das Gerangel mit der Krankenkasse, für den Zuschuss. Und dann hat uns keiner gesagt, dass man auch bei seinem Bundesland einen Förderantrag stellen kann, da hatten wir es aber schon privat weiterprobiert.

So ein Pech aber auch, dachte Maren und meinte auch sich selbst. Vier Leute und nur noch eine zahlende Teilnehmerin, die eventuell ins Profil passt. Wie kann das sein?

Jedenfalls: Wenn es dieses Kind irgendwann geben sollte, woran ich fast nicht mehr glaube, dann wird es sehr teuer gewesen sein. Wir haben meine Schwiegereltern angepumpt, die Bank sowieso. Schau, so viel haben wir investiert, um dich zu kriegen, können wir ihm dann sagen, wir hätten ein fettes Ferienhaus haben können, und jetzt bist du da und machst nur Ärger und Dreck!

Esther stand auf und fing an, laut zu lachen, sie machte jetzt wieder den Eindruck, den sie am Abend ihrer Ankunft gemacht hatte, nämlich den, in allerhöchster Not zu sein. Sie hörte nicht auf zu lachen, bis Maren sich irgendwann träge erhob und sie in die Arme nahm, wo sich Esthers Lachen in ein Weinen auflöste. Mein Gott, dachte Maren. Später, als sie Esther in ihren Bungalow gebracht und mit Yoga Nidra beruhigt hatte, schaffte sie es, sie zu verstehen. Es gab auch bei den AAs Leute, die sich wegen einem abendlichen Bier als Alkoholiker bezeichneten. Auch die hatten das Recht, zwischen den Schnapsdrosseln und Komasäufern zu sitzen. Du bestimmst dein Leid selbst. Und auch dessen Ausmaß. Du bist schließlich diejenige, die es fühlt, sagte sie zu Esther, die mit einem leisen Schnarchen antwortete.

Zwei Tage später kam Marie-Claire angebraust, mit mindestens neun Beaufort, das hieß Sturm, wie ihr Name. Man hatte ihr bei der Autovermietung ein Upgrade gegeben, ein hässliches, hochachsiges, PS-starkes Ungetüm, mit dem sie mehr Steinchen aufwirbelte als der Meltemi, der hier blies. Nach ihrer Ankunft war sie shoppen gewesen und hatte jetzt nicht nur zwei Koffer, sondern auch Tüten mit Kleidern und Schuhen dabei, sie ging mehrmals hin und her zwischen Auto und Bungalow, weil sie in der einen Hand weiterhin ihren Coffee to go hielt, an dem sie unentwegt nuckelte. Sie hatte auch Maren einen mitgebracht, das ultimative Gastgeschenk aus der Zivilisation, geschäumte Milch, die nach künstlichem Karamell schmeckte, noch heiß, also musste es dieses Zeug hier in einem der winzigen Dörfer geben, was wiederum hieß, dass dieser Ort dem Untergang geweiht war. Fehlte nur noch ein Maklerbüro von Fengel & Oelkers, und es war vorbei.

MC schaffte es, sich den Bungalow innerhalb von Minuten anzueignen, jede Oberfläche mit ihren Sachen zu belegen, die Sessel zu verschieben, den Teppich einzurollen und in eine Ecke zu stellen (der wird sandig), die Tagesdecke vom Bett zu reißen und auf den Fußboden zu werfen. Dabei redete sie über ihren Flug und die Fahrt hierher, die Leute am Flughafen (schlimm), im Flugzeug (teils ätzend, teils prominent), bei der Mietwagenstation (supernett plus attraktiv, einer jedenfalls). Sie spiegelt sich nur, sie sieht nichts, dabei ist sie den langen Weg durch diese magische Landschaft gefahren, mit den bezaubernden alten Leuten vor ihren Häusern, den Ziegen, den Dörfern, die weiß in den Bergen stecken. Diese Aufgepeitschtheit, sie konnte nicht von dem lächerlichen Caffè Latte kommen, MC hatte schließlich keinen Kinderorganismus, im Gegenteil. Ihre Stimme dröhnte durch das kleine Ferienhaus, als wäre sie auf Sendung, wie torfiger Whisky, wie schwerer

Rotwein, dazu Light-Zigaretten, viele, MC hörte sich an wie Marens Vergangenheit. Was willst du eigentlich mit Kindern, würde Maren sie in den nächsten Tagen fragen und damit rechnen, dass es Ärger geben würde. Einen Sturm. *Brace, brace!*

MC zog sich sofort zum Abendessen um, sie hatte sich ein rückenfreies weißes Kleid gekauft, für den Maren-Spirit, sagte sie vergnügt, super, oder? Dieses Flirren verhieß nichts Gutes, Maren kannte es, besonders von sich selbst. Es verhieß, dass MC es brennen lassen würde, um jeden Preis fühlen wollen würde, dass sie lebendig war, und dafür brauchte es andere, weil sie sich nicht reichte. Und sie, Maren, würde ihr auch nicht reichen. Die Männer der Gastgeberfamilie würden vielleicht mit ihr flirten, Maren konnte nicht sagen, wie deren Beziehungsverhältnisse aussahen, und hatte keine Lust, sich diesen wichtigen Kontakt durch ein manisches Stimmungshoch ihrer Freundin verbrennen zu lassen. Ein passenderes Zielobjekt, dachte Maren, während MC sich schminkte, wäre vielleicht Alexander, mit dem sie heute sechs Stunden durch die Berge gewandert war. Schön war das gewesen. Heilsam für Alexander, lehrreich für Maren. Alexander hatte eine Familie gehabt, eine Partnerin mit zwei Kindern, jetzt, nach der Trennung, war er nicht mehr der Vater, sondern rechtlos und allein und fragte sich, ob er nicht auf einem eigenen Kind hätte bestehen sollen. Seine nächste Freundin müsste jünger sein als er, dadurch fühlte er sich eingeschränkt. Männer haben's auch nicht leicht, dachte Maren, als er während der Atemarbeit anfing zu schluchzen. Lass es raus, hatte Maren gesagt und ihre Handflächen über seine Stirn gehalten.

Ready to rumble, rief MC aus dem Badezimmer, als würden sie gleich eine Tanzfläche in Brand setzen, kein leichtes, frühes Abendessen zu sich nehmen. Maren hatte kein gutes Gefühl.

Am nächsten Morgen saß Maren Vogtländer auf ihrem Lieblingsfelsen und ließ ihre Meditation in sich nachklingen, als zwei perfekt pedikürte Füße in goldenen Sandalen neben sie traten. MC hielt ihr einen Cappuccino vor die Nase, für den sie kilometerweit gefahren sein musste, kreuzte die Beine im Stehen und ließ sich in den Schneidersitz neben Maren fallen. Sie saßen eine Weile in der Morgensonne, das Meer unter sich, den Wind im Rücken. Ein schöner Augenblick, nur der heiße Milchschaum war überflüssig.

Wie hast du mich denn hier gefunden, fragte Maren.

Wir waren schon mal zusammen hier, falls du dich erinnerst.

Maren nickte und wusste, dass der perfekte Einklang, mit dem sie in den Tag gestartet war, gleich vorbei sein würde. Sie blies durch das kleine Loch im Deckel ihres Kaffeebechers.

Habt ihr noch lange gesessen gestern, fragte sie schließlich.

Bis halb eins.

Schön.

Ja. Nette Leute. Es war mir allerdings neu, dass ich Teil einer Therapiegruppe für ungewollt Kinderlose bin.

Ich habe dir doch gesagt, dass ich mit Klienten hier bin.

Denen du ein Programm geschrieben hast, das mein Problem lösen soll. Hallo?

Das ist mein Beruf, Marie-Claire.

Das ist mein Problem!

Unter anderem auch deins, ja. Das heißt aber nicht, dass du darauf ein Copyright hast, sagte Maren und bereute es sofort.

Ach? Aber Atmen und Wandern kannst du dir schützen lassen, ja? Weil da bisher noch nie jemand darauf gekommen ist. Ganz neu. Die Vogtländer-Methode: Gehen wir spazieren und unterhalten uns dabei. Genial! Aber leider teuer.

MC lachte trocken durch die Nase. Und blieb trotzdem neben Maren sitzen, so nah, dass sich ihre Schultern berührten.

Noch mal: Das ist das, was ich mache. Ich berate Leute, die feststecken.

Ja, aber ich habe mich nicht professionell, sondern privat mit dir unterhalten, weil ich dachte, dass wir befreundet sind.

Das sind wir auch.

MC sah sie kopfschüttelnd von der Seite an, Maren starrte weiter auf den Horizont. Lass es raus, dachte sie.

Siehst du nicht, wie das von außen aussieht? Du lädst eine Freundin auf deine Lieblingsinsel ein, wo sie dann feststellt, dass dort andere Leute sind, die genau das gleiche Problem haben wie sie, dafür aber ein paar tausend Euro abdrücken müssen, weil du es professionalisiert hast. Das Problem selbst stammt ursprünglich von der Freundin, ohne die der Spezialistin für Lebenskrisen gar nicht aufgefallen wäre, dass es existiert. Weil sie es nämlich selbst nie hatte.

Wer sagt das?

Du! Du hast immer behauptet, du hättest nie Kinder gewollt. Und du warst die einzige Frau, der ich das geglaubt habe. Sag mir jetzt nicht, dass das nicht stimmt.

Es stimmt. Das bedeutet aber nicht, dass ich diesen Schmerz nicht nachfühlen kann. Und, ja, ich habe mich mit dem Problem befasst, weil ich dir zugehört habe. Oft. Und ich weiß ehrlich gesagt nicht, was du jetzt von mir erwartest.

MC trank ihren Kaffee aus und warf den leeren Becher hinter sich in die unberührte Natur. Ein Kind, das provoziert, dachte Maren.

Weißt du, vielleicht erwarte ich ja, dass du einmal nicht recht hast. Das macht so menschlich, weißt du? Dann braucht man auch nicht im Gleichtakt zu atmen oder seine Hirnflüssigkeit in Gleichklang zu bringen, dann fühlt man sich vielleicht mal gesehen oder gehört von jemandem, der geht und stolpert und nicht den ganzen Tag nur schwebt.

Du musst meine Methoden nicht anwenden oder in dein Leben integrieren. Du musst gar nichts. Und wir können trotzdem ein paar schöne Tage hier haben.

MC wühlte in ihrer Tasche, betupfte sich dann die Lippen ärgerlich mit Sunblocker.

Erinnerst du dich an Randolph Klotz?

Maren nickte.

Natürlich erinnerte sich Maren an Randolph Klotz. Er war der Chronist einer Zeit (nicht lange her) und einer Menschenansammlung (alle noch am Leben) gewesen, die sich, so sah es der Autor Klotz, in wichtige Männer und ihre saublöden Begleiterinnen unterteilte, die er alle mit ihren Klarnamen in seinen Büchern verbriet. Maren war in diese Menschenansammlung geraten, weil sie die Freundin des mäßig erfolgreichen Künstlers war, der wiederum der älteste Freund des sensationell erfolgreichen Künstlers war. Und das Fräulein Vogtländer, hatte Randolph Klotz geschrieben, sei zwar eine

Augenweide, leider aber auch eine Ohrenhölle. Mit einer Stimme, die sich anhört, als würde man in einer dunklen Garage ein paar alte Zinkeimer umtreten, schepper, schepper.

Danke für die Erinnerung an diesen wunderbaren Mann, sagte Maren und hörte sich an wie früher, verächtlich und schrill. Wie kommst du jetzt auf den?

So fühle ich mich. Wie du damals, als das Buch rauskam. Und der war nicht mal dein Freund.

Das ist doch etwas komplett anderes.

Es ist anders, aber nicht komplett. Die Gemeinsamkeit ist, dass ich dachte, ich wäre ein Teil deines Privatlebens und nicht jemand, den du verwurstest.

MC, du verdrehst da was.

Du hast ein Geschäft aus mir gemacht.

Maren hatte keine Lust, sich im Kreis zu drehen. Früher hatte sie das geliebt. Sich so lange zu streiten, bis sie das Gefühl hatte, gewonnen zu haben. Das war lange her. Sie schaute geradeaus und hörte MC zu.

Dein Beruf, dein Beruf. Diese Geschichten, die du hier veranstaltest, nutzen doch nur deinem eigenen Ego. Das richtest du an dem Elend der anderen auf. Maren, die über allem steht.

Jetzt reicht's aber mal, dachte Maren.

Weißt du, ich habe genug von dieser Art der Krisenbewältigung. Ich gehe jetzt zur bösen alten Schulmedizin.

Maren sah MC an.

Echt?

Ja. Ich dachte immer, das brauche ich nicht, aber jetzt gebe ich auf. Ich mache jetzt was, irgendwas, meine Frauenärztin hat einen ganzen Katalog mit Methoden.

Das ist, ehrlich gesagt, super. Und das ist auch nicht aufgeben, im Gegenteil, das ist proaktiv.

MCs Augenbrauen hoben sich über den Rand ihrer Sonnenbrille.

Das ist mein Ernst. Das ist eine Entscheidung. Gratuliere!

Tu jetzt bitte nicht so, als hättest du diese Idee mit mir erarbeitet, sonst werde ich richtig sauer.

Maren legte den Arm um MCs Schulter. Sie fühlte sich an, als hätte sie eine schlechte Nachricht erhalten, steif und kalt. MC winkelte die Beine an, legte die Unterarme auf die Knie, dann ihre Stirn und sprach auf ihre nackten Oberschenkel.

Scheiß auf alle Nebenwirkungen, ich kann nicht mehr, ich komme da nicht raus, indem ich mir anhöre, ich wäre auch allein vollständig, alles wäre super, ich müsste nur Geduld haben.

Mach das, sagte Maren, das ist gut. Und wusstest du, dass der Staat das sogar fördert?

Der Staat?

Na ja, der Staat, das Land, die Kasse. Ich habe mich damit jetzt nicht im Detail befasst, aber ich kann das mal recherchieren.

Das hast du von Esther gehört und gibst es jetzt großzügig an mich weiter. Danke, dass du es mir nicht in Rechnung stellst.

Seit wann mache ich alles falsch, fragte sich Maren. MC stand auf und klopfte sich ab, was sich anhörte, als würde sie gleich davonstampfen. Allein.

MC, wie lange höre ich dir jetzt zu? Fünf Jahre, sechs Jahre?

Ach, du hast die Jahre gezählt? Weißt du was, ich auch. Du hörst dir das jetzt seit fünf Jahren an, mit ungefähr fünfunddreißig fing der schleichende Wahnsinn bei mir an. Und als ich hier ankam, habe ich mir vorgenommen, mich bei dir dafür zu bedanken. Und zu entschuldigen.

Das musst du beides nicht, das war völlig okay für mich, sonst hätte ich es nicht gemacht.

Maren sprach hinaus aufs Meer, MC im Rücken.

Hör auf mit dieser Heiligenspielerei, Maren, es war anstrengend, und es war bei jedem Treffen klar, dass es nur um mich geht, und das tut mir wirklich leid. Ich war unausstehlich, und das hört jetzt auf.

MC streckte ihr die Hand entgegen. Maren sah ihren Blick durch ihre verspiegelte Sonnenbrille nicht. Es war eine Entschuldigung, ein Versprechen oder das Angebot, sie hochzuziehen, vielleicht wusste MC es selbst nicht. Maren nahm ihre Hand. MC war ihre Freundin. Es gab immer weniger Leute, die sie von früher kannte, mit denen sie weiterhin befreundet sein konnte. Mal entschied sie das, mal entschieden die Leute das, mal blies die Zeit sie einfach auseinander. Wie der Wind, der jetzt stärker wurde und an ihnen zerrte, während sie sich auf Marens Lieblingsklippe gegenüberstanden und nichts sagten. Man sollte sich nicht auf einer Klippe streiten. Doch sie wusste, dass sie MC trauen konnte, trotz ihrer Wutfähigkeit. Sie standen einfach da. Im Jetzt, das MC so schwer annehmen konnte, weil sie ständig an ihre Zukunft dachte, die anders sein sollte als die Gegenwart, und an ihre Vergangenheit, der sie die Schuld daran gab, wie es war. Jetzt war sie kurz still. Maren genoss es, so nah vor MC zu stehen, die so groß war wie sie, der sie alles Glück der Welt wünschte, egal wie es aussah.

In ein paar Jahren ist es vorbei, sagte sie, egal wie es ausgeht, ob du dann ein Kind hast oder keins. Kannst du dir vorstellen, wie viel Kraft dann freigesetzt wird? Die hast du dann zurück. Dann wirst du unbesiegbar.

Es war möglich, dass MC unter ihrer Brille die Augen verdrehte. Vielleicht auch nicht.

Lass uns die nächsten Tage so tun, als wäre das Thema erledigt. Ich muss jetzt mal freihaben.

Gerne.

Auch von deinen Ratschlägen. Gib die denen, die dafür bezahlen.

Okay.

Danke.

Okay.

Und Entschuldigung für die letzten Jahre.

Keine Ursache.

MC legte ihr den Arm um die Schultern, hängte sich auf sie wie ein betrunkener Mann. Vielleicht würde sie ihre einzige Freundin aus der Vergangenheit bleiben. Sicher sogar, dachte Maren, auf dem Weg zu MCs Mietwagen, der in der prallen Sonne zwischen Geröll und Kakteen stand wie in einer Autowerbung.

Die Zukunft ist jetzt.

OHNMACHT

Wie sollte das mit einem Kind überhaupt funktionieren, fragte Anahita sich mindestens einmal täglich, meist öfter; wie sollte es in ihren Zeitplan passen? Wie machten das andere, was für Netzwerke hatten die sich aufgebaut, um im Spiel zu bleiben? Sie war eine gute Netzwerkerin geworden, aber nicht privat. Wem würde sie ein Kind anvertrauen, wenn sie nicht einmal ihrer Putzfrau traute, ganz zu schweigen von ihren Mitarbeitern, ganz zu schweigen von ihrer Familie. Ihr Leben bestand aus Arbeitsterminen und gelegentlichen Treffen mit Freunden, die sie organisieren musste wie Arbeitstermine. Ein Abend, an dem sich die Leute aus den verschiedenen Welten mischen würden, erschien ihr wie die höchste Stufe von Sozialstress.

Um der Geburtstagsfrage zu entgehen, hatte sie sich deshalb freigenommen und wollte aus der Stadt fliehen. War aber eingeknickt bei der Vorstellung, an einem fremden Ort auf sich selbst anzustoßen, und fand sich mit einem Tag allein in Berlin ab. Leicht einen sitzen und keine Termine, warum nicht, dachte sie und versetzte sich mit diesem Motto fast selbst in Vorfreude. Dann rief Cyrus sie an und teilte ihr mit, dass sie ihren Geburtstag gemeinsam feiern würden. In einem neuen Restaurant, für das er das Konzept erstellt hatte, vegan-urban. Cyrus, der pro

Monat ein halbes Rind verzehrte, mindestens. Keine Widerrede, sagte er. War es deprimierend, dass ihr Bruder wusste, dass sie nichts anderes vorhatte? Oder war es schön, zwei Brüder zu haben, die beide in der Stadt lebten? Sowohl als auch.

Am Tag vor ihrem Geburtstag ging sie zum Friseur, wo sie wieder einmal feststellte, dass sie mit den schlechten Seiten beider Welten zu leben hatte. Sie hatte keine Zeit und stand unter permanenter Beobachtung. Gleichzeitig genoss sie kaum Vorteile einer very important person, noch hatte sie deren Autorität.

Warum, fragte die Friseurin sie mit einem theatralischen Kopfschütteln, nachdem sie ihren Wunsch formuliert hatte.

Wie, warum? Weil ich das so möchte, sagte Anahita.

Das kann ich nicht verantworten, sagte die junge Frau und ging in panischen Schritten davon. Die Inhaberin des Salons war verreist, und Anahita hatte nicht auf einen Termin bei ihr warten wollen, ein Fehler, wie sie jetzt dachte, während sie sich genervt im Spiegel betrachtete. Sie war seit Jahren Kundin hier, bei der Chefin, die dieselbe Haarstruktur hatte wie sie, was Gold wert war, und die ihren Job ausführte, ohne währenddessen zu reden, was sie zu einem Juwel machte. Sie hätte sich sofort mit Anahitas Wunsch befasst, ihr mehrere Vorschläge unterbreitet und anschließend einen davon mit künstlerischer Präzision umgesetzt. Während ihre Angestellten offenbar dachten, dass es hier um ihren Geschmack ging, nicht um eine Dienstleistung.

Was haben wir denn da, fragte der hinzugeholte Kollege wie ein Kinderarzt.

Ich würde gern meine Haare abschneiden lassen, sagte Anahita.

Schau dir das mal an, sagte die Friseurin und hielt dem Kollegen Anahitas Haarspitzen unter die Nase, unglaublich, oder?

Ihre Haare sind per-fekt, sagte der Kollege, der einen imposanten Vollbart trug, sen-sa-tio-nell!

Danke, sagte Anahita.

Warum wollen Sie die denn abschneiden?

Das geht dich einen Scheißdreck an, dachte Anahita.

Weil ich eine Veränderung will, sagte Anahita.

Und wenn wir es stattdessen mit einer Farbe probieren?

Sie sah in den Spiegel, sah eine Glatze und einen weißen Bob mit lila Lichtreflexen über zwei ratlosen Gesichtern.

Nein, kurz, bitte.

Die junge Frau hielt sich die tätowierten Hände über Nase und Mund und atmete hinein. Wenn sie jetzt heult, gehe ich, dachte Anahita.

Ich übernehme ab hier, sagte der Kollege, als ginge es um eine Amputation. Anahita verdrehte die Augen, obwohl beide Friseure sie im Spiegel sehen konnten.

Unsere VIP-Kunden bekommen alles, was sie wollen, sagte er, zog sich einen Stuhl hinter ihren und fing an, sie zu kämmen. Brachte zum Glänzen, was er gleich abschneiden würde.

Sicher?, fragte er noch einmal und hielt ihr ihr Haar vors Gesicht. Fragen das andere auch, Tätowierer, Botoxspritzer, Chirurgen, fragte sich Anahita und nickte.

Der Friseur begann mit einer großen Schere. Wie in einem Kinderbuch, schnipp, schnapp, ab. Anahitas gesunde Haare, die sie nie kurz getragen hatte, Symbole für Weiblichkeit und Fruchtbarkeit, fielen auf den polierten Holzboden. Der Friseur fand Gefallen an seiner Aufgabe, kam ins Reden.

Man könnte eine Perücke daraus machen oder Extensions, für andere Frauen mit weniger Glück.

Nur zu, sagte Anahita, die gebannt auf die Veränderung starrte.

Sie könne das tragen, könne sowieso alles tragen.

Tatsächlich?

Auf jeden Fall. Allerdings immer Ohrringe bei kurzen Haaren.

Echt?

Unbedingt. Und Make-up.

Aha?

Auf jeden Fall würde diese Frisur ihr Gesicht betonen, ihre wunderschöne Haarstruktur hervorheben, sie würde diesen Schritt beziehungsweise Schnitt, hahaha, nicht bereuen. Ihr Mann vielleicht schon. Obwohl es natürlich auch jede Menge Männer gab, die genau auf dieses Strenge, Markante, an dem er da gerade arbeitete, total abfuhren.

Sie lächelte sich und ihn an.

Und das könnte auch einen beruflichen Kick geben, oder?

Anahita hob fragend die Augenbrauen, weiterhin lächelnd.

War sie nicht Schauspielerin?

Nein.

Wie jetzt? Echt nicht?

Nein. Ich sitze im Senat.

Oh my god! Entschuldigung. Eine Verwechslung. Wie unangenehm. Aber bei so vielen prominenten Gesichtern hier …

Kein Problem.

Doch ein Problem. Das hier und jetzt jedoch nicht zu lösen war.

Anyway: Ihre Kopfform, traumhaft. Sensationell. Jetzt nur noch das Glossing, dann wird geföhnt.

In Ordnung.

Der Friseur gibt dem Ich neuen Schwung, nicht wahr?

Der Friseur hatte sie außerdem um eine gute Bewertung online gebeten, ihr eine unabdingbare Haarmaske angedreht und eine seiner Thesen anvertraut: Die Geburtstagsfeier sei der Spiegel des Soziallebens. Am nächsten Abend sah sie drei Leute in diesem Spiegel.

Du siehst jünger aus, sagte Cyrus, als er sie umarmte.

Du siehst älter aus, in a good way, sagte Reza, der den Tisch umstellen ließ und die Kellner auf Spur brachte, bevor er Anahita umarmte.

So cool und mutig, sagte Lydia, ich hoffe, das wird ein neuer Lebensabschnitt. Abschnitt passt ja schon mal, hihi.

Lydia nötigte sie, ihr Geschenk sofort zu öffnen, einen Briefumschlag. Ein Gutschein, oh nein. Für ein Retreat für Leute mit unerfülltem Kinderwunsch. Verschwurbelter respektive achtsamer ausgedrückt, aber das war es, worum es ging. Bei einer Frau, die Reza von früher aus dem Filmbusiness kannte, die jetzt eine Art Heilerin geworden war, Anahita erinnerte sich dunkel an eine laute Stimmungskanone und las mit einem inneren Augenrollen ihre mannigfaltigen neuen Berufsbezeichnungen, während Lydia sie erwartungsvoll anstrahlte.

Eine Auszeit, aber mit Thema, sagte sie. Wir dachten, das wäre genau das Richtige für dich.

Anahita nickte, weil ihr nichts anderes einfiel. Auch der Gutschein für die Flüge lag dabei, ausgedruckt und zum Papierflieger gefaltet. Weiter weg von ihren Wünschen wäre nur ein Aufenthalt auf einem Bauernhof gewesen. Vielleicht sollte sie froh sein, dass sie ihr keinen Welpen geschenkt hatten. Reza setzte sein Ehemanngesicht auf, das ausdrücken sollte: Für die Geschenke ist bei uns meine Frau zuständig. Anahita fiel wieder ein, dass sie ihren Geburtstag nicht nur wegen der Gäste vermied, sondern auch wegen der Geschenke, die sie zu fürchten gelernt hatte. Cyrus hatte mehrere schön verpackte Dinge dabei, auch von ihren Eltern, die sie später auspacken würde, wie sie versicherte. Eines war so schwer, dass es sich um einen Gusseisenbräter handeln musste, den ihr Vater für so unverzichtbar hielt, dass er ihn ihr schon einmal geschenkt hatte, was ihm offenbar entfallen war. Ein anderes war der Silhouette nach ein Tennisschläger, so hoffte sie, immerhin etwas Sinnvolles, denn sie hatte sich vorgenommen, wieder Sport zu treiben. Cyrus, der die Stille nach Lydias Geschenk verstanden hatte, winkte dem Kellner, legte den Arm um sie und küsste sie auf die Schläfe. Sie wischte sich mit der Hand vor dem Gesicht hin und her wie mit einem Scheibenwischer, machte ihren Tick zu einer magischen Handbewegung, die das aufsteigende Weinen in ein Lachen verwandeln sollte. Es funktionierte. Cyrus bestellte ein Dal Bhat, sprach den Namen des Gerichts so übertrieben authentisch aus wie ein Comedian, der einen Inder darstellt, und lieferte Anahita und Reza ein Wort, über das sie den ganzen Abend Tränen lachen konnten. Danke, sagte sie zu Lydia zum Abschied, wir telefonieren.

In den Tagen darauf ignorierte sie die E-Mails von Maren, der Frau mit dem Retreat, die sie bat, ihr eventuelle Essensunverträglichkeiten und sonstige Wünsche oder Besonderheiten mitzuteilen, und infolgedessen musste sie auch Lydia ignorieren. Doch sie nahm sich vor, diese Reise so bald wie möglich abzusagen. Aus Zeitgründen. Was sie vor das Problem stellen könnte, dass Maren ihr einen anderen Termin anbot, denn das Retreat fand mehrmals pro Jahr statt, und ihr Geschenkgutschein war flexibel. No way out, Lydia hatte mitgedacht. In der Regel war es einfacher, einen Termin wahrzunehmen, als abzusagen oder zu verschieben. Zu dieser Erkenntnis war Anahita schon als Schülerin nach einer kurzen Phase des Schwänzens gekommen. Sie hatte keine Fehlzeiten an der Uni gehabt und sich später den Ruf einer äußerst zuverlässigen Arbeitsperson erworben. Und das in einem Arbeitsleben voller Termine, von denen diejenigen, auf die sie sich freute, vielleicht zwei Prozent ausmachten. Kurz fragte sie sich deshalb, ob sie sich nicht einfach auf Rezas Bekannte einlassen sollte. So könnte sie verreisen und wäre allein und doch nicht allein. Sie hatte nichts zu verlieren, oder?

Doch dann wurde sie zurück in ihre Termine gezogen, die sie wiederum so weit zurück in ihre Vergangenheit warfen, dass sie darüber sogar ganz gern mit jemandem gesprochen hätte. Wenn auch nicht mit einer alten Freundin ihres Bruders, die ihre Schwägerin ihr ans Herz legte.

Anahita Martini, als Senatorin zuständig für Bildung, Jugend und Familie, hatte sich vorgenommen, in die Offensive zu gehen und sich mit einem neuen Thema zu verewigen: Singles. Wieso beharren wir auf der klassischen Familie, wieso wird der Status der Alleinlebenden behandelt wie Arbeitslosigkeit, also ein hoffentlich vorübergehendes Unglück, wieso diese Herabsetzung bei gleichzeitig stetig steigender Zahl von Singlehaushalten und so weiter. Ein unendliches Feld tat sich auf, dessen Anahita sich annehmen würde, für den Anfang hatte sie eine

Recherche in Auftrag gegeben. Ob sie damit die Angst vor den Fragen nach ihrem eigenen Status abbauen konnte, würde sich zeigen. Zunächst hatte sie Termine zu erledigen, und das waren in der ersten Woche ihres fünften Lebensjahrzehnts fünf Schulen.

Unsere Schülerinnen und Schüler freuen sich sehr auf Sie, begrüßte sie die Direktorin der ersten Schule, Sie sind ein leuchtendes Beispiel dafür, was Bildung bewirken kann.

Whatever that means, dachte Anahita, tatsächlich auf Englisch, tatsächlich in ihrem alten, kaugummikauenden Schülerinnentonfall, während sie lächelnd die Hand der Schulleiterin schüttelte. Die mit ihrem *leuchtenden Beispiel* gemeint haben wird, dass es sich bei Anahita um eine Frau handelte, die sich aus einem Umfeld herausgekämpft hatte, in dem Bildung ganz klein geschrieben beziehungsweise in dem gar nicht geschrieben wurde. Falsch. Anahita kam aus einer Familie, in der es Pflicht war, die allgemeine Hochschulreife zu erlangen, unabhängig von Geschlecht oder persönlichen Wünschen. Das konnte diese Frau nicht wissen, weshalb sie auf ihre eigenen Vorstellungen zurückgriff, in denen rührselige Geschichten von fleißigen Migrantenmädchen herumgeisterten.

Egal, dachte Anahita auf ihrem Weg in die Aula und enthielt sich jeder Korrektur dieses Bilds, weil es ihr erstens nicht neu war und weil sie zweitens mit ihren Energiereserven haushalten musste, weshalb sie sich mehrmals täglich sagte: Pick your fights. Und das hier war auf keinen Fall eine Kampfarena, es war eine Gesamtschule, die es geschafft hatte, sich von einem bundesweit bekannten Beispiel für fehlgeschlagene Integrationsbemühungen zur Vorzeigeschule zu entwickeln. An einer Schule wie dieser – vor ihrer beispielhaften Verwandlung –

hatte Anahita ihr Referendariat gemacht und anschließend ein Jahr unterrichtet.

Der Geruch von Schulen ändert sich nie, fiel ihr auf, während sie mit ihrer Entourage durch die Korridore ging, in denen es nach Reinigungsmitteln, Essen und Heranwachsenden roch, unabhängig von Schulform und Gegend. Die Lehrer rochen seltener nach Pausenzigaretten als früher, hatten jedoch immer noch die unverwechselbaren Fahnen, die man von Filterkaffee bekam. Anahita atmete diese Schulluft ein und verweigerte sich der Rückführung in ihre Referendarzeit, stattdessen stieg sie ein paar Etagen tiefer hinab, wie in einer Hypnosesitzung, obwohl sie nie eine besucht hatte, aber sie stellte sich vor, dass es so funktionierte. Sie dachte an ihre eigene Schulzeit. Sie hatte sogar Gedanken, die dem Kopf ihres jüngeren Ichs entsprungen sein könnten. So viele Kinder und alle haben eine Mutter, alle waren einmal im Bauch dieser Frau, und ein Teil von ihnen würde selbst zu Müttern werden, wieder ein Kind tragen und so weiter, unendlich, warum, dachte sie, wie ein kleines Mädchen, das sich nachts im Bett in einer Wolke aus Kindermetaphysik dreht, oder wie ein größeres Mädchen, das zum ersten Mal an einem Joint gezogen hat. Gleichzeitig fiel ihr in diesen Korridoren und Klassenräumen und Turnhallen und Cafeterias auf, dass es wohl kaum einen Ort gab, der das Kinderhaben stärker entzauberte als eine große Schule. Ein Gedanke, den sie in ihrer kurzen Zeit als Lehrerin nicht gehabt hatte, weil das Wunderwesen Kind damals nicht zu den Dingen gehörte, die sie sich wünschte. Doch sie erinnerte sich daran, wie die Schüler schon damals von Individuen zu einer einzigen, großen Kreatur wurden. Zu einem Ungeheuer, gefährlich und nicht zu bändigen. Und auch jetzt,

Jahre später, als hoher Besuch mit unausgesprochenem Kinderwunsch, fiel es ihr schwer, in den vielen jungen Gesichtern und Körpern mehr zu sehen als Massenware. Die sich nach Unterrichtsschluss, das war ihr klar, wieder in einzelne, sehr besondere kleine Menschen aufspalten würde. Bis dahin aber waren sie ein Chor aus der Hölle. Dachte Anahita, während sie ihnen zuhörte und sich die Dinge anschaute, die sie ihr stolz präsentierten. Gebasteltes, Gesungenes, Gelesenes. Ihre Bewunderung für die Lehrer stieg von Besuch zu Besuch. Ihre Erleichterung, nicht in diesem Beruf geblieben zu sein, ebenfalls. Was wäre aus ihr geworden? Eine Frau mit einem Beruf, in dem ihre Bemühungen niemand zur Kenntnis nahm, außer ein paar netten Eltern und ein paar Kindern, die früher oder später auch vergessen würden, wer sie darauf aufmerksam gemacht hatte, dass sie mehr konnten, als sie sich zutrauten. Es freute sie wirklich, dass man diesen Berufsstand jetzt hätscheln musste wie hübsche Tiere, die vom Aussterben bedroht waren. Fast wie in den goldenen Zeiten, von denen Elke, die Mutter ihrer Schulfreundin Zora, immer geschwärmt hatte: Wir waren so frei, wir sind auf dem Landweg nach Indien, wir waren jahrelang keinen Tag nüchtern, und dann kamen wir zurück und wurden verbeamtet. Ginge es nach der Schulsenatorin, würde es jetzt wieder so ähnlich laufen.

Es hat sich nichts verändert, dachte sie, wenn sie vor die Schülerschaft trat, in die Reihen schaute und dort die Hackordnungen und Hierarchien erkannte, die Unauffälligen, die Loser, die Streber, die Clowns, die Gemobbten, die Mobber, die Mitläufer und die Anführer. Die Schlaksigen, die Moppeligen, die Niedlichen, die Gefährlichen, die Pickligen, die Perfekten. Die lauten Jungs, die fast an ihrem Testosteron erstickten. Die leuchtenden Mädchen, die es kaum erwarten konnten, Frauen zu sein, nach allen Regeln des Internets geschminkt, gestylt, gezupft, gepudert. Sie sah ihre junge Haut in allen Farbtönen, und es fiel ihr auf, dass die Stellen, die vorgezeigt wurden, wanderten. Im Moment war es wieder einmal der Bauch, den man zeigte, genauer gesagt der Bereich oberhalb der Taille, unabhängig von der Figur der Mädchen, was auf ein neues Selbstbewusstsein hinwies, das Anahita gefiel. Alles schien erlaubt, auch wenn die Schulsenatorin zu Gast war. Als ihr später ein Lehrer erzählte, man würde über eine Kleiderordnung nachdenken, weil einige der Mädchen Strichlisten führten, auf denen sie vermerkten, wie oft die Lehrer auf ihre unbedeckten Stellen schauten, quasi ein Erpressungsprotokoll anlegten, tat sie schockiert. Sie kannte diesen Typ Schülerin, nicht nur weil sie versucht hatte, ihn zu unterrichten. Sie war selbst so eine gewesen. Nicht auszuschließen, dass sie mit Leyla und Zora auch solche Listen geführt hätte. Zora sei Erzieherin geworden, hatte ihr irgendwer erzählt, sie fiele damit in ihren Zuständigkeitsbereich. Und Leyla gehörte indirekt zu den Gründen für Anahitas Abitur mit Auszeichnung. Sie waren ein dreiköpfiges Monster gewesen, mit wehenden Mähnen, langen Krallen und leuchtenden Lippen, laut und unschlagbar. Sie gaben vor, wer oder was cool war, im weitesten Sinn des Wortes. Niemand widersprach Leyla, und wenn sie mit Leyla zusammen war, widersprach auch niemand Anahita. Das stille Mädchen, das zu Hause um ihre Mutter herumschlich und ihrem Vater alles recht machte, entdeckte seine laute Seite. Sie übertönte unangenehme Fragen, mobbte, bevor sie gemobbt werden konnte, stellte sich auf die Gewinnerseite. Sie entdeckte die Schönheit von Freundschaft, von Schwesternschaft. Ihr

Vater, der Facharzt, war auch ein Fachvater, der sich konsequent nur den Aufgaben widmete, für die er sich zuständig fühlte. Anahita wurde erzogen, versorgt und auch geliebt, oh ja, aber sie erinnerte sich nicht daran, wer sie aufgeklärt und in das große Thema Frausein eingeführt hatte, ihr Vater auf jeden Fall nicht. Leyla, die ältere Schwestern hatte, wusste alles, was die Zukunft ihnen als Frauen bieten würde, und Anahita glaubte ihr. Daran dachte sie, während sie auf die flüsternden und kichernden Mädchen schaute. Sie hatte in ihrer ersten Zeit mit Daniel viel gelacht, aber niemals wieder so viel wie mit Leyla, hinten rechts in der letzten Reihe.

Ihr müsst aufhören, hatte Fock, ihr Mathelehrer, immer gebrüllt, alte Schule, der Fock, guter Name auch, um ihn zu verarschen. Geh doch auf Hauptschule und werd Friseuse! Kannste sehn, wo du bleibst! – so lautete sein Rat an alle, die den Unterricht störten. Auch an die Jungs. Es wurde zu ihrem Lieblingssport, diesen Satz aus dem schweren, schnaufenden Fock herauszuprovozieren. *Friseuse*, das schien in Focks Welt die bedrohlichste Zukunftsaussicht überhaupt zu sein. Und Leyla nahm sie an. Und verließ das Gymnasium. Und Anahita wollte mit. Sie konnte sich ihr Leben nicht ohne Leyla vorstellen, als wäre sie ihre erste Liebe, vielleicht war sie das ja auch, dachte sie später.

Abgehen? Und dann?, fragte ihr Vater, als hätte sie ihn mit einer dummen Nebensache belästigt. Sie hatte keine Antwort auf seine Frage, denn bei aller Liebe zu Leyla zog es sie nicht an eine Berufsschule. Sie ging nicht ab, weil sie dafür sein Einverständnis gebraucht hätte, sie blieb und spürte zum ersten Mal, was Machtverlust bedeutete. Zora hatte sich verliebt und war ebenfalls raus, auch das war eine Premiere in Anahitas Leben, die Erkenntnis, eine Person komplett zu verlieren, mit der man sich nicht gestritten hatte und die nach wie vor körperlich anwesend war. Ohne ihre Koalitionspartnerinnen spielte sie für die anderen keine Rolle mehr. Es war, als wäre sie die Neue, sie verstand weder das Geflecht aus Freundschaften, noch hatte sie mitbekommen, dass die anderen sich bereits auf den Ernst des Lebens vorbereiteten, in dem Fall das Abitur. Die Codes, mit denen Anahita, Leyla und Zora ihre Mitschüler in Top oder Flop unterteilt hatten, galten nicht mehr, waren aufgehoben wie ein Fluch, der nicht wirkte, weil niemand mehr daran glaubte. Wichtig waren nicht mehr die Vorgaben, die die Stylepolizei machte, teuer hatten jetzt nicht mehr die Accessoires zu sein, für die Anahita sich bei ihrer Mutter Geld erschlichen, die Zora secondhand gekauft und Leyla geklaut hatte – teuer waren jetzt die Nachhilfelehrer, cool war, wer wusste, welche Fächer er wählte und abwählte, wer im Gewirr der strategischen Entscheidungen für ein gutes Abi den Überblick behielt. Dafür hatten sich andere Allianzen gebildet, zu denen Anahita nicht gehörte. Ein Schuljahr lang trauerte sie über ihren Verlust, wurde unsichtbar, ließ sich zurückfallen und fing schließlich an zu schwänzen. Zu Hause konnte sie nicht bleiben, weil sich dort rund um die Uhr ihre Mutter aufhielt, also fuhr sie allein durch die Stadt, verloren und einsam. Ein paarmal besuchte sie Leyla im Friseursalon und hatte das Gefühl, ihre Freundin wäre jetzt erwachsen, obwohl sie nur abgeschnittene Haare zusammenfegte und sich über den Kleckerbetrag von Lehrgeld beschwerte. Sie unterhielten sich, aber etwas fehlte, nicht nur das Lachen – etwas, das sie beide, unerfahren mit Trennungen, nicht benennen konnten. Dann wurde Leyla schwanger und trat damit endgültig in eine andere Sphäre ein, nicht mehr zu erreichen für ihre beste Freundin, das Schulmädchen, das nicht wusste, wohin. Und dem man kurz darauf nahelegte, das Schuljahr zu wiederholen.

Kein Sitzenbleiben, sagte ihre Vertrauenslehrerin, ein Neustart. Anahitas Vater reagierte mit einer Geste, die sie zum Weinen brachte. Er nahm seine Brille ab und rieb sich die Augen, die brillenlos nur halb so groß waren. Vielleicht war es das, was sie so traurig machte, die müden Äuglein ihres Vaters. Er sagte kaum etwas zu dieser Rückstufung, war zerknirscht, aber einverstanden, schließlich hatte er darauf bestanden, seine Kinder schon mit fünf einzuschulen, um ihnen für alle Fälle einen zeitlichen Puffer zu verschaffen. Ein solcher Fall war jetzt eingetreten, und Anahita lernte, dass man sich neu erfinden konnte, dass man die Person sein konnte, die die Situation erforderte. Das Mädchen, das aufgefallen war, hielt den Mund. Auch sie hatte eine Brille, nicht ganz so stark wie die ihres Vaters, trotzdem veritable Glasbausteine. Sie holte sie wieder hervor, tauschte sie gegen ihre irgendwann hart erkämpften Kontaktlinsen, flocht sich die taillenlangen Haare zu einem braven Zopf, zog sich an wie in einem Mädcheninternat und lernte. Sie machte einen Bogen um den Park, in dem die älteren Jungs Basketball spielten und Gras rauchten, machte auch einen Bogen ums KaDeWe, in dem sie sowieso Hausverbot hatte, weil man sie dort beim Klauen erwischt hatte. Leyla hatte Zora und Anahita erklärt, dass Kaufhäuser sowieso alles von der Versicherung zurückbekämen. Wir schaden keinen Menschen, wir schaden einem Konzern, sagte sie, die sich sonst eher wenig um wirtschaftliche Zusammenhänge scherte. Meistens hatte Anahita die Verkäuferinnen in ein Gespräch verwickelt, während Leyla sich Sachen unter ihre Jacke stopfte. Läuft doch, dachte

Anahita später, als sie es allein probierte und ein paarmal davonkam. Bis es eines Tages nicht mehr lief. Halterlose Strümpfe der Marken Wolford und Fogal, für sie der Inbegriff der Sexiness, auch wenn sie noch nicht wusste, für wen sie sexy sein sollte. Während sie im Kabuff des Kaufhausdetektivs auf ihren Vater warten musste, trug sie eine Kaschmirmütze, an der noch das Preisschild baumelte, was der Detektiv aus unerfindlichen Gründen übersehen hatte.

Das geläuterte Mädchen, dem der Schulstoff, den es schon kannte, leichtfiel, erinnerte sich an frühere Schuljahre, in denen es gern gelernt hatte. Die Hierarchiefragen in der neuen Klasse interessierten sie nicht, und die guten Noten, die sie einfuhr, veranlassten ihren Vater, ihr den Führerschein zu schenken. Aus seiner Sicht nur fair, schließlich hatten ihre Brüder ihn auch mit siebzehn gemacht. Was er nicht vorhersehen konnte, war das Comeback der alten Anahita, die mit Leyla um die Häuser gezogen war und nun ihre Jungfräulichkeit an ihren Fahrlehrer verlor. Wobei *verlieren* das falsche Wort war: Sie bot sie ihm an, nannte sie allerdings Sex und verlangte im Gegenzug eine reibungslose Fahrprüfung, im Leyla-Tonfall. Der Mann zögerte nicht einmal eine halbe Minute, bevor er darauf einging. So geht das also, dachte Anahita, während sie ihn von der Seite musterte, wie er mit mahlendem Kiefer auf die Fahrbahn starrte und positiv überrascht wirkte. Zehn Jahre älter als sie, der Sohn des Fahrschulbesitzers, nicht der Hellste, aber okay aussehend, im Mikrokosmos der Fahrschule der einzige Star. Die Nachtfahrt stand an, im geräumigen Mercedes, der Fahrlehrer erschien frisch rasiert und stark parfümiert und sagte: Na, dann wollen wir mal.

Ja, sie hatte das jetzt zu wollen, nachdem sie vorher noch

gedacht hatte, sie könne jederzeit einen Rückzieher machen. Es wurde, wie sie es sich vorgestellt hatte, ein schneller, pragmatischer Vorgang, den er anführen und bei dem sie so tun würde, als wäre sie bestens mit ihm vertraut. War sie nicht. Sie war die Zuschauerin, sah sich selbst wie eine Frau in einem Film. Ihm fiel nichts auf, was wohl dafür sprach, dass sie ihre Sache gut gemacht hatte. Es sei schön gewesen, sagte er direkt danach, während sie sich fragte, ob es immer so peinlich sein würde, sich anschließend wieder anzuziehen. Später, wenn sie sich fragte, was sie sich dabei gedacht hatte, ploppten mehrere Varianten in ihrem Kopf auf. Sie wollte es hinter sich bringen, auf möglichst unsentimentale Weise. Sie wollte etwas erleben. Sie wollte durch diese fucking Prüfung, fuck egal wie. Sie war ein Teenager am Rande des Nervenzusammenbruchs, verzweifelt, verwirrt und allein.

Das Resultat war, dass ihr Vater sich freute und die ganze Familie in sein Lieblingsrestaurant einlud, wo ihre Mutter ihr sagte, dass sie sich über jeden Schritt freue, den Anahita in Richtung Unabhängigkeit mache, denn Unabhängigkeit sei das Wichtigste überhaupt.

Verlass dich nie auf andere, schon gar nicht nur auf einen, sagte sie.

Du verlässt dich auf einen, sagte Anahita.

Ja, das tue ich, aber du willst nicht mein Leben, oder?

Ihre Mutter konnte diese niederschmetternden Dinge sagen und dabei aussehen wie eine Frau, die es sich mit ihrer Familie gut gehen ließ. Während Anahita Schluckbeschwerden bekam und ihr Essen stehen ließ.

Ein weiteres Resultat war, dass Anahita anfing zu schwitzen, wenn sie an Fahrschulen vorbeiging, und das Autofahren jahrelang vermied. Bis Cyrus ihr sein Auto regelrecht aufdrängte, weil er sich ein neues kaufen musste, wie er sagte. Irgendwann kam ihr auch der Gedanke an das unausgewogene Kräfteverhältnis zwischen ihr, der minderjährigen Schülerin, und ihm, dem volljährigen Fahrlehrer, der ihr Angebot auch hätte ausschlagen können. Doch halt, dieser Gedanke hätte in eine triste Sackgasse geführt, an deren Ende sie als Opfer gehockt hätte. Nein, entschied Anahita deshalb, ich saß während dieser ganzen Geschichte auf dem Fahrersitz. Was nicht heißt, dass es die beste Entscheidung meines Lebens war, aber es war meine.

Anderthalb Jahre später verließ sie die Schule mit Bestnoten.

Leyla war online nicht auffindbar. Vielleicht hieß sie anders, vielleicht war das Internet nicht ihr Ort. Zora war Gründerin und Geschäftsführerin eines Vereins für Eltern von Kindern mit einer seltenen Krankheit. Würde sie lieber ein krankes Kind haben als keins? Frage bitte streichen, nächste Frage: Konnte man an eine so weit zurückliegende Freundschaft wieder anknüpfen? Nein, sie würde sich nicht bei Zora melden, aber sie dachte an ihre Freundinnen, während sie bei ihren Schulbesuchen in Gesichter sah, die alles noch vor sich hatten. Jung sein wird überschätzt, weil die meisten vergessen, wie es sich wirklich angefühlt hat, dachte sie, wenn sie ihre Ansprachen hielt und versuchte, möglichst nahbar rüberzukommen.

Ich weiß, dass nicht jeder Tag gut ist und schon gar nicht jedes Fach.

Ich weiß, wie viel ihr leisten müsst, in einer Zeit, in der es so viel anderes zu entdecken gibt. Aber es lohnt sich, glaubt mir, auch wenn ihr das vermutlich tausendmal gehört habt.

Kommt bitte auf die Jobmesse und schaut euch da um. Kommt zum Girls Day, kommt zum Boys Day, informiert euch. Wer weiß, was er werden will, hat es auf jeden Fall leichter. Es geht nicht nur um Geldverdienen, es geht auch ums Glück.

Mit ihren Noten hätte sie alles werden können, wie es so schön hieß. Doch was war alles? Sie schrieb sich für Geschichte, Französisch und Politikwissenschaften ein und studierte auf Lehramt. Das Studium verging so schnell und mühelos, dass es ein Schock war, als sie plötzlich in die Praxis einzutreten hatte. Eine Berufswelt, auf die ihre Kommilitonen hingearbeitet hatten. Das Unterrichten von jungen Menschen. An echten Schulen. Eine Aussicht, von der Anahita fast so eiskalt erwischt wurde wie Jahre zuvor von ihrer ersten Periode.

Hättest du Medizin studiert, ich hätte dich überall unterbringen können, sagte ihr Vater. Als er mit erhobenem Zeigefinger rief: Du hattest die Noten!, begriff sie, dass sie ihn mit ihrem Studium wohl enttäuscht, wenn nicht beleidigt hatte. Lehrerin, sagte er an diesem Abend, während er einen Lammrücken vorbereitete, bei allem Respekt für die Leute, aber kann das nicht jeder werden? Anahita hatte keine Antwort darauf. Der Respekt ihres Vaters für alle Leute, den er gern betonte und auch zu fühlen glaubte, hatte nie bedeutet, dass er nicht gleichzeitig ein Snob war, der seine Berufsgruppe als Königskaste betrachtete. Medizin war für sie nicht infrage gekommen, und erst jetzt wurde ihr klar, dass sie ihr Studium nie als ein Hinarbeiten auf etwas Konkretes verstanden hatte, sondern schlicht als den folgerichtigen Anschluss an ihre Schulzeit. Sie bewarb sich an drei Schulen und wurde von der mit dem schlechtesten Ruf genommen. Und voilà, da saßen sie, die fünfundzwanzig bis dreißig Teenager, denen sie schlecht sagen konnte, wie viel Angst sie ihr machten. Vor ihren Augen mutierten sie jeden Morgen zu exakt den Monstern, zu denen sie vor ein paar Jahren noch selbst gehört hatte. Wenn sie einzeln mit ihnen sprach, sah sie, dass es sich um Kinder handelte. Unschuldig an den Verhältnissen, in denen sie aufwuchsen, nicht verantwortlich für ihre Vorbilder und schon gar nicht für die Berufswahl ihrer Referendarin, Frau Farahani. Dann sah sie ihre Intelligenz, die sie natürlich falsch einsetzten, sah ihre Träume und Talente, ihre kleinen Zungen in den Mundwinkeln, wenn sie sich konzentrierten, ihre verletzlichen Nackenwirbel, wenn sie sich nach unten beugten, um zu lesen und zu schreiben. Dann wollte sie diese Kinder beschützen, sie in die schönen Dinge des Lebens einweihen, die Kultur, die Kreativität, das liebevolle Miteinander; dann wünschte sie sich, diese Kinder von den Klischees zu befreien, die aufgrund ihrer Postleitzahl und Herkunft an ihnen klebten; die Person in ihren Leben zu sein, die sie vielleicht nicht herausholte aus der ihnen vorhergesagten Chancenlosigkeit, die ihnen aber zumindest die Abflugrampe zeigte. Dieses Bild würde sie später in ihre Reden übernehmen: Um ein Talent fördern zu können, braucht es im Kindesalter einen Erwachsenen, der es erkennt. Sind die Eltern aus welchem Grund auch immer dazu nicht in der Lage, wer dann? Es ist meist ein Lehrer, der diesem Kind den Weg zur Abflugrampe zeigen kann, meine Damen und Herren.

Ihre Abende bestanden nur noch aus den Vorbereitungen für ihre Unterrichtsstunden, in denen ihr sowieso niemand zuhören würde, zwei bis vier Gläsern Rotwein, ein paar Zigaretten und dem Fernseher, der im Hintergrund lief. Ihr Freund, ebenfalls ein angehender Lehrer und zufrieden mit seiner Fachkombination Sport und Informatik, beklagte sich über zu wenig Sex und traf sich mit seinen Freunden.

An den beiden Lehrerinnen, die sie als Referendarin betreuten, sah sie, was es heißen würde, sich im Dienst für die Variante Good Cop oder Bad Cop zu entscheiden. Der Good Cop hieß in ihrem Fall Frau Brückner, stand kurz vor der Pensionierung und fand in jedem Kind den liebens- und fördernswerten Kern, egal, wie tief sie sich dafür durch Frechheit und Dummheit graben musste. Anahita schaute dieser fast beängstigend langmütigen Frau dabei zu, wie sie sich abmühte und engagierte, und wusste nicht, was sie davon halten sollte. Manchmal kam sie ihr vor wie eine Heldin, dann wieder wie eine Märtyrerin, die den Kontakt zur Realität verloren und einen Genuss im Leid gefunden hatte, so sah sie zumindest aus, wenn sie lächelnd vor dieser bösartigen Horde stand, die sie ironiefrei *meine lieben Schüler* nannte. Frau Brückner lockte Musikstudenten an die Schule mit dem hoffnungslosen Ruf, die den Schülern die Schönheit ihrer Instrumente nahebringen sollten. Wie wär's mit einem Tennisplatz, fragte ein älterer Kollege, und Anahita erkannte erst, dass es sich um Sarkasmus handelte, als er lachte – Golf vielleicht oder eine AG Reiten? – und kopfschüttelnd das Lehrerzimmer verließ. Die heroische Frau Brückner ließ sich nicht beirren und beantragte trotzdem Gelder für die Ausstattung eines Schulorchesters. Doch das Interesse an klassischer Musik außerhalb der Schulzeit hielt sich derart in Grenzen, dass Anahita den Vorschlag wagte, es doch vielleicht mit einer Hip-Hop-AG zu versuchen, bekanntlich auch ein Weg aus dem Ghetto, oder? Frau Brückner stimmte zu, und Anahita sah den ersten Lichtblick ihrer Laufbahn als Idealistin. Eine Hip-Hop-AG – Leyla und sie hätten es geliebt, doch diese Schüler sahen das anders: Gangsta-Rap gehört auf die Straße, nicht in die Schule, andernfalls wäre es ja Schul-Rap, oder? Voll behindert!

Gut, das haben wir verstanden, aber vielleicht denken wir ja alle gemeinsam über ein anderes Projekt nach?, plapperte Frau Brückner unterwürfig in das Raubtiergebrüll hinein. Während Anahita neben ihr stand, wartete, dass der Lärm endlich abschwoll, und dachte: Fuck you.

Die abgeklärte Methode ihrer anderen Betreuerin, Almuth, die ihr sofort das Du angeboten hatte, sah auf lange Sicht vielleicht weniger schmerzhaft aus, aber war das ihre Zukunft? Die Schüler Asibrut zu nennen? Wobei Almuth aus ihrer Sicht ihre Schüler nicht verachtete, sondern sie mit einem ungeschönten und daher respektvollen Blick betrachtete: Die verstehen keine Role Models, die nichts mit ihnen zu tun haben. Staatliche Bezuschussung für Geigenunterricht? Da lachen die noch nicht mal drüber, weil sie den Witz nicht verstehen, sagte Almuth im Hinblick auf die Bemühungen des Staats und der Kollegin Brückner und zündete sich eine ihrer Ultraslim-Zigaretten an. Sie hatte sich angewöhnt, Anahita nach der Schule mit in eine dunkle Eckkneipe zu nehmen, wo sie dann am Tresen saßen und mit Gin Tonics den Tag wegspülten, wie Almuth es nannte. Sie war Mitte dreißig, Single und bezeichnete sich selbst als jung. Auch das war neu für Anahita und gefiel ihr.

Leute bemitleiden heißt Leute verachten. Und ihnen auch noch abzusprechen, dass sie es mitkriegen, ist der Gipfel der Verachtung. Immer zu meinen, dass die anderen eigentlich das wollen, was einem selbst gefällt, ist nicht nur anmaßend, sondern dumm, sagte Almuth, und Anahita fragte sich, ob sie auch gemeint war, doch Almuths Ansprachen schienen allgemeiner Natur zu sein.

Diesen Leuten und ihren Kindern gefällt das, was sie haben, sie hätten es nur gern in besser.

Almuth schlug ihre Jacke kurz auf, als würde sie Anahita eine Knarre zeigen, doch es war das Etikett. Ja, Almuths Nähe zu den Schülern drückte sich in Stilfragen aus. In Gelfingernägeln, Extensions und allen Marken, die man dort liebte, wo man auf Understatement pfiff und zeigte, was man hatte, in Almuths Fall nicht in der Fake-Version, sondern in echt.

Die Klamotten bringen mir mehr Respekt ein als meine pädagogischen Skills. Ich bin die Bossbitch, sagte Almuth und lachte laut. Die Abende an der Bar waren Anahitas einzige Lichtblicke in diesen trüben Tagen. Kurz darauf verabschiedete sich Almuth von ihrer Klasse, Anahita saß hinten und sah über die jungen Hinterköpfe hinweg auf die Frau, die sie an Leyla erinnerte.

Wie ihr wisst, werde ich mich bald vom Acker machen, aber hier ist meine Message an euch, sagte Almuth. Ihr habt alle den Kopf und die Eier, mit einem Abschluss hier rauszugehen. Das sage ich nicht, weil ich nett sein will, dass sage ich, weil ich euch kenne.

Eier?, fragte ein Mädchen.

Hab ich Eier gesagt? Um Gottes willen! Viel zu empfindlich, hab ich mir sagen lassen. Ich meinte natürlich Power!

Die Jungs lachten, die Mädchen auch. Anahita, hinten in der letzten Reihe, kam es kurz so vor, als könnte dieser Job Spaß machen.

Ich hatte in eurem Alter alles, was gegen einen höheren Bildungsabschluss sprach: keinen Vater, kein Pausenbrot, Raucherin ab der siebten, Typen ab der achten. Später kam dann noch ein Arschgeweih dazu. So what? Wenn du schlau bist, kommst du überall rein, ins Berghain und ins Begabten-Programm, mach doch beides, mach doch einfach alles. Okay?

Die Schüler klopften auf die Bänke, trampelten und buhten, weil Almuth sie verlassen würde. Frau Rieger, Ali für diejenigen, die die Ehre hatten, sie duzen zu dürfen, was sie nochmals cooler machte. Zwei weinten, ein paar andere hatten Geschenke dabei.

Also: Ihr zieht das hier durch und seid gefälligst nett zu meinen Kollegen, sonst finde ich euch, sagte Almuth und zeigte mit Zeige- und Mittelfinger auf ihre Augen, dann auf die Klasse.

Ja, dachte Anahita, das ist eine gute Lehrerin. Aber. Das bin erstens nicht ich. Und zweitens geht auch sie. An eine Privatschule, dorthin, wo man keine Angst mehr vor den Schülern haben musste. Dorthin, wo es Morgenandachten, Yogastunden und Klassenfahrten nach Florenz gab. Das Problem, sagte Almuth, seien dort nicht die Kinder, sondern deren Eltern und ihre Ambitionen.

Und wenn alle gehen, was wird dann, fragte sich die spätere Bildungssenatorin. Kurz darauf ging sie selbst.

Sie fand Almuth im Netz wieder. Sie war Inhaberin einer Agentur zur Vermittlung von Internaten weltweit: Bieten Sie Ihren Kindern den perfekten Start ins Leben. Bilder von romantischen alten Gemäuern im Grünen, Bilder von nett aussehenden Kindern in Schuluniformen, ein Bild von Almuth, jetzt

Anfang fünfzig, nicht augenfällig gealtert, dennoch verändert. Bossbitch trug nichts mehr, was glänzte, sondern matte Seide und dezente Perlen zu Brille und Dutt. Anahita würde sich bei ihr melden, würde sich gern den Weg von der Lehrkraft für Benachteiligte zur Vermittlerin für Bevorzugte anhören. Was sie jedoch noch mehr interessierte: ob Almuth noch so glücklich allein war wie damals.

Nach ihrem ersten Jahr als Lehrerin hatte Anahita ihren Schülern weniger beigebracht als während des Referendariats, so kam es ihr zumindest vor. Dafür hatte sie selbst etwas gelernt, nämlich, dass tägliches Scheitern schlecht für die Gesundheit war. Und dass vieles von dem, was sie sich vorgenommen hatte, allen anderen egal war und schließlich auch ihr selbst. Natürlich saßen auch normale Kinder zwischen den Miniaturgangstern, die Stillen, die ihr leidtaten, doch Mitleid, das hatte sie von Almuth gelernt, war keine Lösung. Sie entwickelte einen Tick, der auftrat, wenn sie vor besonders lauten Klassen stand, sie winkte mit der Hand vor ihrem Gesicht herum wie mit einem Scheibenwischer, als könne sie so den Lärm wegwischen. Sie wusste, dass sie ihnen damit Futter lieferte, sie zu persiflieren. Das durfte man unter keinen Umständen: Macken haben, lächerliche Klamotten tragen, Schwächen zeigen, die einem dann vorauseilen würden, über die sich Generationen von Schülern lustig machen würden. Blinzeln, Sprachfehler, Mundgeruch, alles Todesurteile. Sie stand jeden Tag vor wechselndem Publikum, das gemeinsam hatte, dass es ihr nicht wohlgesinnt war. Für Politiker galt das genauso, nur dass die nicht jeden Tag ihren Peinigern direkt in die Augen schauen mussten. Warum lernte man nicht, wo man hinschaute, wenn fünfundzwanzig Augenpaare auf einen gerichtet waren? Wenn sie denn mal zur gleichen Zeit in die richtige Richtung schauten. Anahita begriff, dass eine Bühnenpersönlichkeit wichtiger gewesen wäre als ihr Fachwissen. Wenn sie die Eltern traf, besonders diejenigen, die kooperativ waren, taten sie ihr leid. Leute, die abgehetzt in der Schule auftauchten, um sich dann anzuhören, dass zu den vielen Dingen, die in ihren Leben unrund liefen, leider auch ihre Kinder gehörten. Elternschaft war zu dieser Zeit das Vorletzte, was sie sich für ihr Leben vorstellen konnte. Ganz unten stand eine Berufslaufbahn als Lehrerin.

Warum sind Sie Politikerin geworden, fragten die Schüler sie in den Q&A-Stunden. Wegen euch, liebe Kinder, hätte Anahitas Antwort lauten müssen, wäre ich besser mit euch klargekommen, wäre ich vielleicht noch Lehrerin.

Stattdessen sagte sie: Das Thema Bildung liegt mir am Herzen, ergänzt durch eine der Fragesituation angepasste Geschichte, in der die Worte Gerechtigkeit, Kinder, Zukunft und Chancen vorkamen. Das Thema Bildung war ihres, so sah es zumindest aus, wenn man ihre Vita las, aber es waren nicht mehr die Kinder, für die sie sich starkmachen wollte, wie es so schön hieß, es waren die Lehrer. *Kümmern Sie sich erst um sich selbst und dann um die mitreisenden Kinder.* Sie hatte gelernt, was sie nicht wollte. Vielleicht auch nicht konnte. Mit Kindern kommunizieren.

Ihr zweites Schuljahr als festangestellte Lehrerin hatte gerade begonnen, als sie sich selbst aus dem Schuldienst trat. Anahita, die sanfte Geschichtslehrerin, kleiner als viele ihrer Schüler, sollte einen dieser Schüler in die Genitalien getreten haben.

An einem Freitag im Oktober war sie im Dunkeln unter ihrem Regenschirm über den Parkplatz hinter der Schule gegangen, verfolgt von mehreren Schülern. Sie hatte ihr Gepöbel an sich abprallen lassen, bis sie ihr Auto sah, den Piep hörte, mit dem es sich entriegelte, und sich fragte, was sie tun würde, wäre sie nicht die Lehrerin dieses Mobs. Sie war auch so nicht ihre Lehrerin, das war eine Illusion, die in diesem Moment zerplatzte. Keine Respektsperson, sondern ein Opfer – ein Wort, das diese Kids ständig benutzten. Und ein Opfer musste sich wehren. Einer der Schüler, dessen Stimme sie bis in ihre Albträume verfolgt hatte, kam ihr so nahe, dass sie ihn riechen konnte. Weichspüler, Haarwachs, fettige Haut. Sie drehte sich um hundertachtzig Grad wie in einem der Selbstverteidigungsvideos, die sie früher mit ihren Freundinnen nachgespielt hatte. Sie kannte diese Person nicht, die Ninja Moves ausführte, aber hier war sie plötzlich: Anahita trat zu, stieg in ihren Wagen und brauste davon. Durch eine Pfütze, wie die Schüler später klagten, was in Anbetracht der Gesamtsituation fast lustig war. Zwei von ihnen hatten ihre vormals blütenweißen, nun schlammbespritzten Jogginghosen als Beweismittel der Schulleitung vorgelegt. Es wäre ihr nicht klar gewesen, um wen es sich bei ihren Verfolgern gehandelt habe, sagte Anahita, die sich zum ersten Mal in ihrem Leben krankschreiben ließ und nur noch telefonisch mit der Schule kommunizierte. Es würde keine Anzeige geben, teilte ihr die Direktion mit, auch stünde man selbstverständlich hinter ihr, das gesamte Kollegium. Das tat gut, auch wenn Anahita nur noch ihre Sprachnachrichten abhörte und kurz darauf ihre Kündigung einreichte. Sie stellte einen Antrag auf Arbeitslosengeld und hörte sich von Almuth die Vorzüge des katholischen Kollegs an, an dem sie mittlerweile unterrichtete. Doch nein, Anahita ging Menschen zwischen dreizehn und zwanzig konsequent aus dem Weg, und es war ihr egal geworden, ob diese Menschen eine Querflöte oder ein Butterflymesser bei sich trugen. Sie wollte sie nicht mehr sehen.

So sieht man sich wieder, begrüßte Mister Sport-Informatik sie am vierten Tag ihrer Schultournee. Ein Geist aus ihrer Vergangenheit. Sie hatten sich kurz vor Anahitas unrühmlichem Abschied aus dem Schuldienst getrennt und nie wieder gesehen. Er hatte gesagt, er könne nichts mit ihr anfangen, wenn es ihr schlecht ging. Anahita war beeindruckt von der Schonungslosigkeit dieses Schlusssatzes, der leicht zu übersetzen war: Was soll ich mit einer Frau, die nicht mit mir schläft? Und sie hatte dem nichts entgegenzusetzen, denn sie litt nicht nur unter den Ängsten vor ihren Schülern, sondern auch unter deren Folgeleiden Dauererschöpfung, entzündete Mundwinkel und Reizdarm, die man unter Sexkiller zusammenfassen konnte.

Woran davon erinnerte sich Mister Sport-Informatik, der sich wirklich zu freuen schien, sie zu sehen? Der im Großen und Ganzen schlank geblieben war, bis auf einen kleinen Bauch, handballgroß unter seinem karierten Hemd. Hatte er nicht auch Handball gespielt? Sie schüttelte seine große, rote Hand.

Hallo, das ist ja eine Überraschung.

Er sah aus, als hätte er Familie, aber das konnte man nicht wissen, wenn man nicht fragte, und Anahita hatte nicht vor, ihm irgendwelche Fragen zu stellen.

Sie standen vor einem Lehrerzimmer, neben seinen Kollegen, die erstaunt zur Kenntnis nahmen, dass man sich kannte.

Ja, aus Studientagen.

Anahita ließ sich anerkennend von ihm mustern, während sie der Begrüßungsansprache des Schulleiters lauschten. Sie spürte nicht einen Hauch von Triumph, sie spürte gar nichts außer dem kleinen Unwohlsein, das Begegnungen aus der Vergangenheit mit sich brachten. Nein, diese Erinnerung hätte es nicht gebraucht. Sie sollten sich unbedingt mal wieder treffen, sagte er nach der Ansprache, es interessiere ihn, wie es mit ihr weitergegangen sei damals. Gratulation übrigens, zu allem. Anahita verabschiedete sich lächelnd.

Wie es weitergegangen war? Nach einer kurzen Zeit der Starre war sie zurück an die Uni gegangen, hatte sich für VWL eingeschrieben und war fast gleichzeitig zum aktiven Mitglied der Bildungskommission ihrer Partei geworden. In die sie während ihres ersten Studiums eingetreten war, weil es zu ihrem Fach Politikwissenschaften gepasst hatte und zu ihrer Klassensprecherinnenpersönlichkeit: nicht nur dahocken und rumnörgeln, den Mund aufmachen. Nach kurzer Zeit war dieser Enthusiasmus abgeebbt und mit ihm Anahitas politische Ambitionen. Bis sie beides reaktivierte. Auch weil sie nach wie vor auf der Suche nach einem Betätigungsfeld war. Und siehe da, man empfing sie herzlich, fast überschwänglich. Man brauche Leute wie sie dringend, hieß es, und damit war eher nicht gemeint: kluge, engagierte Leute, sondern Frauen. Gerne junge Frauen. Vielleicht auch junge Frauen in gut geschnittenen Blusen, die auffielen in dieser ansonsten oft grauen oder geschmacklos bunten Politiklandschaft. Und Leute mit ihrem Background, denn man brauchte das Vertrauen aller Wähler, auch derer, die sich hier nicht zu Hause fühlen. Ja, ja, bla, bla, okay, dachte Anahita. Und ihr Aufstieg begann. Sie hatte wieder einen Ort gefunden, an dem sich Einsatz lohnte, und sie genoss es, oft die Jüngste zu sein, eine Frau zu sein. Sie wusste jetzt mehr, auch dass viele ältere Herren sich mit wenig zufriedengaben. Mit einem kleinen Kompliment. Für die Krawatte, die Kompetenz, die Anwesenheit. Wie schön, Sie zu sehen. Mit einem glockenhellen Lachen über einen nicht so neuen oder nicht so guten Witz, aber: Es tat ihr nicht weh. Anahita genoss den Umgang mit Erwachsenen, ihre verschleierten Abneigungen, ihre getarnten Bedürfnisse, ihre übertünchten Triebe, alles war so zivilisiert, verglichen mit den Teenagern, die man größtenteils ungefiltert ertragen musste. Sie erlernte die Kunst des professionellen Flirts, der gut war für das Klima und keinen Sex versprach, dennoch: Weil nonverbale Signale nicht von jedem Menschen verstanden werden, war es gut, als sie Daniel heiratete. Dass ihr Mann ein verspielter Software-Entwickler war, spielte keine Rolle, sie war jetzt Frau Martini, was ihr einen Zuwachs an Ansehen einbrachte, mit dem sie nicht gerechnet hätte. Ihr Vater und die Bank halfen ihr, eine Wohnung zu finanzieren, einen hochwertigen Neubau in einer Gegend, die ihr fremd war, doch jetzt zu ihrem Wahlkreis wurde und ihr auf Anhieb zu einem Direktmandat verhalf. Noch bevor sie ihren zweiten Uniabschluss machte, war sie Berufspolitikerin geworden. Das schräge Mädchen, das sich von ihrem Fahrlehrer deflorieren ließ, war vergessen. Die panische Lehrerin, die einen Schüler in den Schritt getreten hatte, ebenfalls. Auch wenn sie während ihres Aufstiegs in der politischen Welt nicht vermeiden konnte, hin und wieder an beides zurückzudenken. Alle Leute dieser Stadt waren jetzt potenzielle Wähler und potenzielle Angreifer. Der Fahrlehrer hatte sich noch ein paarmal gemeldet und gehofft, er wäre mehr für sie gewesen als die Abkürzung zum Führerschein. Eher nicht aus romantischen Gründen, sondern aus Verunsicherung über ihr totales Schweigen, nahm sie an. Alle ihre Versuche, sich aus dem Newsletterverteiler der Fahrschule abzumelden, scheiterten. Und was war aus den Jungs vom Parkplatz geworden? Hatte sie sich mit dieser letzten Aktion doch so etwas wie Respekt verschafft? Gehörten sie zu denjenigen, die keine Ahnung hatten, wer die Stadt, in der sie lebten, regierte? Auf jeden Fall waren sie mittlerweile erwachsen. Vielleicht sogar vernünftig geworden. Wen kümmerten diese Jungs, fragte sie sich dann. Niemanden. Das war ja das Problem.

Fliegst du zu Maren?

Lydia beziehungsweise ihr Geschenk war zum lästigsten Punkt ihrer Unerledigt-Liste geworden.

Ich melde mich Anfang nächster Woche bei ihr, antwortete Anahita. Ja, sie würde ihr Geburtstagsgeschenk behandeln wie einen verdammten Termin und hinter sich bringen. Ja, sie würde brav in ein Flugzeug steigen und mit dieser Nervensäge sprechen. Sie würde sich bestätigen lassen, was sie immer gewusst hatte, nämlich dass ihr Leben okay war, mit oder ohne Kinder. Und sie würde sich auch anhören, dass sie noch Zeit hatte. Hatte sie nicht. Sie hatte keine Zeit, für gar nichts. Aber sie würde den Spieß umdrehen und diese preisintensive Beraterin für sich arbeiten lassen: Wie passt das zusammen, dass ich unbedingt ein Kind will, aber noch nicht einmal Lust auf eine Kugel Eis mit meinen niedlichen Nichten habe? Wie kommt es, dass ich keine Ahnung habe, wie ich diesen Kinderwunsch umsetzen soll, obwohl ich täglich jungen Leuten erzähle, wie wichtig es ist, für seine Wünsche und Träume zu kämpfen? Wie kommt es, dass ich als Familienpolitikerin noch nicht einmal über meine Möglichkeiten im Bilde bin, spät und allein Mutter zu werden? Habe ich ein Kindertrauma? Was kann man gegen das andauernde Gefühl tun, nicht zu genügen? Wie bekommt man mehr Energie? Her damit, zeig mir, dass deine vielen ungeschützten Berufsbezeichnungen etwas wert sind, liebe Energie-Arbeiterin. Gib mir alltagstaugliche Methoden gegen meine Ängste!

Immerhin: Die Angst vor der vierzig war passé. Die immer dumm gewesen war, befeuert durch die Drohungen, danach ginge es bergab, mit allem. Eine Schallmauer, hinter der das Alter lauerte. Dabei hatte sich nichts geändert außer ihrer Frisur, die jeder kommentierte. Sportlich, praktisch, flott. Das klang nach einem alten Werbespruch für eine quadratische Schokolade und war nicht das, was Anahita über ihre Haare hören wollte. Trotzdem war sie zufrieden mit ihrem veränderten Aussehen.

Von angstfrei konnte allerdings nicht die Rede sein. Gegen ein anderes Senatsmitglied waren gerade Plagiatsvorwürfe aufgetaucht. Wieder mal eine Doktorarbeit, ein Sitz, an dem gesägt wurde. Anahita wurde schlecht, wenn sie sich in die Frau hineinversetzte. Gleichzeitig bedankte sie sich bei sich selbst, dass sie es damals ausgeschlagen hatte, eine Dissertation zu schreiben. Aus Zeitgründen. Oder aus Angst? Trotzdem, auch ohne Doktortitel, man würde auch sie durchleuchten, bis man etwas fand. Oder ihr etwas vorwerfen, was nicht in der Vergangenheit lag. Der Verkehrsminister war vor Kurzem mit einem Farbbeutel beworfen worden, die Kultursenatorin mit einer Torte. Bei jedem öffentlichen Auftritt rechnete Anahita mit Wurfgeschossen. Sie fragte sich, was schlimmer wäre, ein Ei würde wehtun, eine Torte wäre die schlimmste Blamage überhaupt. Wie wurde man die Bilder wieder los, die anschließend im Netz kursierten? In der Nacht vor ihrem letzten Schulbesuch schaute sie sich stundenlang Videos von Politikern an, die man mit Dingen beworfen hatte. Bevor sie ins Bett ging, schrieb sie endlich an Maren.

Anahita hatte die Situation so oft durchgespielt, dass sie gekonnt in Deckung ging, als das Ei dann tatsächlich auf sie zuflog. Wie beim Völkerball, dachte sie, als sie sich später sah. Das Video hatte anfangs nicht viele Klicks, aber wie befürchtet stand es schon ein paar Minuten nach dem Ereignis im Netz.

Sie standen im Hof eines Gymnasiums, das feierlich umbenannt werden sollte. In Anwesenheit der Bezirksbürgermeisterin, der gesamten Schülerschaft, des Lehrkörpers, Vertretern der Eltern sowie der Bildungssenatorin, die diesen Termin gern an eine Vertreterin weitergereicht hätte, was leider nicht möglich gewesen war. Deshalb besuchte sie die sechste Schule in Folge, was sich wie ein Zusatzkonzert ihrer Tournee anfühlte. Sie nahm weiterhin ihre Wachmacher und hoffte, dass sich ihr leichtes Zittern nicht zu einem Schlottern steigerte, denn es handelte sich nicht um einen Besuch, sondern um einen Festakt.

Eine Umbenennung musste durch den Senat genehmigt werden, was in der Regel kein Problem war, denn es ging nicht um Geld, nur um einen Namen. In diesem Fall den Namen einer Schriftstellerin. Die den weltberühmten Barockkomponisten als Namenspatron ablösen würde. Anahita fand das schade, denn sie liebte die Musik dieses Mannes, eine Liebe, die ihr ehemaliger Schwiegervater in ihr geweckt hatte, Eckhardt Martini, der die Laute in einem renommierten Barockorchester spielte. Der Komponist würde weiterhin gespielt werden, seine zweiundvierzig Opern, seine fünfundzwanzig Oratorien. Ein internationaler Superstar schon zu seiner Zeit, dessen Nachhall nicht von einem Gymnasium in einem Zweckbau aus Waschbeton abhing, er war unsterblich.

Die Schule hatte ihren Wunsch nach Umbenennung mit einer Finanzentscheidung des Komponisten begründet, der im Jahr 1720 in die Royal African Company investiert hatte, dem zu jener Zeit größten Unternehmen des transatlantischen Sklavenhandels. Anahita, die selbst seit ihrer Studienzeit investierte, rief bei der zuständigen Dame ihrer Bank an und ließ ihr Portfolio auf porentiefe Reinheit prüfen. Aktuell und in der Zukunft. War das möglich? Die Finanzberaterin schenkte ihr ein fröhliches Lachen: Ich werde sehen, was ich für Sie tun kann, Frau Martini.

Anahita hatte es versäumt, die Schriftstellerin näher prüfen zu lassen, auf die sich die Schüler, Eltern und Lehrer als neue Namensgeberin geeinigt hatten. Keine Deutsche. Brasilianerin, mit ukrainischen Wurzeln, Jüdin. Eine schöne Frau. Eine besondere Frau. Ihr Werk war vor nicht langer Zeit neu übersetzt worden, was ihr endgültig und auch außerhalb Brasiliens den Status einer Kultautorin verschafft hatte. Alles sprach für sie. Auch, dass diese Frau so sperrig gewesen war, intellektuell und gleichzeitig divenhaft. Eine ketterauchende Einzelgängerin, die trotzdem auch Diplomatengattin, Mutter und Journalistin gewesen war. Scheinbar zeitlebens unglücklich. Anahita hatte sich vorgenommen, wenigstens den schlankesten ihrer Romane zu lesen oder ein paar der Erzählungen, um sich vorbereitet zu fühlen. Sie hatte es nicht geschafft. Sie schaffte es nicht, irgendetwas zu lesen, was nichts mit Pflicht oder Information zu tun hatte, es hatte etwas beschämend Banausiges, aber sie kam nicht dagegen an, nach ein paar Seiten musste sie aufgeben, unabhängig von Thema und Sprache. Prosa lesen ist wie joggen, dachte sie, ich verstehe den Sog, den es auf andere ausübt, aber er erwischt mich einfach nicht. Aus dem Gefühl heraus, diesem Gymnasium zu einer besonders schönen Zeremonie verhelfen zu müssen, hatte sie Reza nach einer Schauspielerin gefragt, die aus dem Werk der Schriftstellerin lesen könnte. Ihr Bruder, stolz auf sein hochkarätiges Kontaktverzeichnis, half gern aus und vermittelte Anahita eine bekannte Schauspielerin, die er als alte Freundin bezeichnete. Sie gehörte zu den Frauen, die viel Geld dafür ausgaben, das Gesicht, mit dem sie dieses Geld verdienten, noch zu Lebzeiten in eine Totenmaske umzugestalten. Trotzdem war sie eine Schönheit. Und sie hätte die Schwester der Schriftstellerin sein können, mit ihren scharfen Zügen und ihrem strafenden Blick.

Die Schauspielerin war es dann, die das erste Ei abbekam. Als Anahita aus ihrer Deckung hervorkam, traf sie das zweite Ei an der Schulter. Sie meinte, Lachen zu hören. Als Eiweiß und Dotter auf ihrer rechten Brust herabliefen, dachte sie vieles gleichzeitig, auch daran, künftig vegan zu leben. Reflexartig verließ sie ihren Platz zwischen der Schauspielerin und dem Schulleiter und stellte sich neben ihren persönlichen Referenten, der ihr ein Taschentuch reichte. Die Schauspielerin nahm es mit Humor, sie hob das verschmierte Buch an und sagte, dass sie schon explosivere Texte gelesen hatte, dann bot sie an weiterzulesen, wofür sie Applaus bekam und Pfiffe, bei denen nicht klar war, ob sie *buh* oder *yeah* bedeuten sollten. Unübersehbar, dass diese Frau theatergestählt war. Nicht vorne stehen zu bleiben war ein Fehler gewesen, dachte Anahita.

Später, auf dem Weg zurück in ihr Büro, erfuhr sie, dass es Mütter gewesen waren, die das Ei geworfen hatten. Ihr erster Gedanke dazu war, wie treffsicher diese Frauen gewesen waren, denn Anahita war eine miese Werferin. Man hatte entweder versucht, es zu vertuschen, oder es nicht ernst genommen, aber es hatte eine Initiative gegen die Umbenennung gegeben, die auf eine Kurzgeschichte der Schriftstellerin zurückging, die unter den Eltern kursierte und die Anahita sich noch auf der Fahrt weiterleiten ließ. Sie handelte von einem französischen Forscher, der im Kongo der kleinsten Frau der Welt begegnete. Eine Pygmäin, fünfundvierzig Zentimeter groß, immerhin das war Fiktion und nicht Unterstellung, alles andere jedoch war eine Aneinanderreihung widerlichster Herrenmenschenaussagen. Im Grunde wäre jeder Satz dieser Story ein Grund, die Namensgebung der Schule sofort rückgängig zu machen, diese eierwerfenden Mütter hatten recht. Es ging nicht um eine historische Verwendung heute geächteter Begriffe, zumal die Geschichte in der zweiten Hälfte des zwanzigsten Jahrhunderts entstanden war; selbst der Begriff menschenverachtend traf es nicht, weil die Kategorie Mensch nicht mehr benutzt, sondern weil von Affen geschrieben wurde, die sich von Baum zu Baum schwangen, über keine Sprache verfügten und froh waren, nicht von den anderen, den Bantu, gefressen zu werden. Die Volks- und Ortsbezeichnungen waren real, es handelte sich nicht um eine Fabel, sondern um das Bild, das diese Frau von Afrika gehabt hatte. Und es war keine Satire, das erkannte man auch, wenn man mit Satire so wenig am Hut hatte wie Anahita, die am liebsten in ihren Dienstwagen gekotzt hätte.

Können wir das bitte rückgängig machen, mit möglichst wenig Öffentlichkeit, schnell und leise. Anahita dachte entkräftet über ihre nächsten Schritte und Telefonate nach und beneidete die Leute in Ländern, die ihre Straßen und Schulen konsequent nach ehemaligen Herrschern benannten. Oder nach Heiligen, deren Ruhm auf Wundern beruhte oder grausamen Märtyrertoden. Nicht schön, besonders nicht für Kinder, aber so lange her, dass es Märchenstatus hatte und daher doch fast wieder kindgerecht war.

Die Stimmung in diesem Land behagt mir nicht mehr. So wurde die Schauspielerin, die größtenteils auf den Balearen lebte, am nächsten Tag zitiert. Das Video kam auf eine Klickzahl, die ein Eierwurf nur auf eine Senatorin nie erreicht hätte. Mit dem Resultat, dass Anahita mit Reza telefonieren musste, der fand, sie schulde der Schauspielerin eine Entschuldigung, bevor er das Telefon nach ungefähr siebzig Sekunden an seine Frau weiterreichte.

Du hast es aber auch nicht leicht gerade, sagte Lydia, und Anahita dachte sich, jetzt oder nie, bringen wir's hinter uns.

Lydia, danke noch mal für euer Geschenk, aber ich musste es absagen, es tut mir wirklich leid.

Ach schade, dann eben ein anderes Mal. Der Gutschein verfällt ja nicht. Reza kennt doch Maren schon seit Ewigkeiten.

Reza, dachte Anahita und wurde zum ersten Mal seit Ewigkeiten sauer auf ihren Bruder.

Reza müsste eigentlich wissen, dass ich keine großen Geschenke mag, vor allem keine Gutscheine oder Aktivitäten. Weil das nämlich heißt, dass ich eine Verpflichtung geschenkt bekomme, und ich finde, ich habe schon genug Verpflichtungen.

Aber Anahita, das war doch lieb gemeint. Wir dachten, du könntest dich mal erholen und nebenher mit jemandem reden, der dir einen ganz anderen Blickwinkel eröffnet.

Jetzt nicht einknicken, dachte Anahita. Ich muss mich durchsetzen. Auch gegen sie, die sich sogar gegen Reza durchsetzen kann.

Ich weiß. Und es tut mir auch leid. Aber ihr müsst das bitte komplett stornieren. Ich übernehme natürlich die Kosten.

Lass das mal unsere Sorge sein.

Nein, Lydia, das kommt nicht infrage.

Ich weiß, was wir machen. Du könntest statt dem Retreat hier ein paar Sitzungen bei Maren nehmen. Wie gesagt: Die ist wirklich toll.

Anahita rieb sich das Gesicht. Was war das? Begriffsstutzigkeit oder Renitenz?

Bitte hör auf, mir diese Frau und ihre Themen aufzudrängen, sagte sie, zu genervt, zu verzweifelt, zu laut.

Lydia verfiel in eine Stille, die sich so lang anfühlte, dass Anahita dachte: Das war's. Familienkrach. Scheiße. Es war eine Frechheit von Reza, sie nicht vor dieser Art von Sorge zu beschützen. War das nicht der Job des großen Bruders? Anahita stellte sich vor ihr großes, nacktes Wohnzimmerfenster und sah sich selbst in der dunklen Scheibe in ihrer Freizeitkleidung: aufgeknöpfte Bluse, aufgeknöpfte Hose, aufgehakter BH. Sie strich sich durch die noch ungewohnt kurzen Haare.

Pass auf, Lydia: Ich finde es wirklich lieb, dass du an mich denkst. Und du hast damit auch nicht ganz unrecht.

Es fiel ihr so schwer, das zu sagen, dass sie das Gefühl hatte, sie würde wachsen, während sie sprach.

Aber: Ich muss das für mich allein klären.

Wie denn?

Wie denn? Lydia hörte sich nicht an wie Rezas dauersarkastische Frau, sondern wie ein verzagtes kleines Mädchen.

Na ja, auf so eine esoterische Art und Weise auf jeden Fall nicht, sagte Anahita, was Lydia offenbar nicht reichte. Was sollte diese Stille schon wieder? Sprach sie in Gesten mit ihren Kindern? Mit Reza? Hatte sie das Telefon auf Lautsprecher? Egal. Zeit für eine Halbwahrheit.

Weißt du, mir geht's eigentlich ganz gut. Das Einzige, was mir fehlt, ist Zeit. Und deshalb denke ich jetzt über Social Freezing nach.

Sie hatte den Begriff bisher nur gelesen, nie ausgesprochen. Wieso eigentlich *social*? Es hörte sich an, als würde man seine Sozialkontakte auf Eis legen, nicht seine Eizellen. Lydia verstand sofort.

Das ist super, Anahita.

Sie hörte sich an, als hätte Anahita ihr gesagt, sie erwarte ein Kind, mit Geburtstermin.

Weißt du schon, wo?

Ich kümmere mich drum, wenn ich ein bisschen mehr Luft habe.

Ich weiß wo. Du musst zu Dr. Nonnenmacher. Es gibt mittlerweile natürlich bessere Methoden als Social Freezing. Dafür ist sie die Beste. Die ist immer auf dem neuesten Stand und arbeitet ganzheitlich.

Ganzheitlich, dachte Anahita und zog eine Grimasse in der Scheibe.

Ja, hattest du schon mal erwähnt.

Wenn du schon nicht zu Maren fährst, dann tu mir den Gefallen und lass dir einen Termin bei ihr geben.

Gefallen, dachte Anahita. Ich tue meiner Schwägerin einen Gefallen, indem ich zu ihrer Frauenärztin gehe.

Mache ich, sagte sie. Was noch? Es war noch etwas offen,

wie immer. Auf ihrem Klavier standen weiterhin ihre verpackten Geschenke unter den sterbenden Blumen. Auch ihre Nichten hatten an sie gedacht. Und Anahita war nicht in der Lage gewesen, die beiden Päckchen zu öffnen, in denen etwas Gebasteltes oder Gemaltes sein musste. Wie konnte man die Mühen von zwei kleinen Mädchen ignorieren? Sie massierte sich den Nacken und sagte etwas, mit dem sie nicht gerechnet hätte:

Nächstes Wochenende habe ich frei. Und da könnte ich doch was mit Ava und Anouk machen. In den Zoo gehen oder so, was meinst du?

In den Zoo? Igitt! Aber hey: Super. Gerne! Wann denn, Samstag ab zwei?

Da war sie wieder, die gewohnte Lydia. Zoo, igitt.

Gerne, sagte Anahita.

ZWEITER TEIL

Zweiundvierzig

DEMUT

Die Zukunft würde weiß und steril aussehen, so hatte man sich das schon im zwanzigsten Jahrhundert vorgestellt, dachte Henriette Nonnenmacher, während sie über den glänzenden Epoxidharzboden ging und sich fragte, ob sie ihn schöner fand als ihr knarzendes Intarsienparkett. Sie stellte sich an einen Stehtisch und scannte den QR-Code, der darauf stand.

Wie würden Sie diese Veranstaltung auf einer Skala von 1 bis 6 bewerten, wobei 1 für sehr schlecht und 6 für ausgezeichnet steht.

Henriette benotete die Veranstaltung zehn Mal mit *sehr schlecht* und öffnete sich eine Flasche *lebendiges Wasser*.

Der Kongress wurde von einer ehemaligen Studienkollegin mit organisiert, deren Karriere in der Forschung bei Henriette einen Schmerz auslöste, der sie ärgerte, weil sie nichts dagegen tun konnte. Wie eine Zyste, die sich immer wieder bildete. Sie trank in winzigen Schlucken. Das helle Atrium wurde von einer Soundinstallation beschallt, die die Geräuschkulisse für einen Embryo im Mutterleib abbilden sollte. Im Moment hörten das Ungeborene und die wenigen Anwesenden gedämpft Mahlers Zweite, die Auferstehung. Auch dieser Kunstzugang ihrer alten Kommilitonin war ihr immer auf die Nerven gegangen. *Vielen Dank für Ihre Teilnahme.* Von wegen. Wen hier interessierte schon die Meinung einer niedergelassenen Frauenärztin?

Die nicht in die Wissenschaft gegangen war. Die gut war *an der Patientin*, weil sie kein kauziger Nerd war, der lieber im Labor stand und sich mit Versuchstieren befasste. Die eine Linie von Frauenheilerinnen fortsetzte, bestehend aus ihrer Mutter, die ebenfalls Gynäkologin war, und ihrer Groß- und Urgroßmutter, die Hebammen gewesen waren. Frauen mit einem unerschöpflichen Reservoir an Fachwissen und Erfahrung. Ihre Urgroßmutter war die erste Frau in ihrer Kleinstadt gewesen, die nicht nur Auto, sondern auch Motorrad fuhr, die bis Ende siebzig im Einsatz war, um Frauen zu entbinden. Ihre Großmutter, nach der Henriette hieß, hatte jahrzehntelang dafür gekämpft, die alte Einrichtung der Babyklappe, die es in Italien schon im elften Jahrhundert gegeben hatte, wieder einzuführen, und als es im Jahr 2000 endlich so weit war, war sie über achtzig und bekam das Bundesverdienstkreuz. Ihre Mutter, die ihr heute mit Ende siebzig noch ab und zu in der Praxis aushalf, was die älteren Patientinnen enorm schätzten, war eine Vorreiterin in Sachen liberales Abtreibungsrecht und Pille gewesen. Alle zusammen hatten sie im Laufe der Generationen so viele Schwangerschaften betreut, dass die zur Welt gekommenen Menschen eine kleinere Großstadt füllen würden. Es gab also keinen Grund für Henriette, an ihrer Entscheidung zu zweifeln, nur weil sie nicht zu den Initiatorinnen und Speakerinnen dieser Konferenz gehörte. Sie hatte alles richtig gemacht, sie war hier im Dienst ihrer Patientinnen. Wie immer.

Sie nuckelte an ihrem Wasserfläschchen und wünschte sich einen starken Kaffee. Heute, an Tag drei, war der Kongress offen für Publikum, das nicht vom Fach war. Der Vortrag einer Koryphäe der Fertilitätsforschung war gerade zu Ende gegangen. Die Türen des großen Auditoriums öffneten sich, und die Leute strömten ins Foyer. Henriette gratulierte sich zu ihrem guten Platz am Stehtisch mit Flussblick. Der Geldfluss, der in diesen Campus mündete, war ein Bach gegen den Strom, der jetzt folgen würde. Wissenschaftsstandort Berlin, hurra.

Die Wissenschaftssenatorin stöckelte gut gelaunt durch das Atrium, neben ihr die Bildungssenatorin, seit Kurzem Henriettes Patientin und wie immer auffällig gut gekleidet. Überholt wurden die beiden von ein paar Bundesministern – Forschung, Wirtschaft, Gesundheit –, flankiert von ihren Vasallen plus der Regierenden Bürgermeisterin. Sie alle liefen dem Geld hinterher, anwesend in Gestalt von ein paar Techmilliardären, die seit Jahren in das Forschungsunternehmen Pro Creation investierten. Alles hier war XX-large, nicht nur die bombastischen Blumenarrangements, die daran erinnerten, worüber man in dieser Spaceshuttle-Atmosphäre sprach: Fruchtbarkeit.

Henriette sprach seit Jahren darüber mit ihren Patientinnen, sie hatte alle Veröffentlichungen der hier anwesenden Wissenschaftler gelesen, sie hatte vor Jahren prophezeit, dass man kurz vor einem Durchbruch stünde, und stand nun allein hier und ärgerte sich über sich selbst. Darüber, dass sie sich als unwichtig empfand, dass sie sich fühlte wie ein Fan, der Eintrittskarten im Radio gewonnen hatte.

Hinter dem Regiment aus wichtigen Leuten, die sich im Stechschritt auf das Buffet zubewegten, kam ein Pulk aus No-Name-Zuhörern, unter denen Henriette zwei Kolleginnen erkannte, die sich angeregt unterhielten, direkt hinter ihnen sah sie die goldene Bomberjacke ihrer Tochter. Sie konnte nicht in ihre Richtung winken, weil sie nicht von den Kolleginnen gesehen werden wollte. Aber wieso einem Kind wie Nike winken? Winken oder gar Rufen war voll der Boomerscheiß, weswegen Henriette eine Nachricht tippte: Stehe am Tisch. Auf 10 nach 12. Komm.

Nike, die mit Ortsangaben mithilfe des analogen Ziffernblatts nichts anfangen konnte und auch die uralte Kunst des Sichumschauens nicht beherrschte, latschte den wichtigen Leuten hinterher ans Buffet und gesellte sich erst zehn Minuten später zu ihr. Henriette hatte unterdessen drei Leute begrüßen müssen, die sie nicht sonderlich mochte, und war einer Person vorgestellt worden, die sie nicht interessierte und die jetzt auch noch dreist an ihrem Tisch stehen blieb.

Nike hatte einen Teller voller Fingerfood dabei, an dem sie herumaß, ohne ihrer Mutter etwas anzubieten.

Und, fragte Henriette, spannend, oder?

Voll der Grusel, sagte Nike und murmelte mit vollem Mund etwas schwer Verständliches, was sich als Titel einer Serie herausstellte.

Henriette passte sich Nike an, indem sie es sofort googelte, auch weil sie der fremden Person am Stehtisch möglichst wenig Einblick in die ohnehin schon zähe Unterhaltung mit ihrer Tochter bieten wollte.

Eine Serie, in der eine gut aussehende britische Schauspielerin eineiige Zwillinge spielte, Gynäkologinnen, die sich von den ethischen Pfaden der Fortpflanzungsforschung wegbewegten. Ein Remake eines Films des kanadischen Meisterregisseurs des Body-Horrors, dessen Namen Henriette ihrer Tochter nicht nennen musste, die sich für nichts interessierte, was vor 2020 stattgefunden hatte, außer für Musik aus den Achtzigern, und zwar exakt für die Bands, die Henriette damals schon nicht ausstehen konnte. Der Film des kanadischen Kultregisseurs hatte auf der wahren Geschichte zweier männlicher Gynäkologen basiert, ebenfalls Zwillinge, spezialisiert auf Kinderwunsch, die unter nie geklärten Umständen zusammen in ihrer vermüllten Wohnung in New York gestorben waren.

Ganz schön dunkel, sagte Henriette.

Sag ich doch, sagte Nike und trank eine grüne, sämige Flüssigkeit aus einem Miniatureinmachglas auf ex.

Also, ich weiß ja nicht, warum man Eizellen aus Hautzellen züchten sollte, obwohl genug Frauen mit genug Eizellen rumlaufen. Oder? Alter!

Ich hatte dich gebeten, nicht mehr Alter zu sagen.

Die tun so, als würde die Menschheit aussterben. Das tut sie aber nicht, weil wir zu wenige sind, sondern zu viele.

Henriette fing den Blick der penetranten Person an ihrem Tisch auf, einer fad aussehenden Frau, die so gütig lächelte, als wäre Nike ein brabbelndes Kleinkind. Henriette hatte ihren Namen sofort wieder vergessen. Obwohl sie wichtig zu sein schien. Mitglied der Ethikkommission. Stell dich endlich woanders hin, dachte Henriette.

Ja, damit hast du nicht unrecht, aber darum geht es hier nicht. Es geht hier um Leute, die sich ein Kind wünschen. Du wünschst dir doch auch nicht nur Dinge, die die Welt retten, oder?

Nike biss in etwas, das aussah wie ein winziges Würstchen im Schlafrock, und sprach mit vollem Mund.

Nee, klar. Es geht um ein paar reiche Leute, die sich zu spät überlegt haben, Kinder zu wollen. Oder um zwei Männer, die unbedingt Kinder ohne Frau wollen, oder um zwei Frauen, die unbedingt Kinder ohne Mann wollen, oder um eine Gang, die zu viert ein Kind haben will, oder jemand ganz allein, auch 'ne mega Idee, wenn man nur sich selbst geil findet und so-mäßig halt.

Und so-mäßig halt war eine grässliche Art, einen Satz zu beenden, abgesehen davon freute sich Henriette über Nikes Mitdenken. Die Euphorie der Forscher und Investoren in allen Ehren, aber auch sie vermisste in der Debatte wenigstens einen Hauch von Bedenken. Man könnte ethische Fragen wenigstens zum Schein kurz streifen, man könnte ganz kurz einmal das bigger picture betrachten. Stattdessen feierte man hier die Aussicht, dass althergebrachter Geschlechtsverkehr als Fortpflanzungsmethode bald ausgedient haben würde. Diese Zukunftsgläubigkeit hatte was von Space Age, so wie es hier ja auch aussah. Was Henriette daran allerdings gefiel, war ein Optimismus, der ansonsten ausgestorben zu sein schien, zumindest öffentlich.

Voll die Dystopie, sagte Nike und fuhr sich mit der Zunge ausgiebig durch den gesamten Mund, wie Gero, ihr Vater.

Ich hol mir noch was. Du auch?

Nein danke, Schatz, ich habe schon gegessen.

Echt? Wann denn? Gestern?

Für ihre Anwesenheit hier durfte Nike sich die Behaarung an den Beinen weglasern lassen. Man könnte sie auch rasieren, das dauert zwei Minuten unter der Dusche, mache ich auch seit vierzig Jahren, dachte Henriette, hatte aber eingewilligt, weil der ursprüngliche Wunsch gelautet hatte, sich die Schamhaare dauerhaft und komplett zu entfernen. Dabei änderten sich die Frisurenmoden zwischen den Beinen genauso wie auf den Köpfen. *What's new pussycat?* Neben allerlei Verzierungen sah

Henriette das Haar ständig kommen und gehen. Im Moment sah sie wieder erstaunlich viele naturbelassene Büsche. Alles sollte möglich bleiben. Deshalb, sie musste sich bei ihrer Tochter noch öfter wiederholen als früher bei ihrem Sohn: nein. Das sei aber schöner und hygienischer, jammerte Nike. Nichts, was zu deinem Körper gehört, ist unhygienisch und nicht schön, sagte Henriette.

Dass sie ihren Körper so lieben und akzeptieren sollten, wie er war, das versuchte sie seit fast dreißig Jahren auch ihren Patientinnen zu sagen. Die sind dir wichtiger als wir, hatte Nike einmal über die vielen Frauen gesagt, die Henriette durch ihre Beschwerden, Abtreibungen, Schwangerschaften, Menopausen, Krebserkrankungen und zerplatzten Hoffnungen begleitete. Und es war typisch für Nike, dass dieser Vorwurf sich angehört hatte, als hätte sie ihn in einem Hollywoodfilm gehört, in dem die Karrieremutter endlich lernen muss, was das Wichtigste in ihrem Leben ist: ihre Kinder.

Natürlich waren sie ihr wichtig, was denn sonst? Mit Ende zwanzig hatte sie Benedikt bekommen, im perfekten Alter, nach dem Studium, nach den harten Jahren als Berufsanfängerin im Krankenhaus. Danach hatte sie sich niedergelassen und zehn Jahre später, mit knapp vierzig, in Ruhe das zweite Kind bekommen. Das ihr jetzt die Ruhe raubte.

Die Laserbehandlung, von der nicht einmal sicher war, ob sie funktionieren würde, denn nach Henriettes Wissensstand erkannte der Laser nur dunkles Haar auf hellerer Haut, also nicht den weißblonden Flaum auf den milchweißen Schenkeln ihrer Tochter, diese Behandlung mit zweifelhaftem Ausgang also war keine Ausnahme. Sie verhandelte täglich mit Nike. Um Abos, Klamotten, Uhrzeiten, Geld. Gero hatte keine Ahnung, dass seine Tochter es sich sogar vergüten ließ, zu ihren Großmüttern zu fahren, aber Henriette hatte die Abkürzung über die Bestechung einmal genommen und fand keinen Weg mehr zurück. Ob es sich verhandeln ließe, dass sie doch Medizin studierte, doch was wäre Nikes Preis dafür, ein Haus? Es war zum Heulen und Lachen gleichzeitig. Sie schaute ihrer Tochter hinterher, die in großen Scheißegalschritten in ihren schweren Boots die Schwergewichte aus Forschung, Politik und Wirtschaft umrundete, weil sie alles, was das Buffet bot, probieren wollte. Immerhin keine Essstörung, dachte Henriette, die immer penibel auf ihre Figur geachtet hatte, wie vor ihr ihre Mutter und ihre Großmutter, deren Credo gelautet hatte, dass man alles essen könne, solange man die Kontrolle über die Portionen behielt. Nike sah aus, als würde sie daran arbeiten, mit jeder Tradition ihrer mütterlichen Linie zu brechen.

Auch deshalb war es Henriette so wichtig gewesen, sie hierher mitzunehmen. Um ihr zu zeigen, wie aufregend ihr Fach sein konnte. Wenn sie keine Lust hatte, Ärztin zu werden, wollte sie ja vielleicht in die Wissenschaft? Ihre Großmutter durfte nicht studieren, das war ihren Brüdern vorbehalten gewesen, von denen einer im Krieg fiel, der andere vermisst blieb. Dafür wurde sie Hebamme und ließ ihre Tochter studieren, Henriettes Mutter. Dann kam Henriette, die heute wieder einmal ihren unheilbar wunden Punkt spürte, nicht in die Forschung gegangen zu sein. Und jetzt käme Nike. Doch das war eine Aussicht, die so rund war, so sehr nach Happy End roch, dass Henriette sie sich verbot. Sie musste froh sein, wenn Nike überhaupt studierte. Sterneköchin war ihr aktueller Berufswunsch. Der Weg zu den Sternen lag im Dunkeln. Nike hatte in ihrem bisherigen Leben vielleicht einmal eine Zwiebel geschnitten und zweimal eine Geschirrspülmaschine ein- und wieder ausgeräumt.

Wäre es einfacher gewesen, ich hätte die beiden kurz nacheinander bekommen, fragte sie sich, als Nike zurückkam, dieses Mal lächelnd, das tat gut. Henriette öffnete sich noch ein Fläschchen stilles Wasser. Es waren die Gedanken an diese Alternativleben, die so viele umtrieben: Wäre ich eine gute Mutter geworden? Was hätte aus mir werden können ohne die Kinder? War ich zu früh dran? Zu spät?

Henriette verstand sie alle. Und sie glaubten ihr meist nicht. *Was weiß die denn schon?*

Mit ihrer schönen Praxis, ihrem Chefarztgatten, ihren zwei gesunden Kindern, ihrem fettfreien Körper. Oh ja, Henriette, die ihr Leben der Frauengesundheit verschrieben hatte, wusste, dass sie keine Frau war, der die Frauenherzen zuflogen. Das war schon immer so gewesen, und es würde sich in diesem Leben nicht mehr ändern. Aber es änderte auch nichts an ihrer Berufung.

Es gab etwas Neues gegen eine verbreitete Form des Frauenleids. Deshalb war sie hier.

Das Auditorium leuchtete meeresblau, Wale glitten über die Wände, und Henriette fühlte sich wie in einem Film von Jacques Cousteau. Trauten die Wissenschaftler und Biotech-Unternehmer ihren Themen so wenig, dass sie einen Freizeitpark aus ihrem Kongress machen mussten? Bei den Zuschauern kam es gut an, sie drehten die Köpfe wie erstaunte Kinder, neben ihr knisterte Nike mit einer Chipstüte – wo hatte sie die her? – und legte begeistert den Kopf in den Nacken: Schau mal, Mama, ein Beluga, jetzt siehst du ihn von unten.

Henriette wusste nicht, woran ihre Tochter erkannte, dass es sich um einen Beluga handelte, aber sie hörten jetzt eine Frauenstimme erklären, dass es sich bei dem Tier um eine Sie handelte. Weibliche Belugas, Orcas und Narwale hatten mit weiblichen Menschen gemeinsam, dass sie noch lange lebten, nachdem sie nicht mehr fruchtbar waren. Während die meisten Säugetiere, auch die anderen Primatinnen, sich beinahe lebenslang fortpflanzten. Die Wale wurden abgelöst durch eine Elefantenherde, die mit ihren Jungen durch die Savanne stapfte. Elefanten wurden, wenn es gut für sie lief, um die siebzig Jahre alt und konnten bis in ihre Sechziger hinein Mütter werden, erklärte die samtige Frauenstimme.

Als die nächste Rednerin den Raum betrat, wurden Wände und Decke des Saals in dunkles Orange getaucht. Vielleicht hatte man herausgefunden, dass dieses Licht für eine konzentrierte Ruhe sorgte, Henriette wusste es nicht.

Die Frau auf der Bühne war Gründerin eines Zentrums für reproduktive Langlebigkeit und Gleichstellung. Sie begann ihren Vortrag mit dem Stand der Dinge: dem Problem der Alterung der weiblichen Reproduktionsorgane.

Isn't it a shame, fragte sie immer wieder.

Verstehst du alles?

Ja, es ist eine Schande, flüsterte Nike.

Es war eine Schande, dass man so wenig wusste über die Eizellenalterung, die viel schneller vonstattenging als der Alterungsprozess im Rest des Körpers. Hätten Männer dieses Problem, wir wären viel weiter, rief die Frau in ihr Headset und schüttelte ihr langes Haar nach hinten.

Diese Frau, eine Frauenärztin, die mit ihrem Biotech-Unternehmen zum Start-up-Star geworden war, gefiel Henriette. Sie hatte diesen amerikanischen Unternehmergeist.

Hier war das Problem, dort waren die Leute mit dem Geld. Unter ihnen hatte sie sich die ausgesucht, die das Problem verstanden, weil sie es kannten. So hatte sie sich ihren Investorinnenstamm aufgebaut, der aus Frauen bestand, die alle sofort wussten, worüber sie redete, während sie bei den Männern meist auf blanke Gesichter gestoßen war, trotz ihres perfekten Pitches.

Lacher aus dem Publikum. Hach, diese Männer.

Was sie unerwähnt ließ, war die Tatsache, dass sie selbst die Frau eines schwerreichen CEOs war. Henriette hatte sich über jede der Rednerinnen informiert.

Doch zurück zur Schande. Es war eine Schande, dass wir zum Mars fliegen, aber Frauen nicht ermöglichen konnten, ihr Leben so zu gestalten, wie sie es wollten.

Na ja, dachte Henriette, die den Vergleich mit der Raumfahrt überstrapaziert, um nicht zu sagen oll fand. Dabei war die Frau viel jünger als sie, zehn, wenn nicht fünfzehn Jahre, was erleichternd war, denn so musste sie sich nicht mit ihr vergleichen.

Die Alterungsforschung an der Eizelle würde zur Folge haben, dass wir nicht nur die Menopause nach hinten schieben könnten, sondern auch die Zeitspanne erweitern, in der die Eizellen perfekt waren, die Risiken später Schwangerschaften senken, die jetzt noch ein Problem darstellten, wie der gesamte Begriff späte Schwangerschaften, den man in der Medizin schon ab Anfang dreißig anwendete. Und das vor dem Hintergrund der steigenden Lebenserwartung. Die Erweiterung der Fortpflanzungsspanne wäre somit ein nächster, folgerichtiger

Schritt zur Gleichberechtigung. Dass eine Frau mit einer Lebenserwartung von neunzig Jahren bereits ab Mitte dreißig mit der steilen Abwärtskurve ihrer Fruchtbarkeit leben muss, ist –

Eine Schande?, fragte Nike, die wie immer zu laut flüsterte.

Pscht, sagte Henriette, genau in dem Moment, in dem an den Wänden ein Lavalampenmuster auftauchte, Eizellen in Rottönen.

Henriette ließ sich von dem Lichtspiel berieseln, als säße sie auf einem Hippie-get-together. Während die Entrepreneur-Ärztin sich anhörte, als wäre es ein Menschenrecht, für immer jung zu bleiben. Nein, wir wollen nicht altern. Wir wollen fliegen und für immer jung bleiben. Und vor allem wollen wir nicht sterben, dachte Henriette. Ihre Angst, kein Kind zu bekommen, hatte sie einmal einer Patientin gesagt, ist eine Angst vor dem Tod, so wie die meisten Ängste. Die Patientin hatte verschnupft reagiert.

Angesteckt von der Fläzerei ihrer Tochter, setzte sich Henriette zum ersten Mal an diesem Tag bequem hin. Sie ließ ihre Knie auseinanderfallen, rutschte nach vorne und legte den Hinterkopf auf die Stuhllehne. Über ihr ein All aus friedlich schwebenden Eizellen. Vor ihr die Speakerin, die von der Kränkung des Zeitdrucks zur Spezialkränkung Klimakterium übergegangen war. Lauter als vorher und nicht mehr hinter dem Rednerpult, sondern energiegeladen auf und ab schreitend, beschrieb sie den Niedergang, der mit der Menopause einherging.

Rückgang der Knochendichte, der kognitiven Fähigkeiten, der Immunfunktion. Depressionen! Schlafstörungen! Gewichtszunahme! Verlust der Libido!

Aufgebracht zählte sie diese Begleiterscheinungen an den Fingern ab wie eine Politikerin Wahlkampfversprechen, wie eine Predigerin Sünden. Eine Frau in Flammen.

Et cetera! You name it, rief sie.

Keine Frau sollte damit leben müssen!

Henriette hatte ihren Patientinnen jahrelang erklärt, wie sie möglichst gut durch diese Zeit kamen, hatte ihnen geraten, sich vom schlechten Ruf dieser Lebensphase nicht noch mehr unter Druck setzen zu lassen, hatte ihnen gesagt, dass immerhin ein Drittel aller Frauen beschwerdefrei blieben. Ignorieren war eine Methode. Annehmen ebenfalls. Es gehörte zum Leben dazu wie das Altern. Wie der Tod. Sie gehen durch einen Transit, danach beginnt etwas Neues, auf das sie sich auch freuen können. Wechseljahre ist ein angstbesetztes Wort, aber bei genauerer Betrachtung wunderschön. Henriette kannte viele Frauen, denen ein Wechsel ganz guttun würde.

Damit sollte jetzt Schluss sein. Schicksalsergebenheit war gestern. Demut überholt. Frauen mit Geld würden die Schmach des Alterns nicht mehr lange ertragen müssen. Müssten sich nicht mehr neu erfinden, könnten bleiben, wie sie waren.

Wenn meine kleine Tochter in meinem Alter ist, sagte die Rednerin, wird die Menopause etwas Historisches sein, das sie nur noch vom Hörensagen kennt, wie die Pest oder die Pocken.

Die gibt's doch noch, nee?, flüsterte Nike. Henriette grinste.

Die Rednerin kam jetzt zu den guten Neuigkeiten, Henriette setzte sich wieder aufrecht hin und nahm Nike die knisternde Tüte weg.

Es gab endlich einen zuverlässigen Biomarker, der den Frauen voraussagen konnte, wie viele Eizellen und damit wie viel Zeit ihnen noch blieb.

Applaus.

Henriette hatte alles darüber gelesen, klatschte aber trotzdem so begeistert mit, als wäre es ihr neu. Die Speakerin drehte eine Schleife zurück zum Anfang, zur Schande: wie unglaublich es sei, wie lange man bei dieser wichtigen Frage im Dunkeln getappt war, schließlich hatte es bei der Frage der Verhütung auch funktioniert. Von der Pille, sagte sie mit einem einstudiert wirkenden Lachen, hatten sehr viele Menschen profitiert – aber nur ein Teil von ihnen habe die Verantwortung tragen und die Nebenwirkungen ertragen müssen.

Dann wies sie auf den Vortrag hin, den sie am nächsten Tag an der Uniklinik ausschließlich für Fachpublikum halten würde, und verabschiedete sich unter Applaus. Henriettes Telefon vibrierte. Die Frau, aus deren Eizelle sie entstanden war, erwartete sie an der Garderobe.

Omi!

Nike umarmte ihre Großmutter auf diese welpenhafte Art, von der Henriette gedacht hatte, sie existiere nicht mehr. So niedlich, so echt, dass es wehtat. Omi Ute war immer die Nummer eins gewesen, Oma Gisela, Geros Mutter, folgte mit großem Abstand. Tja, dachte Henriette jedes Mal, wenn sie diese Tatsache so deutlich vor Augen geführt bekam wie jetzt, Kinder sind eben unbestechlich.

Eine Lüge. Um nicht zu sagen kompletter Unsinn.

Hast du sie dabei, fragte Nike aufgeregt.

Ute zeigte zwinkernd hinter den Garderobentresen, wo unter den vielen Mänteln neben ihrer Reisetasche eine große Papiertüte mit einem bekannten Logo stand.

Nike japste vor Verzückung und klatschte in die Hände, ihre Großmutter lächelte zufrieden.

Sneakers. Limitiert und gejagt wie Diamanten. Henriette hatte sich eine Zeit lang gefragt, warum sie auf dem Weg in die Praxis in unregelmäßigen Abständen große Ansammlungen junger Männer sah, die scheinbar auf dem Bürgersteig übernachtet hatten, dabei aber nicht den Eindruck machten, obdachlos zu sein. Benedikt hatte sie aufgeklärt. Sie warteten darauf, dass der Store mit den Sneakers öffnete, und kauften die Modelle, um die es ging, innerhalb von Minuten auf, um sie selbst zu tragen oder mit viel Gewinn online zu verscherbeln. Aha.

Nikes Sneakers hatten drei Streifen zu haben, auf keinen Fall den Swoosh. Sie hätte voll das Trauma, sagte sie. Die anderen Kinder hatten ihren Namen eine Zeit lang englisch ausgesprochen, was naheliegend war, womit Gero und sie bei der Namensgebung aber nicht gerechnet hatten – Siegesgöttin, Griechisch, nicht Latein, hatten sie zufrieden gedacht, den Sportartikelweltmarktführer komplett ausblendend, was Henriette im Nachhinein weltfremd vorkam.

Omi, du bist genial, sagte Nike.

Woher ihre Mutter das genaue Modell wusste und wo sie es besorgt hatte, wusste Henriette nicht.

Jettchen!

Sie umarmten sich. Der Zug hatte Verspätung gehabt: Ach, das alte Lied, damit will ich euch gar nicht langweilen, immerhin bin ich jetzt hier, was habe ich verpasst?

Bald gibt's keine Wechseljahre mehr, sagte Nike, ich bin gleich wieder da, willst du auch ein Stück Kuchen, Omi?

Ich nehme mir ein bisschen von dir. Aber einen Tee hätte ich gerne.

Ute schaute ihrer Enkelin hinterher: Kräftig ist sie geworden.

Du bist rechtzeitig da, die Frau von Ambeth spricht als Letztes.

Henriette hakte sich bei ihrer Mutter unter, die in letzter Zeit einen Gehstock benutzte. Einen schönen Ebenholzstock mit einem Silberknauf, der sie nicht gebrechlich wirken ließ, sondern zur Elder Stateswoman machte. Sie hatte sich irgendwann mit sich selbst auf Silber geeinigt, hatte ihren Schmuck, ihre Brillengestelle, ihren Nagellack auf die Farbe ihrer symmetrischen Kurzhaarfrisur abgestimmt, dazu Grautöne und Schwarz, erlaubt war ein Stück in einer kräftigen Farbe. Heute ein königsblaues Boucléjäckchen. Henriette beneidete Leute in ihrem Alter, die ihre Mütter Mutter nannten, was an Orten wie diesem die passende Anrede war. Aber in welchem Alter vollzog man diese Umbenennung?

Wie geht's deiner Hüfte, Mami?

Sei du mal froh, dass ich nie Altweiberthemen aufbringe, und verschon mich bitte damit. Gut so weit.

Das freut mich.

Sie tätschelte Henriettes Oberarm. Ihre Art, ihr zu sagen, dass sie gut aussah, dass sie sie liebte, dass sie hoffte, es ginge ihr gut.

Wie geht's Gero?

Ach, wie immer, der macht so sein Ding.

Es wäre zu langwierig gewesen, ihrer Mutter jetzt zu erläutern, dass Geros Ding nicht mehr angesagt war, sein Chefarzthumor, sein Führungsstil, seine Art, seinen Untergebenen zu zeigen, dass sie etwas falsch gemacht hatten oder dass sie ihm gefielen. Er könne froh sein, dass er in der Uniklinik arbeitete, nicht an der Uni, da hätte man ihn schon längst entsorgt, sagte Henriette dazu. Er würde sich seine Reputation als Kardiologe nicht von Ideologen kaputtmachen lassen, sagte Gero. Auch ohne die neueren Regeln der Kommunikation wäre es mit fast sechzig an der Zeit, deinen fast pathologischen Zwang zum Flirten einzustellen, dachte Henriette und sagte nichts. So wie sie jetzt auch nichts zu Ute sagte, die ihren Schwiegersohn respektierte, aber nicht übermäßig mochte. Konnte man jemanden übermäßig mögen?

Nike kam zurück, das buchstäbliche Honigkuchenpferd, mit zwei Kuchentellern und einem Tee für ihre Großmutter, die sich aufrichtete, als würde sie erwachen, ihr Gesicht, wie immer leicht kreidig gepudert, mit schwarzen Wimpern und fuchsiaroten Lippen, bekam ein rosiges Leuchten, zumindest kam es Henriette so vor.

Weißt du, mein Schatz, ich finde das richtig aufregend, hier zu sein. Ich fand es nämlich damals ganz, ganz wichtig, dass die Frauen sofort Zugang zur Pille bekamen. Vor allem die Unverheirateten. Die sollte nämlich anfangs nur den Ehefrauen verschrieben werden.

Nike, die die Geschichte kannte, nickte halbwegs interessiert.

Und jetzt, so viele Jahre später, die Pille gibt's schon länger als deine Mutter, kommt wieder was, was für die Frauen ganz viel verändern wird.

Haben wir in Deutschland nicht die weltweit strengsten Auflagen vor der Einführung neuer Medikamente?

Nike erfreute sich an ihrem altklugen Satz, an Henriettes verdutztem Gesicht.

Woher weißt du das denn?

Ich habe zwei, nee, sogar drei Serien über die Opioid-Epidemie gesehen. Die haben versucht, das Zeug auf den deutschen Markt zu bringen, weil wenn sie Deutschland in der Tasche haben, zieht der Rest der Welt nach. Hat aber nicht geklappt.

Da hast du gut aufgepasst, sagte Ute, so als hätte Nike nicht Serien geschaut, sondern ein Seminar besucht.

Die Zulassung ist durch. Das hier ist praktisch die Begrüßungsparty, oder wie sagt man: *der Launch*, sagte Henriette und hörte sich eigenartig zynisch an.

Der Applecrumble ist super. Glaubst du, das wird gut?

Ach, gut ist vielleicht nicht das richtige Wort. Das sind Menschheitsträume, die die Pharmaindustrie versucht zu erfüllen. Aber wie das mit Menschheitsträumen so ist, nicht?

Henriettes Traum war es schon immer gewesen, ihre Mutter würde im öffentlichen Raum nicht so laut sprechen.

Ute war im Vortragsmodus. Es war gut möglich, dass sie sich nachher neben eine der hier anwesenden Koryphäen oder eines der Regierungsmitglieder stellen und einen Erfahrungsaustausch auf Augenhöhe beginnen würde. Ute hatte nie das Gefühl gehabt, dass etwas in ihrem Leben anders hätte laufen sollen. Frauenärztin zu sein war für sie das Allergrößte gewesen, und das umhüllte sie mit einer so großen Zufriedenheit, dass Henriette sich manchmal wunderte, dass sie nicht sichtbar war. In Form einer Lichtkorona zum Beispiel. Henriette ging über den jungfräulich weißen Boden, vorbei an den redenden und lachenden Menschen, durchquerte den Raum mit dem Kuchenbuffet, in dem sich auch die Kaffeebar befand, sie bewegte sich wie auf einem Bahnhof. Auf dem Rückweg, mit ihrem schwarzen Kaffee in der Hand, erkannte sie einen ihrer ehemaligen Professoren von hinten, wich einem unangenehmen Mann von der kassenärztlichen Vereinigung aus und nickte zwei Pharmavertretern zu.

Du weißt ja, wie meine Freunde und Kollegen mich früher genannt haben, kicherte Ute. Nein, nicht der schon wieder, Mami, dachte Henriette.

Uterus, schrie Nike, die sich der Lautstärke ihrer Großmutter angepasst hatte. Henriette blies in ihren Kaffee.

Mir war ja bis dahin gar nicht aufgefallen, wie gut mein Vorname zu meinem Facharzt passt.

Wir sollten rein, es geht weiter, sagte Henriette und fühlte sich wie eine Spaßbremse auf dem Fest der Generationen.

Das Gespräch wurde von Prof. Dr. Dr. Berit Schulz-Lang anmoderiert.

Die hat doch mit dir studiert.

Ja, Mami. Psst.

Berit sah aus wie früher. Sie hatte früher schon nicht gut ausgesehen, und deshalb wirkte es jetzt so, als hätte sie sich gut gehalten. Berit war keine gute Rednerin. Sie bekam hektische Flecken, und man hörte ihren flattrigen Atem.

... unserem Ziel, der Prolongation der reproduktiven Spanne bei paralleler Preservation der Oocyten-Qualität ...

Das konnte man so sagen, besser wäre hier, vor diesem Publikum, von einer Verlängerung der fruchtbaren Jahre bei gleichzeitiger Erhaltung der Eizellenqualität zu sprechen. Berit war nicht nur ein Nerd, sie schien auch in Englisch zu denken und ihre Muttersprache vergessen zu haben.

Sie trug ein senfgelbes Sakko, das sie wie die arme Cousine der perfekt gekleideten Wissenschaftlerinnen aus Asien und

Amerika aussehen ließ. Das alles konnte Berit egal sein. War es ihr offenbar auch. Sie würde in dieser schlechtsitzenden Cordhose, diesen merkwürdigen Stiefeletten, vermutlich ihren einzigen Schuhen, die keine Laborlatschen waren, und ihren braungrauen Locken, die sie schon an der Uni exakt so getragen hatte, nämlich einfach so, wie sie aus ihrem Kopf herauswuchsen, auch nach Stockholm fliegen, sollte sie irgendwann den Nobelpreis erhalten. Aber, ermahnte Henriette sich, warum sollten Frauen sich nicht das alte Männerrecht herausnehmen, ihr Aussehen hintenanzustellen, besonders dann, wenn sie ablieferten? Im Fall männlicher Wissenschaftler würde man diese Wurschtigkeit als Understatement, wenn nicht sogar Teil des genialen Gesamtkonzepts lesen. Es störte sie trotzdem. Und es störte sie, dass es sie störte. Ohne den Blick von Berit zu lassen, griff sie nach Nikes Arm, die sich seit Minuten mit dem Zeigefinger in den Zähnen herumbohrte.

Lass das!

Was denn?

Berits bescheidene Art, ihren Stolz auszudrücken, in Kombination mit ihrem nachlässigen Äußeren kamen beim Publikum bestens an. Kalkül, dachte Henriette und applaudierte mit einem unnötigen Lächeln, eingeklemmt zwischen ihrer beleidigten Tochter und ihrer hochinteressierten Mutter.

Berit kündigte die Forscherin an, der die Welt das neue Medikament zu verdanken hatte. Mehr als ein halbes Jahrhundert danach würde es also wieder ein Medikament geben, das man umgangssprachlich als Pille bezeichnen würde. Nur dass es nicht, wie sein Vorgänger, den Schutz vor ungewollten Schwangerschaften, sondern die Aufrechterhaltung der Fähigkeit, schwanger zu werden, versprach. Forsch kam sie herein, die

Forscherin. Klein und schlank und jung. Aus medizinischer Sicht keine junge Mutter mehr, Henriette schätzte sie auf Ende dreißig. Mit ihr kam die Moderatorin auf die Bühne, Marie-Claire Sturm, die beide Wissenschaftlerinnen überragte und mit ihrem Showlächeln auch überstrahlte. Besonders Berit, die sich mit einer Art Knicks verabschiedete und in der ersten Zuschauerreihe Platz nahm.

Patientin von mir, flüsterte Henriette ihrer Mutter zu, die anerkennend die Augenbrauen hob. Die Forscherin nahm der Moderatorin gegenüber in einem weißen Sessel Platz, lächelte freundlich in den Applaus hinein, nahm das Mikrofon und bedankte sich zuerst bei ihren Kolleginnen aus Berkeley, Bangalore, Osaka, Oxford und Berlin, die sich aus der ersten Reihe erhoben und zum Publikum drehten, und noch einmal ganz besonders bei Prof. Dr. Dr. Berit Schulz-Lang, was weiteren Applaus nach sich zog. Henriette fragte sich, ob Lang ein deutscher, englischer oder chinesischer Nachname war, und wer Lang war, Mann oder Frau, Wissenschaftler oder von außen kommend. Im Netz stand nur, Berit sei verheiratet. An der Uni war sie ihr immer vorgekommen wie ein Neutrum, ohne Beziehung zum eigenen Körper. Trotzdem hatte sie ihr Forscherleben der Fertilität verschrieben. Steine hätten besser gepasst. Ach, hör doch endlich auf, dachte sie, genervt von sich selbst.

Marie-Claire Sturm las als Erstes ein paar Pressemeldungen und Zitate aus Artikeln der Fachzeitschriften *Science* und *Nature* vor und verlieh dem Fachsprech einen Unterhaltungswert, fast eine Showqualität. Vielleicht einen Hauch zu viel, dachte Henriette, die diese Frau nur fahrig, traurig oder seltsam bockig kannte. Patientin Sturm, jetzt Anfang vierzig, bei ihr in Behandlung seit sieben oder acht Jahren, hatte jeden strategischen

Vorschlag zu ihrem relativ späten Kinderwunsch kategorisch abgelehnt. Sie gehörte zu den Frauen, deren Lebensplanung an der Suche nach dem richtigen Mann scheiterte, sollte dieser Mann nicht vor dem Tag X auftauchen. Das waren Frauen, die Spaß am Risiko hatten, oft auch Spaß an ihren Berufen. Das waren die Frauen, bei denen Henriette immer an die Fabel von der Ameise und der Grille denken musste und sich dabei wie eine moralinsaure Alte vorkam. Was nicht hieß, dass sie nicht recht hatte: Nachdem das Schicksal diesen Frauen schon so viele verrückte Dinge in den Schoß hatte fallen lassen, sollte es dann, mit Anfang oder Mitte vierzig, in ebendiesen Schoß, oops, ein Zufallsbaby pflanzen. Ein Nichtplan, der unbedingt aufzugehen hatte, andernfalls war das Gejammer groß. Henriette wunderte sich, dass Marie-Claire Sturm, die das Thema jahrelang umtänzelt und gleichzeitig zum Tabu erklärt hatte, jetzt bereit gewesen war, ausgerechnet dieses Interview zu führen. Vielleicht, weil sie genau die Zielgruppe für das neue Medikament war.

Wie muss ich mir das vorstellen als Laiin, fragte Marie-Claire Sturm, und Henriette erkannte, dass es auch ihre Stimme gewesen war, die vorher die Wal- und Elefantenvideos kommentiert hatte.

Die Forscherin war brünett und langhaarig, sie wirkte mädchenhaft und war lässig, aber ausgesucht gekleidet und daher eben nicht nachlässig wie ihre Doktormutter. Sie strich sich die Haare hinter die Ohren, und hinter ihr erschien eine Präsentation, die den Zyklus abbildete.

Ich erkläre es gern anhand der Funktionsweise der Verhütungspille. Die unterdrückt den Eisprung. Wir gehen jetzt einen Schritt weiter und verhindern, dass die Eizelle heranreift und einmal pro Zyklus abgestoßen wird. Auf diese Weise erlauben wir der Trägerin praktisch, ihre Eizellen für den richtigen Zeitpunkt aufzusparen. Im Moment greifen mehr und mehr Frauen auf das Einfrieren zurück, mit Ambeth ist dieses Prinzip der Aufbewahrung und damit Zeitgewinnung im eigenen Körper möglich. Die Chance auf eine erfolgreiche Schwangerschaft liegt mit einer vormals eingefrorenen, anschließend befruchteten und wieder eingesetzten Eizelle im Moment bei ungefähr fünfundvierzig Prozent, Tendenz steigend. Aber: Eine Frau, die Ambeth eingenommen hat und anschließend absetzt, kann bereits im ersten darauffolgenden Zyklus auf natürliche Art und Weise schwanger werden.

Wow, sagte Marie-Claire Sturm und schaute mit großen, erstaunten Augen ins Publikum, kokettierte mit ihrer Ahnungslosigkeit, was ihr umgehend einen Punktabzug bei Henriette bescherte. Tu doch nicht dümmer, als du bist, das war jetzt nicht mal Biologie-Leistungskurs.

Hast du verstanden, worum es geht, fragte sie Nike, die mit verschränkten Armen neben ihr saß.

Ja klar.

Worum denn?

Um Profit.

Henriette fiel jetzt erst auf, dass Nike weiterhin beleidigt war, weil sie ihr vorhin die Hand aus dem Mund gezerrt hatte. Sie hatte sich noch nicht daran gewöhnt, dass Nike eine feste Zahnspange trug, unter der sich ständig Essen verfing. Armes Ding.

Toll, flüsterte Ute laut. Da hätte man schon in den Siebzigern draufkommen können, nicht?

Da war es aber nicht en vogue, sich mit fünfzig zu überlegen, ein Kind zu wollen, da wollte man Kinder oder eben nicht.

Das würde ich so nicht unterschreiben, das war immer ein Thema, nur eben nicht so vehement. Wir Frauen damals –

Psst.

... eine Zellschutzfunktion, die dafür sorgt, dass die Eizellen gesund bleiben. Im Moment ist es so, dass bei einer zwanzigjährigen Frau noch etwa jede vierte Eizelle genetisch unauffällig ist. Bei einer Vierzigjährigen ist es nur noch jede fünfzehnte, bei einer Zweiundvierzigjährigen nur noch jede dreißigste. Sie sehen es hier hinter mir an der Grafik: Die Möglichkeit, dass es zu Auffälligkeiten kommt, nahm bisher ab dem vierzigsten Lebensjahr rapide zu, parallel mit der Abnahme der Möglichkeit, auf natürlichem Weg schwanger zu werden. Unser Ziel war es, diese beiden Kurven zu leveln.

Marie-Claire Sturms Flirt mit der Welt war zu einem Profilächeln gefroren. Wenn ich mich richtig erinnere, ist sie zweiundvierzig, dachte Henriette.

Mit der Zugabe des Wirkstoffs RepA aus der Krebsforschung haben wir nun also diese Zellreparaturfunktion eingebaut, sagte die Wissenschaftlerin, die anfangs so klein und zart im Sessel geklemmt hatte und die sich nun aufrichtete und abwechselnd zur Moderatorin und zum Publikum sprach. Sie war vom Interview- in den Vortragsmodus gerutscht und redete in Fachsprache über die Gesundheit der Eizellen, die Möglichkeit, nicht nur den Zeitraum zu verlängern, sondern auch die Chance auf gesunde Kinder zu erhöhen, während man der Moderatorin ansah, dass sie nach einem Weg suchte, das Gespräch zurück auf die Laienebene zu ziehen. Ihr interessiertes Nicken wurde immer ungeduldiger, ihr Wunsch, eine Lücke in diesem Fachmonolog zu finden, wurde immer offensichtlicher, sodass es Henriette gleichzeitig amüsierte und leidtat. Wie bei einem

Match. Da, jetzt hatte sie ihn gefunden, den kleinen Spalt, nun schnell die Amateurfrage fürs breite Publikum!

Mit anderen Worten, Sie haben den Frauen eine Pausentaste beschert?

Wenn Sie das so ausdrücken wollen, ja, sagte die Wissenschaftlerin, und Marie-Claire Sturm sagte erleichtert: Okay. Und grinste ins Publikum, wo auch Presse saß, der sie mit ihrer Frage eine griffige, zitierbare Zeile für jedermann geliefert hatte.

Wir sind stolz auf dieses Präparat, keine Frage, aber wir sehen es als eine mittelfristige Lösung. Und auch als eine pragmatische Lösung, für die man sich entscheiden muss wie früher für die Verhütungspille.

Und was wäre die langfristige Lösung?

Langfristig, wie sie im Vortrag meiner Kollegin Dr. Gupta-Saunders gehört haben, mit deren Institut wir zusammenarbeiten, geht es um die Frage, warum ein weibliches Baby mit vierhunderttausend Eizellen geboren wird, von denen nur circa viertausend ausgebildet werden. Würden wir diese Zahlen verdoppeln, würden wir damit die fruchtbare Spanne verdoppeln. Und das würde bei unserer derzeitigen Lebenserwartung unser Hauptproblem des verfrühten Endes der Fruchtbarkeit der gebärfähigen Menschen lösen.

Menschen? Frauen!, sagte Ute.

Jaja, sagte Henriette.

Gehen wir jetzt, Mama, fragte Nike.

Nike hatte das Restaurant aussuchen dürfen und sich für ein koreanisches entschieden, in dem nur Leute unter dreißig arbeiteten und in dem Henriette und Ute die ältesten Gäste waren, was Henriette sofort beim Hereinkommen registrierte und Ute nicht zur Kenntnis nahm.

Habt ihr schon was gefunden, duzte die Kellnerin sie, Henriette hatte ihren makellosen nackten Bauch direkt vor dem Gesicht. Nike bestellte selbstbewusst mehrere Speisen für sie alle.

Die Koreanerinnen bekommen derzeit die wenigsten Kinder weltweit, die verweigern sich regelrecht, habe ich gelesen, von der Warte kann man die Sache nämlich auch betrachten, sagte Ute.

Bitte nicht die Leute hier in peinliche Gespräche verwickeln, Omi, sagte Nike.

Uns drei betrifft dieser Paukenschlag von Pille nicht, dachte Henriette und fragte sich, ob sie das deprimierte oder erleichterte. Ihre Mutter war fast achtzig, sie selbst hatte ein erwachsenes und ein fast erwachsenes Kind, das hier am Tisch saß und Zeit hatte. Sollte Nike irgendwann mit dem Problem konfrontiert werden, keine Zeit mehr zu haben, wäre dieses Medikament entweder Geschichte oder zur Normalität geworden.

Auf jeden Fall wird jetzt jemand sehr, sehr reich werden, astronomisch reich, hörte sie Ute sagen.

Ja, und es ist ja auch eher für Reiche gedacht. Warum sollten arme Leute mit über vierzig Kinder wollen, sagte Nike, die sich neuerdings für das Thema Reich und Arm zu interessieren schien.

Und deshalb wird es auch keinen Nobelpreis geben, fiel Henriette jetzt ein, denn der wurde an Forscher vergeben, deren Ergebnisse der gesamten Menschheit nutzten. Auch wenn man auf dem Kongress ständig von der Gesundheit aller Frauen geredet hatte, ging es doch letztlich um eine Lifestylefrage.

Berit und ihre Kolleginnen würden es in die Wichtigen-Listen der Wirtschaftsmagazine schaffen. Und sie, Henriette, musste endlich damit aufhören, über die Erfolge von Leuten nachzudenken, für die sie sich schon zu Unizeiten nicht interessiert hatte. Andernfalls müsste sie bei jedem Rezept, das sie zukünftig ausstellte, an Berit Schulz-Lang denken. Eine Horrorvorstellung.

Ihre Mutter legte ihr die Hand auf den Unterarm. Die gepflegte Hand einer alten Frau. Wird es bald keine alten Frauen mehr geben, fragte sich Henriette. Ist meine Generation die letzte, bei der irgendwann Schluss war? Werden wir zu Fossilien, auf den ersten Blick erkennbar? Prä-Ambeth-Frauen, die letzten ihrer Art. Sie hängte sich ihren Schal um die Schultern und schaute sich nach der Kellnerin um. Würde die Welt bald aussehen wie dieses Restaurant?

Eine große Pfanne mit einem Berg aus Fleisch und Gemüse wurde auf einen Tischgrill in der Mitte des Tischs platziert, ringsherum Schälchen mit Reis, Kimchi und anderen Beilagen, die die Kellnerin mit dem schönen Bauch routiniert erklärte.

Da bin ich ja wirklich mal gespannt, sagte Ute, und es war nicht klar, worauf, auf das Essen oder auf die Zukunft mit der Pille. Sie lächelten sich an. Henriette musste sich sammeln. Sie fühlte sich, als müsste sie über ein Thema sprechen, von dem sie in Wirklichkeit keine Ahnung hatte. Sie fühlte sich hohl und überfordert. Warum? Weil die kognitiven Fähigkeiten nachließen, weil man abbaute, weil man langsam zerfiel, weil das der Lauf der Dinge war, wenn man ihn nicht stoppte. Die Vorträge hatten ihr nicht gutgetan, wie ihr jetzt auffiel.

Jettchen?

Entschuldige. Was hast du gesagt?

Ob das eigentlich die Kassen zahlen?

Äh, nein. Und es bekommen auch nur Studienteilnehmerinnen zwischen vierzig und fünfundvierzig. Vorerst.

Ach?

Ja. Und danach auch nur auf Rezept, klar.

Je strikter die Regeln, umso mehr Umgehungsversuche, Schwarzhandel, Fälschungen und so weiter, sagte Ute.

Wir werden sehen, sagte Henriette und fühlte sich unendlich matt. Von der neuen Zukunftsaussicht, von der Sandwichposition zwischen ihrer alten Mutter und ihrer Teenagetochter, von dem Restaurant, in dem sich jetzt über das aufgedrehte Geschrei auch noch ein Technobeat legte, die musikalische Umsetzung von hämmernden Kopfschmerzen. Sie hörte, wie ihre Mutter ihrer Tochter laut noch einmal die Geschichte der Einführung der Antibabypille erzählte und dann direkt zur Einführung von Viagra überging.

Das war nicht so ein Fest für viele Frauen, sagte Ute.

Wieso nicht, fragte Nike, und Henriette amüsierte sich über die Falle, die Ute sich selbst gestellt hatte und in der sie sich nun drehte und wand, während sie ihrer fünfzehnjährigen Enkelin erläuterte, warum ein Medikament, das für Dauererektionen sorgt, aus Frauensicht nicht in jedem Fall einen Gewinn dargestellt hatte.

Spooky, überschrie Nike den stampfenden Sound, und Henriette musste zum ersten Mal seit langer Zeit laut lachen.

FREIHEIT

Nein, ich habe keine Kinder, sagte MC jetzt oft. Und es gab sie, die Leute, die genauso reagierten, wie sie es befürchtet hatte: mitleidig. Meist waren es Männer. Oft Taxifahrer, die ihr dann diesen bestimmten Blick im Rückspiegel zuwarfen: Ah. Eine Frau, die allein ist. Tja. Da wird wohl was schiefgegangen sein.

Trotzdem, es war ihre beste Idee seit Langem gewesen, das Thema anzunehmen, dem sie jahrelang ausgewichen war: Mutterschaft. Eine Angstbewältigung, die ihr keine Sportart, keine Therapie, keine Maren hätten bieten können. Nachdem sie zwei Preise für ihren Porträt-Podcast bekommen hatte, entwickelte sie ein neues Konzept: Mütter weltweit. Und die Chancen standen gut, dass man es annehmen und finanzieren würde. Alle waren begeistert, niemand fragte sie, ob sie selbst Mutter sei oder wie sie auf das Thema gekommen war. Hätte man sie gefragt, was hätte sie geantwortet? Nun, ich habe mich in den letzten Jahren sehr intensiv damit befasst, keine Mutter zu sein. Aber wen interessiert es, was ich nicht bin? Deshalb spreche ich jetzt mit denen, die diese Erfahrung gemacht haben. Sie hätte auch sagen können, dass ihr die Idee auf einem Kongress gekommen war, auf dem sie zwei Veranstaltungen moderiert hatte. MC, Drei minus in Biologie, hatte ihre Agentin zusagen lassen, weil das Honorar sehr gut war und weil sie schon öfter festgestellt hatte, dass es Spaß machte, mit Wissenschaftlern zu sprechen, gerade aus der Perspektive der Ahnungslosen. Nein, kein Rückzieher, dachte sie, als ihr dann klar geworden war, worum genau es auf diesem Kongress ging. Ich lasse mich auf den neuesten Stand bringen und werde dafür bezahlt. Und ohnehin geht es dabei nicht um mich. Im weitesten Sinne natürlich schon. Aber das weiß niemand. Und so war MC auf dem brandneu aus dem Boden gestampften Campus eines Biotech-Unternehmens gelandet: ein Festival, bei dem sie die Stars nicht kannte. MC musste mehrmals hinschauen, um zumindest die anwesenden Spitzenpolitiker ihren Funktionen zuordnen zu können. Von Weitem sah sie Anahita Martini, die sie immer hatte anrufen wollen, wozu es nie gekommen war. Die Veranstaltung war von einer Aufregung erfüllt, die man in MCs Kreisen einen Vibe genannt hätte, eine Vorfreude auf ein neues Zeitalter. MC blieb Zaungast, wurde aber von dem Strudel insofern erfasst, als sie sich zu ihrem eigenen Erstaunen brav und aufmerksam in alle Vorträge setzte.

Vieles hatte sich futuristisch und gleichzeitig realistisch angehört. Teilweise auch so, als ginge es nicht mehr um die Entstehung neuen Lebens, sondern um dessen Herstellung auf Hightech-Niveau. Die greifbarste, weil in Kürze verfügbare Methode war eine Pille, Ambeth. Für Frauen, die ihre fruchtbaren Jahre verlängern wollten. Ohne physische Eingriffe, ohne Versuche mit ungewissem Ausgang, ohne Strapazen, für die man sich klar entscheiden musste. Einfach nur Zeit. Eine Verheißung. Für Frauen wie die Moderatorin, die immer geglaubt hatte, sie wäre ein Spezialfall. Eine, die litt, aber nicht aktiv wurde und demzufolge kein Recht auf ihr Leid hatte.

Und dann hatte sie dieser Forscherin gegenübergesessen, die Leuten wie ihr nun einen Ausweg bot, eine Pille, wieder eine Pille, ein weiterer Schritt in der Frauenbefreiung, und hatte während des Interviews seltsamerweise das Gefühl gehabt, diese Frau spräche nicht über ihr dringlichstes Problem, sondern über etwas, das mit ihrem Leben gar nicht so viel zu tun hatte.

Trotzdem hatte es auf dem Kongress einen Moment gegeben, in dem sie sich ertappt gefühlt hatte.

Die Demütigung, noch vor der Mitte des Lebens biologisch als alt, ja, als unbrauchbar zu gelten, solle keine Frau mehr ertragen müssen, hatte eine der Rednerinnen auf dem Podium gesagt, laut und aufgebracht. Ich, hatte MC gedacht und sich verdruckst im Publikum umgeschaut, als würde man sie erkennen.

Mit diesem Ich-Ich-Ich aufzuhören war ein Rat von Maren gewesen. Was war es, das Leute mit Kindern einte, egal wo und wie sie lebten? Das Ich-Ich-Ich hatte die Schnauze zu halten. Das war es wohl, wonach sich irgendwann jeder sehnte. Und dann wieder nicht. Denn die meisten Eltern hätten gern ihr Ich zurück, zumindest hier.

Anschließend sagte man ihr, sie habe ihre Sache gut gemacht. Was ihr bei dieser Veranstaltung wichtiger war als bei anderen Moderationsjobs. Er hätte ihr sehr gern zugehört, sagte ihr auch ein Wissenschaftsjournalist, als sie nach dem Kongress gleichzeitig ihre Mäntel holten, ein Mann, den sie nur vom Sehen kannte, der ihr auf diesem Terrain aber vertrauter vorkam als alle anderen Leute und den sie deshalb fragte, ob er noch Lust auf einen Wein irgendwo hätte. Hatte er. Er hatte

Lust auf viele Gläser Wein mit ihr, sie auch mit ihm, wie sie nach Stunden feststellte, als sie ihre rotweinverfärbten Lippen im Spiegel betrachtete und dachte: egal.

Dann ging sie zurück zu ihm an die Bar, an der junge Bescheidwissergastronomen Naturweine zu überhöhten Preisen ausschenkten, und er strahlte eine so angenehme Ruhe aus, dass MC am liebsten ihren Kopf an seine Schulter gelegt hätte. *Suchen Sie sich einen Mann, den sie sonst übersehen würden.* Nein, das Schöne an diesem Szenario war, dass sie nichts suchte außer ihrem Thema. Und dass dieser Mann der perfekte Sparringspartner war. Der ihr bestätigte, was an diesem Kongress das Euphorisierende und das Beängstigende gewesen war.

Es geht um die letzten Bastionen der Gleichheit, die werden fallen, daran wird gearbeitet. Sich mit seinem Körper abfinden muss nur noch, wer arm ist, alt werden muss bald nur noch, wer arm ist – mit einer eleganten Handbewegung bestellte er zwei neue Wein –, und irgendwann wird es um die Abschaffung des Sterbens gehen. Hoffentlich müssen wir das nicht mehr erleben.

MC hatte das seltene Gefühl, nicht antworten zu müssen, stattdessen nickte sie. Es war genau so, auf dem Kongress war es um die Perfektionierung eines fehlerhaften Konstrukts gegangen: Mensch. Menschlein. Anfällig und vergänglich. Noch. Aber wir arbeiten dran. Es hatte in der Tat gruselige Aspekte gegeben, andererseits war MC ausnahmsweise zufrieden mit dem Jetzt, warum sich also ausgerechnet jetzt eine düstere Zukunft ausmalen?

Sie forderte den Mann auf, sich für die Frauen zu freuen. Stimmte es nicht, dass man sich mit diesem Thema schon viel eher befasst hätte, wären Männer die Betroffenen gewesen?

Ja, sagte der Mann, der Robert hieß, und imitierte eine der Wissenschaftlerinnen: Isn't it a shame?

Du hast gut lachen, sagte sie, selber lachend, spürst du deinen Vorteil denn nicht?

Nur wenn man mich darauf hinweist. Und auch da nur theoretisch. Nicht dass ich damit was vorhabe: Wer will schon mit siebzig Vater werden? Mag sein, dass es ein beliebter Potenzbeweis unter alten Alphas ist. Vielleicht hat der sich jetzt aber erledigt.

Du meinst, weil zum siebzigjährigen Vater bisher immer die mindestens dreißig Jahre jüngere Mutter gehört hat?

Genau. Darum geht's doch. Oder kennst du Männer zwischen siebzig und achtzig, die sich nach dem Leben mit einem Säugling sehnen?

Sie lachte, nein, kannte sie nicht.

Er legte seine Hand auf ihre. Entschuldige mich kurz.

Sie blieb auf ihrem Barhocker sitzen und dachte über den Unterschied zwischen Fortpflanzung und Elternschaft nach. Als der Barkeeper ihr zuwinkerte, fiel ihr wieder ein, was eine Freundin über diese Bar gesagt hatte: Dort sitzen sechzigjährige Männer, denen wir zu alt sind. Damals konnten sogar imaginäre Männer sie beleidigen.

Robert hatte eine dreizehnjährige Tochter, erfuhr sie, als er zurückkam. Er hörte sich an, als wäre er stolz und desillusioniert zugleich. Was vielleicht an der Beziehung zur Kindsmutter lag, MC fragte nicht nach. Natürlich liebe ich sie, sagte er, aber dass sie existiert und ihr Leben lebt, hat weniger mit mir zu tun, als man meinen könnte, wenn man das Thema überhöht.

Womit er die Leute meinte, um die es auf dem Kongress gegangen war, die Leute, deren Wunsch nach einem Kind sich im

Lauf der Jahre so sehr gesteigert hatte, dass sie jeden Preis zahlen würden. Sie hatte ihm die Frage nach Kindern gestellt. Sie war unvermeidbar an diesem Abend, und natürlich hatte sie mit der Gegenfrage gerechnet, ihr Nein steckte schon im Magazin, um abgefeuert zu werden. Doch die Frage kam nicht. So wie auch sie ihn nicht nach der Mutter seiner Tochter fragte. Nicht aus Taktik oder Taktgefühl, sondern weil es nicht relevant schien. Sie redeten weiter, über alles andere. Und sie fühlte sich fast wie früher. Ein Abend mit open end, mit einem Fremden. Der nicht davon auszugehen schien, dass ihr etwas fehlte. Dass sie sich in exakt der Notlage befinden könnte, um die es an diesem Tag gegangen war. Paradoxerweise fühlte MC sich jetzt, ausgerechnet nach diesem Event, von diesem Thema, von dem sie so lange gedacht hatte, es würde zu ihrem lebenslänglichen Schmerzpunkt werden, befreit. Keine Katharsis, nur die Rückkehr einer zwischenzeitlich verloren gegangenen Maxime: Ich muss gar nichts.

Prost, sagte sie.

Auf uns, sagte er.

Sie musste auch diesem Mann nicht gefallen. Sie musste ihn nicht anrufen. Und er sie nicht. Es gab Tausende von Gründen, warum sich Leute nicht wiedersahen. Keiner von ihnen sagte etwas aus. Sie lächelten sich an und bestellten ihren letzten Wein, genossen es, eine Frau und ein Mann in einer Bar zu sein, die sich etwas zu sagen hatten. Er würde nie erfahren, dass seine Anwesenheit etwas Heilsames hatte, was vielleicht an seiner Person gelegen hatte, seiner Art, die sie beruhigte und ihr sagte, sie sei okay. Vielleicht auch nicht, dachte MC später, vielleicht wäre dieser Moment auch eingetreten, wenn ich mit irgendwem dort gesessen hätte. Weil es einfach an der Zeit war.

Draußen, an einer Straßenecke, die sie mit ihren sanierten Spätbarockfassaden im dunkelgelben Laternenlicht an ihre Kleinstadt im Winter erinnerte, nahmen sie sich kurz in die Arme. Ein stilles Übereinkommen, sich nicht zu küssen. Dann stieg er in ein Taxi, und sie hatte das seltene Bedürfnis, zu gehen. Durch die kalte, dunkelblaue Nacht. Sie steckte die Hände in die Taschen und ging kilometerweit geradeaus. Sie hatte es immer gemocht, dass man in Berlin ans Ziel kam, indem man endlos lange Straßen geradeaus lief. Während man sich von Taxis überholen ließ, während man an Gruppen vorbeiging, die auf den Bürgersteigen standen und auf diese Taxis warteten oder sich fragten, wie es jetzt weitergehen sollte mit dieser Nacht. Sie, MC, hatte oft zu diesen Gruppen gehört. Sie waren jeden Alters, jeder Einkommensklasse. Ob sie Eltern waren oder werden würden, ob sie gleich Babysitter bezahlen mussten, ob sie vielleicht in dieser Nacht der Person begegnet waren, mit der sie sich fortpflanzen würden, ob sie diese Person niemals treffen würden, war egal.

Wie es auch egal war, ob Marie-Claire Sturm ihre DNA weitergeben würde. Es interessierte niemanden. Wir sind so viele und bald nicht mehr da. Dann sind die Nächsten da und denken und fühlen dasselbe, dachte sie, während das Adrenalin des Jobs und der Rotwein danach langsam in ihr abklangen.

Sie dachte an das Gespräch mit dem Mann. An den Alltag mit Kindern, der kein Thema war, zumindest nicht bei den Leuten, die sich mit Reproduktionsmedizin befassten. Das Kind war das Happy End. Wie die Hochzeit in einer Schnulze. Was kam danach? Sie hatte sich danach gesehnt, sich zu reproduzieren, ja. Aber sie hatte sich nie nach dem Alltag mit einem

Kind gesehnt. Der aber war es, über den sie nun nachdachte auf ihrem Weg durch die wirbelnden kleinen Schneeflocken, die ein All bildeten oder eine Menschheit, unendlich viele, einzigartige und doch austauschbare, für einen Moment gleichzeitig anwesende Pünktchen.

Sie hatte ein Thema. Danke, Kongress. Danke, Mann. Es war ein gutes Thema. Politik, Wirtschaft, Soziologie, Geschichte, Feminismus, Pädagogik, Traditionen, alles drin. Was noch? Glück. Und Unglück. Liebe. Glaube. Hoffnung. Alles, was Menschen umtrieb. Und somit das Gegenteil der Geschichten von achtundvierzigjährigen Schauspielerinnen und dreiundfünfzigjährigen Ex-Models, die *bliss* posteten, nachdem sie erstmals Mutter wurden. Frauen, an die sie sich lange geklammert hatte und die, so dachte sie in dieser Nacht, womöglich schon vor den Durchschnittsfrauen den Zugang zur neuen Wunderpille gehabt hatten.

Sie ging die Treppen in ihrem Haus hinauf, trat in ihren Flur und sah sich selbst im Spiegel: nass, kalt, zufrieden. Als sie aus dem Bad kam, hatte sie eine Nachricht von Robert: Es war eine Freude, mit dir zu sprechen. Schlaf schön!

Danke! Durch dich weiß ich, was ich als Nächstes machen will, tippte sie. Durch dich? Nein. Mit dir? Oh nein.

Dito, schrieb sie knapp und legte sich hin.

Als sie drei Monate später in die Praxis von Dr. Henriette Nonnenmacher kam, war ihr Konzept für den Mütter-Podcast bereits angenommen und von allen Seiten abgesegnet worden. Das hieß, dass es Geld geben würde. Das hieß, dass sie fast freie Hand hatte bei der Auswahl der Geschichten. Sie hatten ihr sogar das Reisebudget bewilligt, das happig werden würde. Sie hatte Glück gehabt. Freude und Dankbarkeit kamen erst auf, als sie sich dazu ermahnte. Aber immerhin.

Die Praxis Nonnenmacher hatte nochmals mit Details nachgelegt, die ihren Patientinnen ein gutes Gefühl geben sollten. Noch opulentere Blumensträuße auf dem Empfangstresen. Noch teurere Seifen und Handlotionen auf den Toiletten. Die Schalen für den Wellnesstee im Wartezimmer sahen aus wie Unikate eines japanischen Töpfermeisters. Die Frau am Empfang war die gleiche geblieben.

Wollen Sie zu Dr. Nonnenmacher oder in die Menopausen-Sprechstunde von Frau Dr. Eckstein, schrie sie MC entgegen, während die Frauen im Wartezimmer, das nahtlos in den Empfangsbereich überging, taktvoll weiter auf ihre Telefone und Lifestylemagazine starrten. MC hatte nie ein Problem damit gehabt, Tampons, Kondome, Herpes-Salbe oder Antibiotika gegen Pilzinfektionen zu kaufen. Früher auch direkt bei den Inhabern der örtlichen Mohren-Apotheke, Duzfreunden ihrer Großeltern. Doch MC hatte ein Problem mit dieser Sprechstundenhilfe.

Ich habe einen Termin bei Dr. Nonnenmacher, murmelte sie, absichtlich kaum hörbar, während der Frau neben ihr, einer Neupatientin, das Formblatt zum Datenschutz über den Tresen gereicht wurde – *Ihre Privatsphäre liegt uns am Herzen* –, begleitet von der gebrüllten Frage, wann ihre letzte Regelblutung stattgefunden hatte. Öhm, sagte die Frau.

Das Wort Mikroaggression kam MC in den Sinn, oder aufgrund der Lautstärke eher Mikrofonaggression, dachte sie, kurz amüsiert, als eine Frau an den Empfangstresen trat, die exakt so aussah, wie Dr. Nonnenmacher in fünfundzwanzig Jahren aussehen würde. Würde sie sich gut halten. Würde sie ihre platinblonde Kurzhaarfrisur dann in Schneeweiß tragen. Würde sie statt ihrer zurückhaltenden, dennoch als teuer erkennbaren Zivilkleidung einen weißen Kittel über weißen Hosen tragen und am Stock gehen. Mit fast hundertprozentiger Wahrscheinlichkeit war Dr. Eckstein, Spezialgebiet Menopause, Dr. Nonnenmachers Mutter. Sie wirkte nahbarer als ihre Tochter, was an den vielen Lachfältchen liegen mochte, verschmitzt und weniger streng, doch das täuschte: Schicken Sie mir bitte die nächste Patientin rein, Schwester Manuela, und denken Sie an die Akte, ja? Danke, sagte sie im Tonfall eines Filmdoktors aus dem vergangenen Jahrhundert. Und Schwester Manuelas devotes Nicken zeigte MC, dass es doch einen Weg gab, dieses unflätige Geschrei unter Kontrolle zu kriegen: Das Auftreten eines Silberrückens, Autorität.

MC setzte sich neben die Frau, deren letzte Monatsblutung, wie jetzt alle hier Anwesenden wussten, bereits drei Zyklen zurücklag, und verbot es sich, auf ihr Telefon zu schauen. Warum seid ihr hier, fragte sie sich beim Anblick der anderen Frauen, Verzweiflung oder Vernunft? Kinderwunsch, Vorsorge, Anti-Age oder Krankheit? Sie kam nicht ins Grübeln, denn diese florierende Praxis war so gut getaktet, dass sie nach zehn Minuten ihren Namen hörte.

Frau Sturm, bitte! Frau Sturm? Hallo? Frau Stuhurm?

Ja, ja. Hier bin ich.

Dr. Nonnenmacher empfing sie in ihrer üblichen Aufgeräumtheit, mit einem kurzen Händedruck, eine Frau wie aus dem Ei gepellt, ein Ausdruck, den MC nie für eine andere Person verwenden würde.

Ich habe gute Neuigkeiten für Sie, von denen Sie ja bereits gehört haben, aber dazu gleich mehr, sagte sie während der

Routineuntersuchung in MCs Vagina hinein, während MC an die Decke starrte. Als sie sich vor ihren Schreibtisch setzte, lächelte die Ärztin sie an wie die gute Fee, als wäre sie es, der die Frauenwelt diesen nächsten Schritt auf dem Weg zur Freiheit zu verdanken hatte. *One giant leap for womankind.* Ja, Dr. med. Henriette Nonnenmacher gehörte zu den Ärztinnen, die Ambeth schon jetzt verschreiben durften, vorerst nur an einen Kreis Auserwählter, die an einer Studie teilnahmen.

Und sie, Patientin Marie-Claire Sturm, Anfang vierzig, gesunde Nichtraucherin mit regelmäßig stattfindender Ovulation, bisher keine Geburt, keine Kinderwunschbehandlung, keine Einnahme sonstiger Medikamente, keine chronischen Krankheiten, erfüllte alle Voraussetzungen, um in den Genuss dieses neuen Präparats zu kommen. Für das sie vor nicht langer Zeit alles gegeben hätte. Die gute Fee kam spät, doch der Zug war noch nicht abgefahren. Er stand noch auf dem Bahnsteig. MC sagte nichts.

Letztendlich geht es um den Luxus, die Wahl zu haben, sagte Dr. Nonnenmacher, weiterhin lächelnd, jetzt aber zum ersten Mal, seit MC sie kannte, etwas wärmer, fast mütterlich. Sie hätte sie gern gefragt, wie die anderen Patientinnen reagiert hatten, ließ es aber sein.

Und wenn ich das richtig verstanden habe, war es ja das enge Zeitfenster, das Sie so sehr unter Druck gesetzt hat. Und das könnten wir jetzt erweitern, wenn Sie das wünschen.

Es wäre blöd, das jetzt auszuschlagen, dachte MC. Eine Möglichkeit nicht anzunehmen. Haben ist immer gut, oder? Alle Möglichkeiten haben, alle Türen offen halten, hatte sie nicht die Männer genau darum beneidet? Und andere Frauen weniger um ihr Dasein als Mutter als um ihren Status? All das war ihr erst in letzter Zeit klar geworden, nachdem sie sich entschieden hatte, mit diesem *Danach* zu arbeiten. Es gab nur einen Grund, dieses Medikament abzulehnen. Ihre Ruhe. Sie verspürte diese Ruhe nach einem Sturm, von dem sie meinte, er wäre die größte Krise ihres bisherigen Lebens gewesen. Es war schwer zu sagen, was genau ihn ausgelöst hatte. Ego, Hormone, Charakter, Lebensgeschichte. Welche Anteile hatte was gehabt? Hatte ihr Körper nach einem Kind geschrien, ihr mitgeteilt, dass er bereit war, aber nicht mehr lange? Hatte ihre Seele die beiden nicht ausgetragenen Kinder nicht verschmerzt? Hatte ihr Ego es nicht ertragen, etwas nicht zu bekommen? Sie würde es nie erfahren, es lag außerhalb jedes messbaren Bereichs. Sie wusste nur, dass diese Sehnsucht, aus der dann Verlangen wurde und schließlich Besessenheit, jetzt nachließ. Schleichend, so wie sie auch gekommen war.

Am Abend nach dem Kongress war ihr zum ersten Mal bewusst geworden, dass sich etwas verändert hatte. Dann, in den vielen Meetings zu ihrem Mütter-Podcast, hatte sie tagelang über das Kinderkriegen und Elternsein gesprochen, sich selbst dabei zugehört und gewusst, dass dieses professionelle Interesse in den Jahren zuvor nicht möglich gewesen wäre. Ich selbst, als jemand ohne Kinder, sagte MC, und die anderen nahmen es zur Kenntnis. Das ist deine Perspektive, dachte sie, niemand sieht eine Unzulänglichkeit darin, niemand bemitleidet dich. Wofür auch? Sie hatte die Seiten gewechselt. Irgendwie wird es ausgehen, hatte Maren gesagt, dann hast du ein Kind oder keines, aber dann ist es vorbei und du hast diese Energie wieder für dich.

Die Frage war also, ob sie sich mit Ambeth zurück auf die Warteseite begeben sollte. Zurück in den Limbus, den Höllenvorhof, ja, in den schlimmsten Phasen hatten sich ihre Metaphern zu Hyperbeln hochgeschraubt, und so dramatisch hatte sie es tatsächlich empfunden. Vielleicht war es aber auch Leidenschaft gewesen, rasendes Lebendigsein, das jetzt mit abflachendem Hormonspiegel nachließ. Die angenehme Ruhe, die sie seit kurzer Zeit spürte, wäre demnach eine Gnade der Natur, verbunden mit dem Befehl, tatsächlich endlich Ruhe zu geben.

Gibt es schon Studien zu den Nebenwirkungen?

Dr. Nonnenmacher machte ein abwägendes Gesicht.

Erstaunlich gut verträglich, wenn man bedenkt, dass es sich um ein hochdosiertes Hormonpräparat handelt. Die Gegenanzeigen sind die gleichen wie bei der Pille, die Nebenwirkungen sind ähnlich. Stimmungs- und Gewichtsschwankungen können, müssen aber nicht auftreten. Ich kann mich bisher hauptsächlich auf Studien berufen und kaum auf Erfahrungen aus meiner Praxis, aber bei meinen Patientinnen überwiegen die positiven Effekte. Wie immer ist der psychologische Aspekt wichtig. Wir reden hier über ein Medikament, das die Lebensqualität steigern soll. Und bei dem wir vorerst davon ausgehen, dass die meisten Frauen es nur temporär einnehmen werden.

Der psychologische Aspekt. MC fragte sich, ob sie in der ersten Phase auch Placebos verteilten. Um dann die Frauen zu beobachten, denen es sichtlich besser ging, nur weil sie glaubten, sie hätten jetzt Zeit. Fast wünschte sie sich, sie könne sich selbst betrügen, nur um wieder einer Entscheidung aus dem Weg zu gehen, nur um Dr. Nonnenmacher weder Ja noch Nein sagen zu müssen. MC war immer schon eine große Jeinsagerin gewesen. Wollte MC Mutter werden: Jein. Wollte MC zu den ersten Frauen gehören, die eine neue Droge einnehmen durften, um sich diese Frage länger stellen zu dürfen, als die Natur es vorgesehen hatte: Jein. Wollte MC alle Nebenwirkungen, die sie schon an der Pille gestört hatten, noch einmal in ihr Leben lassen: eigentlich nicht.

Die Pille war ein Panzer, mit dem man über eine verwunschene Gänseblümchenwiese fuhr. Die Pille war ein Geschmacksverstärker, den man in eine harmlose Gemüsesuppe hineinrührte, bis sie zu einem Chemiecocktail wurde. Die Pille war ein grobmotorischer Riese, der mit seinen Pranken an den filigranen Rädchen des Hormonsystems drehte.

Ja, ich würde es gerne ausprobieren, sagte MC.

Braves Mädchen, sagte Dr. Nonnenmachers Lächeln.

Die Kosten für dieses Geschenk an die Frauen beliefen sich auf vierhundert Euro pro Monatspackung, die die Kassen nicht übernahmen. Dr. Nonnenmacher versuchte sich an einem augenzwinkernden Lächeln, das misslang und deshalb zynisch aussah. Während MC nachdenklich nickte, wie in einer Boutique, in der einem der Preis eines Stücks die Sprache verschlug, während die Verkäuferin so tat, als wäre er auch für Leute mit Verkäuferinnengehalt moderat. MC hatte gewusst, dass diese Art der Behandlung nicht von den anderen Versicherten mitgetragen werden würde. Knapp fünftausend Euro pro Jahr, das Wort Luxus war keine Metapher gewesen.

MC gehörte zu den Menschen mit einer kleinen Lücke zwischen den Schneidezähnen. Les dents du bonheur, Glückszähne. Diastema, hatte ihr Zahnarzt die Lücke genannt und sie geschlossen. Wie kam sie jetzt darauf? Weil sie sich mit der Zunge über die obere Zahnreihe fuhr. Weil es eine Chance war und weil sie Glück hatte. Bonne chance!

Ja, okay, sagte sie.

Gut, sagte Dr. Nonnenmacher und reichte ihr alle Bögen, die sie zu unterschreiben hatte: Ja, sie verpflichtete sich zu allem, was man von ihr verlangte. Ja, ihre Angaben waren richtig. Ja, sie stimmte zu, dass man damit dies und das machte. Nein, sie würde niemanden verklagen, weil sie ihr Recht darauf hiermit abgab. Sie hatte das Gefühl, einen Anwalt zu brauchen. Und dann? Eh zu spät. Also: Ort, Datum, Unterschrift.

Prima, sagte Dr. Nonnenmacher, dann sehen wir uns in zwölf Wochen zum ersten Check-up, lassen Sie sich am Empfang einen Termin geben. Sollte vorher etwas sein, wovon ich bei Ihnen nicht ausgehe, rufen Sie jederzeit an, einverstanden?

MC nickte. Das Gefühl, sich auf einen Knebelpakt eingelassen zu haben, ebbte ab. Abbrechen könnte sie immer noch. Damit hatte sie Erfahrung.

Ihre Moderation auf dem Kongress hat mir übrigens sehr gut gefallen, sagte ihre Frauenärztin zum Abschied.

Das Novum bekam weniger Presse, als MC erwartet hatte. Hier und da Reportagen über Frauen, die sich ähnlich lasen wie die, die es schon zum Social Freezing gegeben hatte. Frau X und Frau Y waren dankbar dafür, jetzt weniger unter Zeitdruck zu stehen. Ethikprofessorinnen, Zukunftsforscher und Wirtschaftsweise fragten sich, was das für die Zukunft bedeuten würde. Doch von einer Revolution sprach bisher niemand. Die Statistiken sagten, dass unter jüngeren Frauen der Trend zurück zur jungen Mutter ging. Die eine Zeit lang einen schlechten Ruf gehabt hatte.

Unter dreißig kriegen nur Asis Kinder, hatte es ein ehemaliger Freund von MC mal ausgedrückt. Sie hatte dazu nichts gesagt. Ihre Mutter war Anfang zwanzig gewesen und hatte es als das perfekte Alter empfunden, doch Mascha, MCs einzige Freundin, die in ihren Zwanzigern ein Kind bekommen hatte, musste sich auf dem Spielplatz von Mittvierzigermitmüttern fragen lassen, ob sie das Au-pair sei. Ist nicht alles Zeitgeist, fragte sich MC, die in Vorbereitung auf ihren Podcast gerade alles las, was der gigantisch groß gefasste Suchbegriff Mutter hergab. Wer waren Mütter aktuell? Wenn sie sich in den sozialen Medien selbst darstellten, sahen sie auf jeden Fall glücklicher aus als in den öffentlichen Medien. Dort waren sie die mit Überlastung durch Beruf plus Care-Arbeit, Mental Load und Burn-out. Wenn sie alleinerziehend waren, standen sie auch noch am Abgrund zur Armut. MC, die immer an ihrer Kindheit herumgenörgelt und sich geschworen hatte, niemals Singlemutter zu werden, fragte sich, wie sie diese Pauschalaussage lesen würde, wäre sie selbst betroffen. Die Betroffenheit war das Problem. Früher war es ein Stigma, ein uneheliches Kind zu haben, heute bekam man dafür mediales Mitgefühl. Die Leute mussten sich nicht mehr anhören, sie hätten gesündigt, aber man betrachtete ihre Situation nach wie vor als Misere. Die Aussage blieb die gleiche. Bekommt keine Kinder allein. Der Vatikan könnte keine bessere Werbung für die klassische Ehe machen. Bleibt zusammen, sonst landet nicht nur ihr in der Hölle, sondern auch eure Kinder.

Die verantwortliche Redakteurin und MC waren sich einig, dass sie so schnell wie möglich so viele Orte wie möglich besuchen würde. Bevor die Geldquellen versiegten. Schon nach den ersten zwei Monaten träumte sie regelmäßig von Flughäfen. Sicherheitskontrollen, Duty-free-Shops, Laufbänder. Früher war sie in ihren Träumen gefallen, jetzt lief sie über

Laufbänder. Sie hatte sich ein Outfit der Kategorie edelbequem zusammengekauft, das zwar aus Kaschmir war, aber trotzdem aussah, als gehöre eine Chipstüte dazu, keine Handtasche. Sie lernte, wo die besten Sitze in welchem Flugzeugtyp waren, welche Airlines man nehmen beziehungsweise meiden sollte.

So viele Flüge für einen Podcast?, hatte sie sich fragen lassen müssen. Durfte man nur noch fliegen, wenn man Bilder produzierte? Na ja, aber. Ob sie nicht Flugscham hätte? Hatte sie nicht. Vor allem deshalb nicht, weil das Wort immer schon falsch gewesen war. Wie jeder wusste, der einmal tiefe Scham verspürt hatte, ein Gefühl, das sich so fest in die Erinnerung eingrub, dass das Gesicht noch Jahre später glühte, wenn man nur daran dachte. Nichts dergleichen fand statt, wenn man von A nach B flog. Selbst bei denen nicht, die sich wünschten, es wäre so. Es war nichts außer dem kurzen, dumpfen Gefühl, seinen eigenen, gern herausposaunten moralischen Standards nicht zu genügen. Ich fliege beruflich, privat kaum noch, sagte sie, wenn man sie fragte. Außerdem ist mein sogenannter CO_2-Fußabdruck schon deshalb klein, weil ich keine Kinder habe, dachte sie, sprach es aber nicht aus.

Sie flog um die Welt und redete mit Müttern. Es gab kein Geheimnis. Im Zusammenschnitt der vielen Gespräche war das vielleicht die Zusammenfassung. Und dieses Nicht-Geheimnis kam bei den Hörern gut an. Vielleicht weil man die Unterschiede nicht sehen konnte. Eine Mutter, die jeden Tag kilometerweit ging, um sauberes Wasser zu holen, sagte fast dasselbe wie eine andere, deren Wasser aus goldenen Wasserhähnen kam.

Was wünschen Sie sich?

Dass meine Kinder es leichter haben als ich. Dass meine Kinder gesund bleiben. Dass meine Kinder glücklich werden.

Wann sind Sie glücklich?

Wenn ich kurz allein bin. Wenn ich sie lachen höre. Wenn ich ihre Haare rieche. Wenn sie schlafen. Wenn sie etwas mit ihrem Vater machen.

Die meisten Mütter hatten keine Zeit. Doch Geld konnte in Zeit verwandelt werden, in Gestalt von Nannys und Haushaltshilfen zum Beispiel. Was nicht heißen musste, dass Mütter mit Geld wirklich Zeit hatten oder das Gefühl, sie hätten Zeit. Es war keine Überraschung, dass das Alter bei der Erstgeburt mit dem Bildungsabschluss anstieg, während die Anzahl der Kinder sank. Überall. Es war keine Überraschung, dass die mit dem höheren Bildungsabschluss bereiter waren, sich zu beklagen. Es war keine Überraschung, dass die, die man gemeinhin als Mittelklasse bezeichnete, größere Geldängste hatten als die mit viel Geld oder die mit nichts.

MC sah sich selbst als Figur in einem Kinderbuch, die die Welt bereiste. Vielleicht hatte es dieses Buch gegeben, vielleicht hatte ihre Mutter es ihr vorgelesen, vielleicht hatte sie selbst es ihrer kleinen Schwester vorgelesen. Mit großer Wahrscheinlichkeit war es mit Liebe geschrieben und illustriert worden, mit großer Wahrscheinlichkeit würde man heute von diesem Kinderbuch sagen, es verbreite Stereotype. Durch die Puszta, die Pampa, die Taiga reiste die kleine Figur, dorthin, wo es heiß war wie in einem Backofen oder so kalt, dass ihr die Tränen auf den Backen gefroren. Die Leute, die sie besuchte, waren so klein und niedlich wie die Figur, und sie fassten sich an den Händen und lachten, hatten Lieder, Tänze und Trachten. Tiere kamen nicht zu Schaden. Auch andere Menschen nicht.

Auf einem Fensterplatz mit Blick auf den Ozean fiel ihr ein, dass es kein Kinderbuch war, nach dem ihre Erinnerung suchte, sondern ein Hit aus den Achtzigern. Synthesizermelodie und Frauenstimme schwappten an die Oberfläche: *Chez les Blacks, chez les Sikhs, chez les Jaunes.* Bei den Schwarzen, bei den Sikhs, bei den Gelben. Ja, das klang nach einem älteren Kinderbuch. *Et jamais ne reviens.* Wie war es, wenn man nach einem Hit verschwand? Wie lange reichten die Tantiemen für ein komfortables Leben? Sie schaute wieder aus dem Fenster: *Regarde l'océan! Voyage, voyage.*

MC gratulierte sich zu ihrem Konzept, in dem Politik und Religion großräumig umfahren wurden. Die Mütter sprachen mit ihr über ihren Alltag. Wenn die Kinder dabei waren, sah MC die überall gleichen, fast schlafwandlerisch ausgeführten Bewegungen und Handgriffe. Eine Nase abwischen, etwas in einen Mund stecken, etwas aus einem Mund herausholen, kleine, klebrige Hände von Dingen fernhalten, Dinge im letzten Moment außer Reichweite nehmen. Du bringst einen natürlichen Prozess zu Ende, und anschließend hast du einen neuen Beruf, dachte sie. Es kam vor, dass MC und die Mütter laut lachen mussten. Weil die Kinder irgendwelchen Quatsch machten, oder einfach nur deshalb, weil sie zwei Frauen waren, die sich in die Augen schauten und im gleichen Moment feststellten, wie absurd das Leben war. MC war froh, dass sie nicht mehr im sentimentalen Alter war, in dem man meinte, man müsse mit allen Menschen, die einem sympathisch waren, in Kontakt bleiben. Wenn sie sich bei ihnen für ihre Zeit bedankte und ging, hatte sie oft das Gefühl, sich von einer Frau zu verabschieden, die sie selbst sein könnte. In einem anderen Leben.

Bei einer Mutter musste sie weinen und es unter ihrer Sonnenbrille und ihren optimistisch-respektvollen Fragen verbergen, um diese Frau nicht auch noch mit ihrer deutschen Betroffenheit zu belästigen. Die Frau hatte ihre Kinder seit anderthalb Jahren nicht gesehen, weil sie in einem anderen Land arbeitete. Ihre Kinder lebten zu Hause bei ihrer Mutter. Anders ging es nicht. MC musste weinen, weil die Frau ihr so gut gelaunt Kuchen und Tee servierte, als würde sie eine Freundin empfangen. Weil sie so sympathisch gestikulierte und nach den richtigen englischen Worten suchte, während sie ihr erzählte, dass sie von der Mutter zum Vater geworden war, zum Ernährer, und dass sie es vermisste, die Mutter zu sein. Doch was hieß es sonst, die Mutter zu sein, wenn nicht, dafür zu sorgen, dass alles da war, fragte sie in ihrem Kindermädchenzimmer, in dem sie sich davon ausruhte, auf die Kinder einer anderen Frau aufzupassen. Zu Hause bin ich die Mutter von zwei Schulkindern, hier bin ich das Mädchen, crazy, no? MC begleitete die Frau durch ihren Tag mit den Kindern ihrer Arbeitgeberin, sah, wie sie die klassischen Mutteraufgaben löste, pragmatisch und liebevoll, und abends mit ihren leiblichen Kindern telefonierte. Hilflos schickte sie am nächsten Tag den Fahrer mit fünfhundert US-Dollar zurück zu dieser Frau, ungefähr der Summe, die sie monatlich für Ambeth ausgab, in der Hoffnung, es würde wenigstens für einen extra Heimflug reichen und der Mann würde das Geld wirklich abliefern, er hatte zumindest den Eindruck gemacht. Er gehörte zu den Männern, die Oh? oder Ah? sagten, wenn sie hörten, dass die Journalistin auf dem Rücksitz selbst keine Kinder hatte, und dann rücksichtsvoll schwiegen. Oder sagten: Kinder sind das Glück dieser Welt. Oder: Der Sinn des Lebens.

Keine der Mütter sagte das. Manche schauten sie an, und MC glaubte zu sehen, dass sie sich für einen Sekundenbruchteil vorstellten, sie selbst hätten keine Kinder. Ein Szenario, das für die Mittelklassefrauen in großen Städten nicht besonders exotisch war. Für die Mütter in abgelegeneren Gegenden schon. Und gerade die waren es, bei denen sie öfter meinte, diese kurze Idee aufflackern zu sehen: Ich ohne all das hier, wie wäre das? Keine von ihnen würde ihre Kinder hergeben, darum ging es nicht. Es ging darum, die Möglichkeit eines komplett anderen Lebens kurz zu streifen. Ohne sich danach zu sehnen, aber auch ohne davor Angst zu haben. Diese Frauen zeigten ihr, dass es immer vorhanden war, dieses Parallelleben, das man eben nicht lebte. Warum das bei den Männern anders war, konnte sie nicht sagen. Vielleicht, weil sie ihnen nur so kurz begegnete, meist auf den Fahrten; vielleicht, weil sie nicht ihr Leben mit dem von MC verglichen, sondern MCs Leben mit dem Bild, das sie von einem Frauenleben hatten? In ihren Augen, die MC im Rückspiegel sah, war sie die komische Frau, die das Frausein verlernt hatte. Eine Sicht, die weiterexistieren würde. Auch der bekannteste Kolumnist Deutschlands hatte so etwas einmal geschrieben. Besinnt euch auf eure Bestimmung, Frauen, wenn ihr die erfüllen würdet, müsstet ihr nicht Karriere machen und – das schien ihn besonders zu stören – in Hosenanzügen herumlaufen. Wir wollen mehr Babys, lautete die Überschrift, gerichtet an die Gebärverweigerinnen, in Wahrheit aber an die sogenannten normalen Leute, denen er damit meinte aus den Herzen zu sprechen. Er selbst ging sicher nicht davon aus, dass es ihm selbst an Bestimmung und Erfüllung mangelte. Und genau das ist der richtige Spirit, dachte MC, die nun ihre Langstreckenflüge damit verbrachte, ihre Ängste der letzten Jahre mit ihrem neuen Blick zu betrachten. Sie erinnerte sich daran, wie sie den Frauen nicht geglaubt hatte, die in den Frauenzeitschriften behaupteten, sie würden sich auch ohne Kinder vollständig fühlen. Ungefragte Verneinung war verdächtig. Warum mussten sie das behaupten? Warum kamen derartige Aussagen nie von Männern? Wer hatte die Frage nach Vollständigkeit überhaupt aufgebracht? Der Kolumnist hatte gemeint, dass eine Frau, die ihre Aufgabe als Hervorbringerin neuen Lebens nicht erfüllt, keine Frau sei. Ziel nicht erkannt und folglich verfehlt. Bringt sie aber eine weitere Frau hervor, beginnt der Kreislauf von vorn. Bringt sie einen Mann hervor, ist die Aufgabe erfüllt, unabhängig davon, wie der Mann es mit der Fortpflanzung hält. Denn der Mann ist vollkommen. Eine Wahrheit, so schlicht wie grandios. Zumindest für diejenigen, die sie direkt betraf. Kein Wunder, dass sie in unser Bewusstsein hineintröpfelt, egal, wer uns erzogen hat, wann und wo, dachte sie. Sie hörte ihre Großmutter und deren Zwillingsschwester im Chor urteilen: Schöne Frau, aber warum hat die denn keine Kinder? Unter jedem Dach ein Ach, gell? Sie hörte ihre Mutter sagen: Klasse Frau. Erfolgreiche Frau. Starke Frau. Aber: kinderlos. Tja, man kann nicht alles haben, oder? Und auch sie hatte so gedacht, woher sonst kam ihre fast manische Fixierung auf kinderlose Prominente und ihre Mischung aus Ehrfurcht und Schrecken, wenn diese Frauen sich doch noch von diesem Makel befreit hatten, auf welche Art und um welchen Preis auch immer? Sie dachte an die ehemalige Kanzlerin, der die Boulevardpresse irgendwann ein Enkelkind untergeschoben hatte, das in Wirklichkeit das Enkelkind ihres Ehemanns war, was zeigte, dass man es auch bei dieser Frau nicht schaffte, sie als Nichtmutter zu akzeptieren, weshalb man ihr obendrein noch den Beinamen Mutti verpassen musste. MC klemmte in ihrem Flugzeugsitz und sah Filme, in denen Geiseln mit der Begründung um ihr Leben bettelten, dass sie Kinder hatten. Das Leben von Eltern war mehr wert, das leuchtete selbst den gnadenlosesten Bösewichten ein. Einen neuen Menschen erschaffen zu haben, was konnte es Größeres geben? Sie dachte an die Märchen und Bibelstellen, mit denen sie aufgewachsen war, in denen Frauen flehten, Mutter werden zu dürfen: Schenk mir ein Kind. Nach Möglichkeit einen Sohn. Natürlich ist es auch für den Sohn besser, wenn er mit seiner Vollkommenheit etwas anfängt. Wenn er der Welt etwas hinterlässt. Was gar nicht so einfach ist. Sollte es ihm an Körper-, Führungs-, Strahl- oder Durchsetzungskraft mangeln, böte sich als Ausweg auch die Kraft seiner Lenden an, um sich unsterblich zu machen. Fortzubestehen. Wie sollte man sich das nicht wünschen? MC schaute über friedliche Wolkenfelder und verstand sich selbst und verzieh sich selbst.

Und wenn nicht, fragte sie sich, wenn das Nichts das Ziel wäre, die Auflösung, der unendliche Frieden, das Nirvana? Das klang mehr nach Maren als nach ihr, aber sie ließ diesen Gedanken zu, er passte besser zur Weite, die sie in ihr Leben gelassen hatte, als zu den festzementierten Bildern, mit denen sie sich jahrelang selbst terrorisiert hatte. Über den Wolken schienen sie sich aufzulösen wie Schmerzen, die nachließen, bis auf eine Frage, die sich hartnäckig hielt: Warum niemand sie auserwählt hatte, in all den Jahren, warum niemand diese eine Verbindung mit ihr hatte eingehen wollen. Eine Frage, die andere im Schlepptau hatte: Was stimmt nicht mit mir, bin ich aussortiert worden, war das die natürliche Auslese? Nein, sagte die Stimme der Vernunft, ich habe die Wahl gehabt, sogar Zeit.

Und was sollte *auserwählt* bedeuten? Die Mütter, die ihr begegneten, sahen weder aus wie Auserwählte, noch schienen sie sich so zu fühlen. Vielleicht hatte sie als Kind zu viel Marienverehrung eingeatmet.

MC nutzte die Flugzeit, um den Social-Media-Müttern zu entfolgen, den gewollt lustigen, den wirklich lustigen, den body-positiven, den perfekten, den wütenden, den selbstmitleidigen, während im Mittelgang eine junge Mutter auf und ab ging und versuchte, ihr schreiendes Baby zu beruhigen. Ich würde durchdrehen, dachte MC, die schon so fast durchdrehte, weil ihre Kopfhörer im Frachtraum lagen und die der Airline nutzlos waren. Der alte Herr neben ihr wachte auf, schaute sich blinzelnd um, schaute dann MC an: Das Baby versteht nicht, warum es Druck auf den Ohren hat, es hat Angst, sagte er ihr in der Sprache der Reisenden, Englisch mit Akzent. Ein alter Mann, der sich in einen Säugling hineinversetzte, dessen Gebrüll ihn aus seinem Schlaf gerissen hatte, war die beste Gesellschaft, die MC sich vorstellen konnte, falls dies die letzten Momente ihres Lebens sein sollten. So dachte sie ständig, während sie flog. Sie war früher öfter geflogen, meist Kurzstrecken, die sie jetzt mit der Bahn zurücklegte. Die Interkontinentalflüge aber, egal ob sie ruhig oder turbulent verliefen, gaben ihr bei jeder Landung das Gefühl, überlebt zu haben.

Nach dem Flug neben dem gütigen Großvater landete sie in München und erfuhr via Textmessage von Rebekka und ihrer Mutter, dass ihre Großmutter gestorben war. Friedl hätte es vielleicht geschafft, sich von ihrem Oberschenkelhalsbruch zu erholen, aber der Tod ihrer Zwillingsschwester hatte ihr die Lust und die Kraft geraubt. Sie war täglich weniger geworden, wie

Veronika es ausdrückte. Sie wollte neunzig werden und ist zweiundneunzig geworden, schrieb Rebekka mit zu vielen Emojis, gebrochenes Herz, Weinen, Lächeln mit Träne, Blume, Taube.

MC ließ ihr Gepäck allein nach Berlin fliegen und setzte sich in den Zug, in dem sie anderthalb Stunden Zeit hatte, allein zu weinen. Um ihre Vorfahrin, der sie nicht ähnlich sah, aber die sie immer gespürt hatte. Die sie so oft zitierte, deren Stimme so oft durch ihren Kopf geisterte. Bei ihrem letzten Telefonat war es schon ihr Cousin Basti gewesen, der ihr ausrichten musste, was Friedl ihr sagen wollte: Du hast schon immer gemacht, was du willst. Nix anderes. Und dabei bleibt's!

MC hatte in einem Geländewagen gesessen, der sie auf einer Schotterpiste in ein abgelegenes Dorf bringen sollte, in dem sie mit einer Frau sprechen würde, die zehn Jahre jünger war als sie und fünf Kinder hatte. Erst auf der Fahrt hatte sie begriffen, dass die Zeitverschiebung es jetzt verlangte, ihrer Großmutter zum Geburtstag zu gratulieren, andernfalls wäre es zu spät, und Rechtzeitigkeit war immer ein Thema im Leben der Elfriede Sturm gewesen. Sie befand sich in einem dünn besiedelten, grellsonnigen Nirgendwo, in dem genug Funkmasten standen, um über das Internet zu telefonieren. Sie hörte Bastis Stimme, wusste aber, dass es exakt die Worte ihrer Großmutter waren, deren Stimme keine Kraft mehr für ein Telefonat hatte. Das Telefon ans Ohr gepresst, wurde aus MC wieder Marie-Clairchen, ein kleines Mädchen, das begriff, dass es falschgelegen hatte. Dass ihre Oma nicht enttäuscht von ihr war, weil sie anders lebte, dass sie nicht jahrelang auf Urenkelkinder gewartet hatte, zumindest nicht von ihr, dass die alte Frau schon lange vor ihr gewusst hatte, dass ihre Enkelin etwas anderes vorhatte mit ihrem Leben. Und dass das gut so war.

My grandma, sagte sie anschließend zum Fahrer.

Grandma is very important person! For everyone! Right?, überbrüllte der Fahrer den Motor und seine Musik, und MC nickte.

Sie kam zu spät, um sie noch einmal so zu sehen, wie sie ausgesehen hatte. Sie haben sie schon fortgebracht, sagte Veronika und meinte die Bestatter. Sie hätte sie gerne noch einmal umarmt, aber der aufgebahrte, zurechtgemachte Körper war nicht mehr ihre Großmutter.

Deine Enkel und Urenkel, stand in der Traueranzeige, obwohl sie keine Urenkel gehabt hatte, sie zählten die Urenkel ihrer Zwillingsschwester als ihre. Vermutlich hätte sie das so gewollt.

Ich komme nach Berlin, sagte Rebekka ihr auf der Fahrt zum Bahnhof. Es wäre super, wenn ich bei dir wohnen könnte, bis ich was Eigenes gefunden habe.

Was sollte das jetzt? MC schaute hinaus auf die niedrigen Häuser und kleinen Geschäfte, auf die Spaziergänger mit Hunden und Kinderwagen und fühlte sich, als hätte man sie eingeholt und am Kragen zurückgezerrt. In die Enge, vor der sie immer auf der Flucht gewesen war. Ihre Schwester wollte bei ihr wohnen? Rebekka, die sie liebte, aber schon loswerden wollte, als sie sich noch ein Zimmer teilen mussten. Wie vor ihnen Veronika und Ursula und vor denen Erika und Elfriede, die einen Bruder gehabt hatten, der ein Zimmer für sich allein haben durfte. In den letzten Jahren hatte Elfriede ein ganzes Haus für sich allein gehabt, von dem sie nur noch das Erdgeschoss bewohnt hatte. MC fiel auf, dass sie sie nie gefragt hatte, wie sie gern gewohnt hätte.

Sie hielten vor dem Bahnhof und schauten sich an. Was meinst du, fragte Rebekka und schob ihre Brille mit dem Mittelfinger nach oben, presste sie sich gegen die Stirn, und es nervte MC, wie früher schon.

Niemand ohne Geld findet im Moment was Eigenes, es sei denn, er kauft es, und das liegt ja wohl erst recht außerhalb deiner Reichweite, sagte MC. Sie hatten sich gerade von ihrer Großmutter verabschiedet, warum sprach sie jetzt so mit ihrer kleinen Schwester?

Rebekka reckte den Hals wie ein erschrockener Vogel.

Ach, Becks, sagte sie und versuchte sie zu umarmen.

Nenn mich nicht Becks!

Darf ich mir das noch mal überlegen, Rebekka?

Ich will dringend weg aus Frankfurt, und du hast ein Zimmer zu viel und bist nie da, ich wusste nicht, dass es da so viel zu überlegen gibt.

Ein Zimmer zu viel? Wer sagt das, du oder was? – wollte MC sagen, hielt aber den Mund, stieg aus und nahm ihre Tasche vom Rücksitz.

Ich bin jetzt die nächsten zwei Monate in Berlin. Komm doch vorbei, und wir besprechen das, okay?

Sie umarmte Rebekka, die anfing zu weinen und sich dabei anhörte wie das kleine Mädchen, das sie für MC für immer bleiben würde.

Ein grauer Vormittag, die Oma lebte nicht mehr, Frankfurt ging nicht mehr, stumm rieb MC ihrer Schwester den Rücken. Ich bin der totale Nichtfamilienmensch, warum ist mir das nie aufgefallen, fragte sie sich, als sie erleichtert in den ICE stieg.

Sie hatte geahnt, dass Ambeth sie zurückwerfen anstatt voranbringen würde, doch nicht, wie genau das aussehen würde. Wie früher bei der Pille vergaß sie die Einnahme, musste sie am nächsten Tag nachholen, manchmal auch erst an Tag drei, was nicht nur die Wirkung minderte, wenn nicht verhinderte, sondern auch ihren Körper durcheinanderbrachte. Hinzu kamen die Zeitverschiebungen und Jetlags, die zu ihren Reisen gehörten, die sie Dr. Nonnenmacher verschwieg. Auch das war ein altes Muster von Marie-Claire Sturm, das Anlügen von Autoritätspersonen. Dr. Nonnenmacher ließ sich darauf ein, dass sie ihre Untersuchungstermine verschob, bestand aber auf dem rechtzeitigen Ausfüllen und Absenden der Fragebögen. Per Fax. Ja, diese Kommunikationstechnik existierte noch, und zu den wenigen Leuten, die sie weiterhin nutzten, gehörten Ärzte. Dr. Nonnenmachers indiskrete Sprechstundenhilfe brüllte etwas von Datenschutz, und MC fragte sich, was an einem Blatt Papier, das irgendwo hervorgerattert kam und dann von jedem, der in der Nähe stand, aus einem Gerät gerissen und gelesen werden konnte, sicherer sein sollte als an einer E-Mail mit Anhang.

Übelkeit? Gewichtsschwankungen? Stimmungsschwankungen? Herzrasen? Ödeme? Schwindel? Aber sicher doch! MC schwindelte, auch das kannte sie schon. Stimmungsschwankungen gehörten zu ihr wie ihre Augenfarbe. Herzrasen bekam sie aufgrund ihrer Vielfliegerei, wie auch Ödeme, Wassereinlagerungen, beides konnte auch damit zu tun haben, dass sie sich während der Flüge prinzipiell Rotwein ausschenken ließ, bei Air France auch Champagner, in Kombination mit der Angstlöserpille Tavor das beste Mittel, um Todesgedanken in einen Gemütszustand namens Savoir-vivre zu verwandeln. Trotzdem kreuzte sie überall die schlechtestmögliche Antwort an. Es las sich, als würde sie kotzend, zitternd, aufgedunsen, von Suizidgedanken geplagt durch ihr Leben taumeln. Sie sagte sich, dass sie mit diesen Hinweisen der nächsten Kohorte von Frauen einen guten Dienst erwies, schließlich war jedes Medikament optimierbar. Sie rechnete damit, dass Dr. Nonnenmacher ihr unter diesen Umständen raten würde, die Pille sofort abzusetzen. Und ihr damit die Entscheidung abnehmen würde. Denn Selbstsabotage gehörte ebenfalls zu MCs alten Mustern. Oder wäre es eher eine Rettung?

Ihre Koffer waren nach der Beerdigung ihrer Großmutter nicht wieder aufgetaucht. Sie hatten es von Asien nach Europa geschafft, nicht aber von München nach Berlin. Die Packung mit Ambeth lag in ihrer Kosmetiktasche mit den Flüssigkeiten, die sie nicht im Handgepäck transportieren durfte. Sie hatte nicht mit dem Tod ihrer Großmutter und nicht mit der Schludrigkeit der Airline gerechnet, sie hatte sich andererseits auch nicht verhalten wie jemand, der darauf achtete, täglich zur gleichen Uhrzeit sein Medikament einzunehmen.

Nach einer Woche, die sie zu Hause verbrachte, mit Telefonaten, mit ihrer Steuererklärung, mit dem Sortieren ihres Interviewmaterials, wachte sie auf und fühlte sich in der richtigen Zeitzone, am richtigen Ort, im richtigen Körper. Ihr Verdauungsrhythmus war back on track, und sie schlief wieder durch. Sie blieb liegen, drehte sich auf den Rücken und betrachtete für eine Weile zufrieden ihre Hände. Dann griff sie auf ihren Nachttisch und steckte sich ihre Ringe an. Den Siegelring eines Mannes, den Erika geliebt hatte, an den rechten, den Ehering ihrer Großmutter an den linken Ringfinger. Sie drehte an ihnen, beugte und streckte ihre Finger, fragte sich, warum ihr nie aufgefallen war, dass die winzige Elfriede so große Hände wie sie gehabt haben musste. Hallo, Oma, sagte sie und hörte Elfriedes verschmitztes Kichern.

Irgendwann griff sie nach ihrem Telefon, las ihre E-Mails, las die Zeitungen, die sie auf ihrem größeren Bildschirm besser sehen würde, aber egal. Die letzte unbeantwortete Nachricht war von vorgestern, von Robert.

PS: Bring doch deinen Sohn mit!? Was meinst du?

Der Dude hat mich verwechselt, kann passieren, hatte MC gedacht und gelacht. Jetzt dachte sie, dass sie vor nicht so langer Zeit nicht gelacht hätte. Ein Fremder hätte die Macht gehabt, ihr ein schlechtes Gefühl zu geben. Sie tippte die merkwürdige Nachricht an. Abgesehen davon, dass man zu einem Date keine Kinder mitbringt, sah es jetzt nicht mehr so aus, als hätte er jemand anderen gemeint.

Da habe ich meine Tochter, hieße relativ früh und vegetarisch. Willst du trotzdem mitkommen? Würde mich auf jeden Fall freuen.

Nächsten Samstag essen gehen?, stand darüber – ihre Antwort auf seine Frage, wann sie zurück in Berlin sei und Zeit für einen Drink hätte.

Meine Schwester kommt, schrieb sie ihm jetzt, ein anderes Mal vielleicht. Kinderfrei?

Sie hatte das Wort irgendwo gelesen, eine Frau hatte es statt kinderlos benutzt, und MC fand es gut. Auch hier, wo es offenließ, was genau sie damit meinte.

Er antwortete sofort: Ja, sehr gerne, viel besser.

Okay, dachte sie, finde ich auch, und streckte sich. Irgendwann würde sie ihn fragen, wie er auf den ominösen Sohn gekommen war. Das hatte Zeit. Wie alles.

Sie hatte erst nach und nach begriffen, dass es ihr besser ging und warum. Die Angst war weg. Die Angst, eine tragische Figur zu werden, als einsame alte Frau zu enden, bis an ihr Lebensende unglücklich zu sein. Szenarien, die auch mit Kindern möglich waren, was ihr jahrelang nicht aufgefallen war. Als sie die Bettdecke zurückschlug, sah sie, dass sie geblutet hatte. Sie war zurück in ihrem Zyklus, ein Ei hatte sich verabschiedet, das Ambeth zurückgehalten hätte, reserviert hätte, für Zeiten, in denen sie es brauchen könnte. Um einen Sohn zu zeugen, mit dem sie dann in ein vegetarisches Restaurant gehen könnte, zum Beispiel. Grinsend stand sie auf. Auch diesen Gedanken hätte sie vor zwei Jahren nicht gehabt, und wenn, hätte er sie zum Weinen gebracht. Jetzt nicht mehr. Es sah aus, als hätte sie wieder einmal Entscheidungshilfe von außen gebraucht, aber darauf kam es nicht mehr an.

Zwei Tage später saß sie bei Dr. Nonnenmacher. Als Aussteigerin aus dem Programm. Sie fühlte sich, als müsse sie sich rechtfertigen, als würde sie einen Preis ablehnen, einen Platz in einem erlauchten Kreis. Sie fühlte sich, als dürfe die Ärztin nicht sehen, dass es ihr so besser ging. Unsinn, dachte die erwachsene Frau, die sich gegen eine Behandlung entschieden hatte, und hörte sich trotzdem an wie ein kleines Mädchen, das nicht mehr zum Ballettunterricht kommen will.

Es war nicht das Richtige für mich, sagte sie, ich habe mich nicht wohl damit gefühlt.

Das habe ich gesehen, und das tut mir sehr leid, sagte Dr. Nonnenmacher, und MC dachte an ihre schlampig angekreuzten, maximal negativen Aussagen zu den Nebenwirkungen.

Geht es Ihnen jetzt, nach dem Absetzen, besser?

Oh ja, sagte MC kleinlaut, fast wie vorher.

Und wie wollen wir jetzt weiter vorgehen? Möchten Sie eine andere Methode probieren? Kryokonservierung, also Einfrieren? Ab nächstem oder übernächstem Jahr wird es dann ein Medikament mit einem anderen Wirkmechanismus geben, da könnte ich Sie für die Testgruppe anmelden, wenn Sie das möchten?

Nein, danke, sagte MC, ich lasse alles so, wie es ist. Mir geht es gut.

Sie schauten sich an. MC dachte kurz daran, auszusprechen, was sie dachte: Ich habe meinen Abschiedsschmerz fast hinter mir. Abschied von der Idee, Mutter zu sein. Er hat von allein aufgehört. Womit ich nicht gerechnet hätte. Und das möchte ich nicht mehr hergeben. Es ist eigenartig, denn es ist ein Nichts, das ich nicht mehr hergeben möchte. Vielleicht habe ich Glück gehabt, dass im letzten Moment dieses Zeug auf den Markt kam, vielleicht habe ich aber noch mehr Glück gehabt, dass ich es da schon nicht mehr brauchte. Ich weiß es nicht, aber sogar das ist jetzt okay.

Dr. Nonnenmacher lächelte sie an und nickte, als hätte sie all das ausgesprochen. Was hatte sie zuletzt gesagt?

Das freut mich, sagte die Ärztin. Dann sehen wir uns das nächste Mal wie gehabt zur Routineuntersuchung, ja? Bis dahin, Frau Sturm.

Draußen dröhnte ein bekannter Name durch den Wartebereich: Frau Martini? Frau Martini bitte ins Sprechzimmer von Frau Dr. Nonnenmacher, zweite Tür links! Frau Martini?

Anahita Martini musste raketenschnell aus ihrem Sessel gesprungen sein, um das Geschrei zu stoppen, und kam MC entgegen. So anmutig und zielstrebig. Natürlich zielstrebig, sie war Spitzenkandidatin ihrer Partei fürs Europaparlament, die größeren, jetzt noch attraktiveren Plakate waren nicht zu übersehen gewesen. Die unsichere Frau aus ihrer verunglückten Sendung vor fast drei Jahren sah nicht älter aus, aber anders. Wie anders?, fragte sich MC in den Sekunden des Aufeinanderzulaufens. Und was sagte man, wenn man sich hier begegnete?

Sie auch hier? Super Anzug, tolle Tasche? Ich wollte Sie immer anrufen, aber ich wusste nicht, was ich sagen sollte?

Hallo, sagte MC.

Ach? Hallo, sagte Anahita Martini und blieb stehen, das ist ja eine Überraschung.

Small world, oder?

Sie schauten sich an und MC kam es vor, als würde das Unausgesprochene zwischen ihnen sich verflüchtigen, als würden ihre beiden sich spiegelnden Profilächeln gleichzeitig breiter werden, echt, fast komplizenhaft.

Na dann, sagte Anahita Martini, während ihr Name schon wieder durch die Praxis schallte. Alles Gute, ja?

Für Sie auch, viel Glück, sagte MC und dachte: Was immer das für dich bedeutet.

ZWEIFEL

Der Mann, der Rebekka Sturm endgültig aus Frankfurt vertrieb, hieß Frank.

Es hatte sie immer gestört, dass er jederzeit unangekündigt vorbeikommen konnte, dass er noch einen Schlüssel zu seiner ehemaligen Wohnung hatte, dass sein Name neben ihrem am Klingelschild stand, als wären sie ein Paar, was nötig war, wie er sagte, sonst würde ihre Vereinbarung nicht funktionieren. Die Vereinbarung lautete, dass er der Hauptmieter blieb, während sie als seine Untermieterin die Miete allein zahlte. Andernfalls würden die Vermieter die Miete erhöhen, und dieser Move sei ihnen keinesfalls zu gönnen. Okay, dachte Rebekka. Seine Besuche, maximal drei im Jahr, waren unangenehm, aber nicht anzüglich, und das Überweisen der Miete auf sein Konto, nicht auf das der Hausverwaltung, war zu verschmerzen. Für den Mietpreis. Den Frank irgendwie stabil hielt, nicht für Rebekka, sondern gegen die Vermieter, die er komplett ironiefrei *die Kapitalisten* nannte. Sie würden ihn hier niemals rausbekommen, sagte er jedes Mal, wenn sie sich sahen, und Rebekka wusste nie so recht, ob sie sich als Nutznießerin dieses privaten Klassenkampfs sehen sollte oder ob Frank sie als antikapitalistischen Schutzwall missbrauchte, denn es war offensichtlich, dass es hier nicht um sie ging. Sie erfüllte nur seine Voraussetzungen: Single, weiblich – und somit, falls Fragen aufkamen, seine Lebensgefährtin. Außerdem festangestellt mit regelmäßigen Arbeitszeiten und einem überschaubaren Freundeskreis, ohne Kinder, Haustiere, Musikinstrumente oder nächtliche Hobbys. Eine Langweilerin. Die in diesem schönen Stuckaltbau im Bahnhofsviertel – sehr zentral, mit internationalem Flair und verruchtem Ruf – alt geworden wäre, hätte Frank nicht eines Tages vor ihrer Tür gestanden.

Mal Sturm bei Sturm klingeln, das wollte ich schon immer, sagte er lachend.

Es war Samstagvormittag, sie hatte im Bademantel Tanzen geübt und nicht mit Frank, sondern mit der Nachbarin unter ihr gerechnet. Sie überhörte den Namenswitz, ließ ihn stumm in die Wohnung und drehte die Musik leiser.

Schön, was war das?

Forró.

Ah?

Aus Brasilien.

Ah? Samba?

Nein, Forró.

Er blieb im Wohnzimmer stehen und schaute sich um. Wie immer bei Franks Auftauchen fühlte Rebekka sich kontrolliert. Bedrängt. Ertappt. Heute beim Tanzen, das letzte Mal beim Duschen, davor beim Lesen, Essen, Schlafen, Fußnägel-Lackieren. Immerhin hatte er den Anstand, zu klingeln. Sturm, hahaha.

Unten im Treppenhaus lehnen zwei Junkies an der Wand wie Regalbretter, sagte er, als hätte Rebekka sie dort abgestellt. Kennst ja die Gegend. Magst du einen Kaffee?

Er war ihr durch den Flur gefolgt und stand nun hinter ihr in der Küche, die er ebenfalls inspizierte.

Oh? Da ist ein Fleck an der Decke.

Ja, Waschmaschine von obendrüber, sagte Rebekka.

Shit.

Ja, sagte Rebekka und bremste gerade noch eine Entschuldigung aus. Sie hatte sich nicht zu entschuldigen. Es gehörte zu ihrem Deal, dass sie keinen Kontakt zur Hausverwaltung aufnahm, unter keinen Umständen. Um das Konstrukt nicht zu gefährden. Also keinerlei Instandhaltungs- oder Sanierungsarbeiten, nichts, was schlafende Hunde wecken oder denen Profit einbringen, und somit auch nichts, was Rebekkas Wohnstandard erhöhen könnte. Frank war der Meinung, sie sei für die Reparaturen selbst zuständig, Rebekka machte einfach nichts. Sie schraubte ihren Espressokocher auseinander, sein vorwurfsvolles Schweigen im Rücken, wieder einmal genervt von dieser Situation, ihrer Situation, die genau in diesem Moment zu Ende ging.

Hör mal, Rebekka, warum ich hier bin: Wir haben ein Problem. Das heißt, wir müssen das hier auflösen.

Was?

Ich brauche die Wohnung zurück.

Rebekka drehte sich um.

Du schmeißt mich raus?

Frank zog sich einen Küchenstuhl heran und setzte sich.

Tut mir leid, aber Leah hat sich entschieden, in Frankfurt zu studieren, und wie der Wohnungsmarkt aussieht, weißt du ja.

Das wusste sie, aber es hatte sie bis vor einer Minute nicht interessieren müssen. Leah, Leah, who the fuck is Leah? Seine Tochter, tippte sie.

Sie studiert schon?

Tja, aus Kindern werden Leute, ne? Die war vier, als wir hier weggezogen sind.

Er lachte sie an. Ungläubig, weil die Zeit so raste, und familiär, als hätte Rebekka irgendetwas mit dem Heranwachsen seiner Kinder zu tun. Hatte sie nicht. Vielleicht verschmolz sie in seinem Hirn mit der Frau, die vor ihr hier gewohnt hatte. Der Ex-Freundin eines Mannes, der hier zur ursprünglichen Wohngemeinschaft gehört hatte. Die wiederum die ältere Schwester einer ehemaligen Kollegin von Rebekka war. Ein Übereck-Konstrukt, das niemand mehr nachvollziehen konnte. Das niemanden mehr interessierte. Das bedeutete, das Frank Rebekka nichts schuldete.

Und jetzt?, fragte sie.

Ich setz dich auf keinen Fall auf die Straße, du kennst mich doch, sagte er.

Was heißt denn das?

Na, im September geht das Semester los. Und vorher ist Leah sowieso in Südamerika, aber im Sommer würden Anne und ich ihr dann die Wohnung renovieren, und es wäre super, wenn du bis dahin was Neues gefunden hättest.

Rebekka hatte nicht damit gerechnet zu heulen.

Hast du einen Schnaps?

Sie schüttelte den Kopf, stieg dann aber mit weichen Knien auf einen Stuhl, um an die Flaschen auf dem Küchenschrank zu kommen, die seit ihrem Fünfunddreißigsten dort oben standen. Drei Jahre Staub, eingebettet in Küchenfett.

Wodka, Tequila, Amaretto oder Becherovka, fragte sie.

Für mich nicht, danke, ich muss noch fahren. Ich dachte eher für dich?

Willst du mich verarschen, dachte Rebekka und stieg wieder herunter. Zitternd löffelte sie Kaffeepulver in den Espressokocher, schraubte ihn zu und drehte das Gas auf. Ich sollte die Bude einfach in die Luft jagen, dachte sie.

Also, sagte er, unerträglich hemdsärmelig, ich habe mir gedacht, drei Monate sind fair. Über vier können wir auch reden, aber spätestens im August ...

Sie sah ihm ins Gesicht, dieses Kumpelgesicht, in das sie am liebsten reingehauen hätte, stattdessen erstaunte sie sich selbst mit ihrer Lautstärke.

Ich habe hier gewohnt, damit du es den Kapitalisten mal so richtig zeigen kannst. Damit die nicht halsabschneiderische hundertsiebenundachtzig Euro fuffzig, oder was weiß ich wie viel, mehr Miete kassieren können. Dafür hätten sie vielleicht mal das Bad in Ordnung gebracht, was ganz angenehm gewesen wäre. Okay. Ich habe den Mund gehalten und gewohnt wie in den Neunzigern, aber –

Er unterbrach sie: Du hattest hier aber auch jahrelang 'nen Mietpreis wie in den Neunzigern, überleg mal, wie viel du gespart hast.

Oh ja, stimmt, von den Zinsen kann ich mir jetzt eine Villa im Westend kaufen. Danke, Frank!

Er rieb sich die Stirn. Rebekkas Wut schrumpfte wieder zu kläglicher Trauer.

Wir kriegen das schon hin, sagte er, und sein tröstlicher Ton kroch unter ihren Bademantel. Es fühlte sich an, als würden sie eine Beziehung beenden, die falsche Atmosphäre breitete sich in der Küche aus.

Bei Samira drüben ist leider auch nichts frei, weil die ein Kind kriegt.

Rebekkas schockiertes Hirn blubberte vor sich hin. Wie das gottverdammte, viel zu langsame Espressoding.

Wieso sollte ich zu Samira ziehen, fragte sie.

Na ja, das wäre eine Übergangslösung. Ist ja eigentlich Annes Wohnung da drüben.

Der Kaffee brodelte, Rebekka begriff. Der zweite Nachname an Samiras Klingelschild gehörte zu Anne, Franks Frau. Die beiden hatten die gesamte Etage besetzt. Bevor sie es gediegener wollten: Tag und Nacht dieser Lärm! Die Dealer! Die Junkies! Unsere armen Kinder!

Nein, es ist nicht Annes Wohnung, und es ist auch nicht deine, Frank! Es sind die Wohnungen der Leute, an die ihr unsere Mieten weiterreicht.

Das hilft uns jetzt auch nicht weiter. Du warst mit dem Deal einverstanden, und er war ja auch fair.

Es war nicht der Deal, dass ich hier die Wohnung halte, bis eure Kinder auf die Idee kommen, hier wohnen zu wollen. Das nennt man Eigenbedarf. Und wer darf den anmelden? Der Besitzer! Der böse Kapitalist. Nicht du!

Rebekka, das bringt doch nix, sagte er.

Und er hatte leider recht. In einem deprimierenden Zeitraffer spulte sie ihre Möglichkeiten vor: Frank verklagen. Sinnlos, denn er hielt sich an den Untermietvertrag mit dreimonatiger Kündigungsfrist. Frank die Besitzer auf den Hals hetzen. Hätte zur Folge, dass Frank und Anne Ärger bekämen, aber keinerlei Nutzen für sie. Frank eine Verlängerung aus dem Kreuz leiern. Ebenfalls sinnlos, weil er die Wohnung bereits so inspizierte, als würde er gleich zum Baumarkt fahren und Wandfarbe kaufen. Und was hätte sie davon? Eine Verlängerung ihrer Gnadenfrist. Drauf geschissen. Es war vorbei.

Rebekka fühlte sich dumm, klein und allein. Ganz sicher fühlten die beiden sich als große Wohltäter, weil sie nicht die schwangere Samira auf die Straße setzten, sondern sie. Widerliches Pseudokommunistenpack. Sie nippte an ihrem bitteren Kaffee. Frank saß unbeeindruckt in den Hasswellen, die sie aussendete, und schaute sich weiterhin um: Leitungen, Rohre, Fenster, Fußboden. Während er den Kopf drehte, zog er seinen Haargummi heraus, schüttelte sein Haar und band es anschließend wieder zusammen. Die zufriedenen Bewegungen einer Frau mit wunderschönen Wellen, ausgeführt von einem Mann mit schütteren grauen Strähnen.

Als er sich geschäftig auf die Knie klatschte und aufsprang, stand auch Rebekka auf. Sie schlang ihren Bademantel, unter dem sie nackt war, fester um sich und latschte Frank hinterher, in Schlappen, die sie irgendwann in einem Hotel mitgenommen hatte. Vor einer Viertelstunde noch hatte sie barfuß Forró getanzt. Er hatte sie überfallen und gedemütigt. Statt zur Ausgangstür ging er zurück ins Wohnzimmer, sah sich wieder um und schoss ein paar Fotos: Schau mal, Leah, das wird dann dein Wohnzimmer. Wird natürlich viel schöner, nachdem das Gerümpel weg ist und Mama und ich es dir renoviert haben.

Hast du denn gar niemanden, fragte er sie im Flur, die niederschmetterndste Frage, die Rebekka glaubte je gehört zu haben. Sie sah sich von außen, ungeduscht, ungekämmt, bald wohnungslos, diesem Familienvater gegenüber, der ratlos auf ihre verschränkten Arme starrte und sich wohl dachte: Was für ein Elend. Zu allem Überfluss umarmte er sie auch noch. Zu allem Überfluss schaffte sie es nicht, nicht zu heulen.

Es wird nichts so heiß gegessen, wie es gekocht wird, sagte er zum Abschied. Grußlos schloss sie die Tür, blieb dahinter stehen und hörte, wie er drüben bei Samira klingelte, um vermutlich auch dort nach dem Rechten zu sehen. Oder sich bei ihr den Dank dafür abzuholen, dass sie bleiben durfte.

Oh? Nee! Sorry, Frank, ist gerade schlecht. Ruf mich doch vorher an, wenn du vorbeischauen willst, okay? Was? Nee! Ich bin voll busy. Schönen Tag noch, Ciao.

Samira hatte sich prophylaktisch per Zettel im Treppenhaus für eine anstehende Party entschuldigt. *Wenn es euch zu laut sein sollte, seid ihr herzlich eingeladen, nicht die Bullen zu rufen, sondern mitzufeiern.* Gestern Abend hatte sie Rebekka vor dem Haus ein schönes Wochenende entgegengerufen und war in einen Uber gestiegen. Und hatte eine Kippe weggeschnippt, wenn Rebekka sich richtig erinnerte.

Es mochten Zweifel daran bestehen, dass Samira schwanger war, aber es bestand absolut kein Zweifel daran, dass Samira schlauer war als Rebekka.

Statistisches Bundesamt: Immer weniger Menschen leben als Paare zusammen, stand in der Zeitung, die auf dem Küchentisch herumlag. Ist mir noch nicht aufgefallen, dachte Rebekka, als sie die Zeitung in den Papiermüll knüllte. Unter der Zeitung lagen die Bewerbungsunterlagen der Fluggesellschaft. Ihre Oma und deren Schwester, das Weltmeisterduo im Bodyshaming, hätten ihr gesagt, dass Stewardess nichts für sie wäre. Rebekkalein war schließlich kein Mannequin. Und das musste eine Frau sein, die in einer Flugzeugkabine bedienen durfte. Vor sehr langer Zeit. Nach heutigen Maßstäben war das Problem nicht Rebekkas Aussehen, sondern ihr Alter. Mit Anfang dreißig hatte sie angefangen, über das Fliegen nachzudenken. Ohne je besonders gern geflogen zu sein. Der Wunsch war, etwas zu ändern, und dieser Job, auch wenn er keinen Glamour mehr hatte, würde schnell viel ändern. Wenigstens für ein paar Jahre, dachte sie, während sie unterrichtete und die Jahre verflogen. Sie wurde fünfunddreißig und überschritt das Einstiegsalter. Dann eben Bodendienst, aber raus aus der Schule, dachte sie, oder was ganz anderes, aber was? Ihr Mangel an Vorstellungskraft, die eigene Zukunft betreffend, war beschämend. Doch woher sollten kühne Ideen kommen, wenn man jeden Tag dasselbe machte? Du hast doch immer so schön gemalt, hieß es in ihrer Familie. Ja, das hatte sie, aber sich als Künstlerin zu sehen bedeutete etwas anderes, als ein paar Techniken zu beherrschen. Es bedeutete zum Beispiel, dass man sich ein Leben ohne Festanstellung vorstellen konnte. Es bedeutete, dass man sich nicht fragte, was man eigentlich wollte, weil man es nämlich wusste. Über drei Jahre hinweg hatte sie sich ein Sabbatical angespart, indem sie auf einen Teil ihres Gehalts verzichtete, um dann ein Jahr lang bezahlt frei zu haben. Eine Idee, von der alle profitierten, niemand hatte etwas von ausgebrannten und daher langzeitkrankgeschriebenen Lehrerinnen.

Dass sie ausgebrannt war, hatte sie vor Jahren von einem Arzt erfahren, dessen Praxis nicht nur florierte, sondern überrannt wurde, ein Geheimtipp unter Frauen, die es wissen mussten. Denn dieser Arzt war Schulmediziner und Heilpraktiker. Two in one. Er ersparte einem somit das Hin- und Herrennen. Das Einholen einer Zweitmeinung. Die Frage, woran man selbst glaubte. Auch hieß es, der Arzt sei *hot*. Rebekka, die sich selbst nicht für hot hielt, fand dieses Attribut bei einem Arzt noch überflüssiger als bei anderen Leuten. Denn: Wollte man mit einem Mann, den man hot fand, über seinen nicht funktionierenden Körper sprechen? Sie wollte sich noch nicht einmal ausziehen. Gut, dass er nicht darauf bestanden hatte. Angezogen hatte sie auf seiner Liege gelegen und auf ein Drücken gewartet. Nichts. Vielleicht war das Shiatsu oder Reiki, was er da machte, während er sie befragte:

Schlafen Sie gut?

Geht so.

Haben Sie schwarze Punkte am Körper?

Wie bitte?

Schwarze Punkte?

Mitesser?

Nein, einfach schwarze Punkte, die vorher nicht da waren.

Nicht dass ich wüsste.

Okay. Wie sieht es mit Ihrer sexuellen Energie aus?

Weiterhin auf dem Bauch liegend, zuckte sie mit den Schultern. Hätte sie Lust auf eine Antwort gehabt, hätte die lauten müssen, dass sie zwar einen Partner hatte, aber keine Lust, mit ihm zu schlafen. Er seufzte und setzte neu an, nun in gespielt geselligem Tonfall.

Wie ist es denn um Ihre Sexualhydraulik bestellt? Alles in Ordnung damit?

Ähm. Okay, glaube ich.

Sie dachte über das Wort Hydraulik nach. Sah Pumpen und Röhren vor sich, die angetrieben werden mussten, um sich dann geräuschvoll in Gang zu setzen. Sie sah die offene Kühlerhaube eines Autos, den Maschinenraum eines Schiffs, Ölfelder in Texas, die sie nur aus dem Fernsehen kannte, ein Wasserkraftwerk, von dem sie nicht wusste, wie es von innen aussah. Auf dem Level der klassischen Allgemeinbildung wusste sie, wie sie selbst von innen aussah. Sie nahm an, dass er sich unter dem hydraulischen Instrument einen Schwanz vorstellte, der in ihr für Ordnung zu sorgen hatte, für den richtigen Druckausgleich, oder was immer seine Metapher für ein gesundes Sexualleben war. Ihr Freund Tobi und sie waren zu diesem Zeitpunkt zu einer Wohngemeinschaft geworden, waren beide traurig darüber, wussten jedoch nicht, was sie dagegen tun sollten. Zwischen ihnen herrschte eine Stille wie jetzt zwischen ihr und dem Arzt. Es war möglich, dass er wegen genau dieser Art von Gespräch so beliebt war. Doch Rebekka sprach ungern über sich.

Als sie sich von der Liege erhob, fühlte er ihren Puls, betrachtete ihre Zunge und ihr Augenweiß und kam zu dem Schluss, dass sie, Rebekka Sturm, vierunddreißig Jahre alt, eins fünfundsechzig groß, fünfundsechzig plus/minus fünf Kilogramm schwer, auf Sparflamme kochte.

Vergleichen wir unsere Lebensenergie mit einem Akku, sagte er. Wenn wir zur Welt kommen, ist er voll, wenn wir alt sind, ist er leer, dann geht er irgendwann aus. Ja? Nun. Bei Ihnen ist es so, dass er jetzt schon ziemlich runter ist. Sie haben einen Großteil Ihrer Energie bereits verbraucht. Und deshalb befindet sich Ihr Körper im Energiesparmodus. Damit wiederum erklärt sich Ihre Erschöpfung.

Sie sah ihn an und sagte nichts.

Die ja der Grund Ihres Besuchs war.

Er klopfte auf seiner Schreibtischunterlage herum, tapp, tapp, tapp, Zeige-, Mittel-, Ringfinger. Kein Ehering, dafür ein affiger Ring mit Stein am kleinen Finger.

Lebensbedrohlich ist das nicht. Aber eben auch nicht schön.

Er schaute in seinen Monitor und klickte etwas an.

Was ich Ihnen raten kann, wissen Sie bereits, weil es jeder

weiß: Obst, Gemüse, Bewegung, Schlaf – ja. Rauchen, Alkohol, Drogen, Zucker, Stress – nein.

Rebekka nickte.

Tun Sie sich selbst gut! Und wenn Sie nicht wissen, wie das geht, finden Sie's heraus!

Er war nicht alt und er war nicht hässlich. Das hatte sich so lange unter seinen Patientinnen herumgesprochen, bis der Ausdruck *hot* entstanden sein musste. Er hatte stumpfe braune Augen, weiße Haut, Sommersprossen, ein Stracciatella-Gesicht, in dem zwei Rosinen steckten.

Frau, ähm ...

Sturm, sagte sie.

Genau, sagte er. Noch Fragen? Nein? Dann wünsche ich Ihnen alles Gute!

Er hatte kein Interesse daran, sie zu seiner Stammpatientin zu machen. Eine energetische Null mit einer Durchschnittsvisage, ohne Sex Drive, Charisma oder interessante Herkunft.

Iss mal Gemüse, Mädchen, geh am Main spazieren oder zum Yoga, aber verschwende hier nicht meine Zeit.

Seine Ratschläge hätte ihr auch ihre Mutter geben können, selbst ohne ihr Heilerinnenwissen, dem Rebekka aus dem Weg ging. Indem sie am Telefon nichts sagte, bis Veronika das Thema wechselte; indem sie die Anhänge ihrer Mails nicht öffnete. Lebensbatterie mit Mitte dreißig verbraucht hörte sich schrecklich an, doch hatte es keinerlei Laborwerte dazu gegeben, also entschied Rebekka, diese Information als esoterisches Parawissen zu betrachten, das sie nur heranzog, wenn es ihr passte. Wie ein Zeitungshoroskop oder eine schwarze Katze: Von rechts nach links, Glück bringt's.

Der vermeintlich leere Akku hatte den paradoxen Effekt, sie anzutreiben. Auf dem kurzen Weg zwischen Hauptwache und Konstablerwache traf sie zwei Entscheidungen: Sie würde mindestens ein Jahr nicht arbeiten. Eine Idee, die in den Jahren zuvor unbearbeitet in ihrem Kopf herumgeflattert war. Und sie würde die Pille absetzen. Die sie nie hätte nehmen sollen.

Als sie vierzehn wurde, waren ihre Mutter und ihre Großmutter sich einig gewesen, dass es nun an der Zeit sei. Als wäre die Pille etwas, das jede Frau ab einem bestimmten Zeitpunkt zu nehmen hatte. Sie habe, sagte Veronika, damals noch nicht auf dem Naturmedizintrip, mehr Vor- als Nachteile. Welche denn, fragte Rebekka. Na, zum Beispiel den, dass man als Frau so sein Leben besser planen könne. Veronika bemerkte die Schwäche ihres Arguments, noch während sie sprach. Rebekka war weder eine Frau, noch hatte sie Pläne. Und auch kein Interesse an Jungs, was auf Gegenseitigkeit beruhte. Also hatte ihre Mutter die gute Nachricht für sie, dass die Pille nicht nur Babys ausbremste, sondern auch Akne! Was noch? Weniger Blut. Ein Überblick über den Zyklus. Sicherheit. Es ist einfach besser so, sagte ihre Großmutter. Auch wenn man auf Klassenfahrt fuhr, bei Freundinnen übernachtete, spätabends nach Hause kam, immer. Es konnte so viel passieren im Leben einer jungen Frau. Es hörte sich an, als würden die beiden über ein Mädchen in einem Film sprechen, das nachts allein durch eine dunkle Gasse ging und schwere Schritte und ein Keuchen hinter sich hörte. Ein Mädchen, das jederzeit niedergeworfen werden könnte, wo immer es auch hinging. Und dann.

In Wahrheit war es nur um eins gegangen: Marie-Claires Schwangerschaft mit siebzehn. Das durfte sich keinesfalls wiederholen. Man hätte es ihr auch sagen können, sie hätte sich daran gehalten. Einfach nur deshalb, weil sie Rebekka war und nicht Marie-Claire. Stattdessen nahm sie das Kontrazeptivum. Sie nahm es, wie ihre Freundin Sandra, die Diabetikerin war, ihr Insulin spritzte. Ein Teil der täglichen Routine, den man zu akzeptieren hatte. Der Vorteil, den sie in der Pille sah, hatte nichts mit den Vorteilen zu tun, die ihre Mutter ihr aufgezählt hatte. Rebekka, die sich nicht besonders weiblich fühlte, die keine besonders enge Beziehung zu ihrem Körper hatte, die sich nicht mit den anderen Mädchen über Jungs unterhielt, die manchmal selbst erstaunt über etwas war, das sie bei sich selbst Neutralität nannte, die ihre Pubertät in puncto Geschlecht in einem sonderbaren Schweiz-Status verbracht hatte, fühlte sich durch das Pillendekret als Frau.

Fast zwanzig Jahre später, nach dem merkwürdigen Arztbesuch, war es die Pille, die sie für ihre vorzeitig aufgebrauchte Energie verantwortlich machte. Für ihre kaum vorhandene sexuelle Energie sowieso. Man nahm also ein Medikament, um nicht schwanger zu werden, hatte aber nichts vom großen Freiheitseffekt, weil man von dem Zeug die Lust verlor. Und demzufolge sowieso keinen Sex hatte, sprich: nichts hatte außer dem Gefühl, es liefe etwas falsch. Rebekka war sich plötzlich sicher, dass es so war. Und dann fiel ihr auch noch ein, dass ihre Mutter diese Geschichte garantiert nicht nur vergessen hatte, sondern heute sogar entsetzt wäre. Ihre Mutter, die nicht einmal mehr Zahncreme mit Menthol benutzte, würde sich ans Brustbein fassen und ausrufen: Du nimmst die Pille? Dieses Gift?

Rebekka hatte sich verhalten wie ein Schaf. Oder wie ein Soldat, der die Stellung hält, während der Krieg seit Jahrzehnten vorüber war.

Ihr freies Jahr war zur Hälfte vorüber. Es sollte in die berufliche Umorientierung, die Renovierung der Wohnung und eine längere Reise fließen. Der Job bei der Airline erforderte eine Wohnung in Frankfurt, die ihr soeben entrissen worden war, was auch Punkt zwei, die Renovierung, überflüssig machte. Die Reise würde nicht stattfinden, weil ihre Reisepartnerin Justyna ein Kind bekommen hatte und ihr Sabbatical nun Elternzeit hieß.

Also, an deiner Stelle würde ich einfach allein fliegen. Musst natürlich schauen, wo es jetzt noch sicher für dich ist, aber du findest schon was, sagte Justyna, die offenbar davon ausging, dass Rebekka in ihrer Begleitung weltweit sicher gewesen wäre. Und vielleicht stimmte das auch, jedenfalls wäre Rebekka mit Justyna überallhin geflogen. Jetzt würde sie nirgendwohin fliegen, was sie traurig machte, während der Verlust der Wohnung sie wütend machte, allerdings nicht auf Frank, sondern auf Anne, die sie vielleicht zwei Mal in ihrem Leben gesehen hatte. Es war, als hätte der Rauswurf etwas entfesselt, das sie sich vorher nicht gewagt hatte. Als wären all ihre zu schwachen Reaktionen auf Ungerechtigkeiten und Demütigungen immer durch eine Membran hindurchgesickert, die nun gerissen war. Heraus stieß mit großem Druck der Hass auf Franks Frau, die nichtsahnend im Nordend hockte und in der Ladenwohnung unter ihrer geschmackvollen Altbauwohnung ein nachhaltiges Modelabel betrieb, das Textilien zu fairen Bedingungen herstellen ließ und somit die kaufenden Frauen hier und die produzierenden Frauen anderswo glücklich machte. Das Label hieß anne2anne, ein Wortspiel mit ihrem Vornamen, der passenderweise Mutter auf Türkisch hieß, von Mama zu Mama, zwinker, zwinker, witzig, oder? Das Signature Product war die Momjeans mom2mom, die man sich individuell anpassen lassen konnte. Ausladende Hüften, schlanke Taille; dicker Bauch, flacher Hintern; breite Schenkel, dünne Waden; runder Po, schmales Becken? Die Kombinationen waren endlos, aber nun kein Problem mehr beim Jeanskauf, wie Rebekka recherchiert hatte. Anstatt Wohnungsrecherche zu betreiben. Auch das nahm sie Anne übel. Die, wie man auf ihrer Firmenwebsite sehen konnte, selbst die legendäre Size Zero trug, während sie sich zum Ausgleich um die Problemzonen anderer Frauen kümmerte. Zum Kotzen, was sie sicher mehrmals täglich unauffällig und gekonnt tat, die ausgemergelte Bitch. Organisiertes Erbrechen sozusagen, denn in Annes Leben lief alles nach Plan. Deshalb hatte sie sich auch schon zu Studienzeiten diesen Hampelmann geschnappt und mit ihm die Wohnung gegenüber. Dann waren sie unter großem Gezeter ausgezogen und hatten es geschafft, aus ihren ehemaligen Studentenbuden zwei Eigentumswohnungen zu machen. An den Eigentümern vorbei. Ohne selbst einen Cent zu bezahlen. Auf Kosten der jeweiligen Mieter, im Moment Rebekka und Samira, ohne die diese Form der Besetzung gar nicht möglich wäre. Rebekka hatte nie überprüft, ob sie sogar mehr zahlte, den beiden ein monatliches Plus bescherte, mit Sicherheit, dachte sie jetzt. Es war atemberaubend einfach. Am blödesten war das Klassenkampfgewäsch, mit dem sie ihre Abzocke begründeten, dem Rebekka nur halbherzig zugehört hatte, als sie noch dachte, Frank wäre ein hängengebliebener Alternativtrottel. Als sie

Anne als Drahtzieherin und knochige Verkörperung des Bösen noch gar nicht auf dem Schirm hatte. Nein, halt, falsch. Am blödesten waren niemals andere, am blödesten war immer und mit Abstand Rebekka!

So blöd, dass sie den beiden sofort gab, was sie von ihr verlangten, nämlich ihren Rückzug beziehungsweise Auszug. Warum mache ich es eigentlich allen immer so leicht, fragte sie sich, als sie sich anzog und hinunterging in den Keller, der vollstand mit Krempel, für den Frank und Anne in ihrem Familienzuhause keinen Platz hatten – Schlagzeug, E-Piano, Kinderfahrräder, Skiausrüstung und ein tragisch aussehender Berg alter Schuhe. Sie haben mich auch als Depot missbraucht, dachte Rebekka und zog ihre alten Umzugskartons hervor, die auseinandergeklappt als große Quadrate an einer Wand voller Weberknechte lehnten.

Sie nutzte das Vibrieren, das die schlechte Nachricht in ihr ausgelöst hatte, um zu funktionieren. Fand darin aber keine Ablenkung, keinen Trost, sondern ärgerte sich noch mehr über sich selbst. Über ihre Dummheit, die sich in der Schläue dieser Frau spiegelte. Man musste die Spielregeln kennen. Und für sich nutzen. Man musste sich breitmachen, allerdings nicht im körperlichen Sinn, oh nein. Und – das ärgerte Rebekka am meisten – man brauchte einen Partner. Jahrelang hatte sie es nicht wahrhaben wollen. War stolz auf ihre Frauenfamilie gewesen, ihre früh verwitwete Großmutter, ihre Mutter, die nie geheiratet hatte, ihre Schwester, die immer wie ein Single wirkte, unabhängig davon, ob sie es gerade war oder nicht. Wir sind ein richtig gutes Matriarchat, hatte Rebekka immer gedacht. Und betrachtete diesen Satz nun nicht nur als Lebenslüge, sondern als kompletten Schwachsinn.

Zurück in der Wohnung, entschied sie, dass die anderen wissen sollten, wie es ihr ging.

Wer weiß, wofür's gut ist, sagte ihr ihre Stammesälteste. Ein Satz, der sich fast nahtlos an Franks Kalenderspruch vom heiß kochen und weniger heiß essen anschloss, wenn er auch mehr Weisheit in sich trug, schließlich kam er aus dem Mund ihrer Großmutter. Sie würde ihn immer bei sich tragen, denn er gehörte zu den letzten Sätzen, die sie von Elfriede hörte, die ein paar Wochen darauf starb. Ich hab dich lieb, Oma, sagte Rebekka, als sie ihre Großmutter schwer atmen hörte. Was?, rief Elfriede und sagte dann: Ach so! Ich dich auch, meine Gute.

Halt die Ohren steif, Rebekka, sagte ihr Cousin Basti, der zum Telefonhalter und auch sonst zum Kümmerer ihrer Großmutter geworden war.

Kommt Zeit, kommt Rat, sagte ihre Mutter nur ein paar Minuten später, und Rebekka konnte nicht fassen, in was für einen Plattitüdenschauer sie geraten war.

Was sagt dein Vater?

Veronika hatte das Gefühl, Ulrich, ihr Vater, wäre für Rebekka zuständig. Der Grund dafür war geografisch. Rebekka wohnte in Frankfurt, Ulrich in einem Nest im Taunuskreis. Mit seiner Frau und dem jüngeren seiner Kinder, einer konsequenten Nesthockerin. Rebekka kannte die beiden kaum und nannte sie bei sich nur Ulis Kinder.

Was hat der denn damit zu tun, ich bin fast vierzig.

Du bist siebenunddreißig, noch, also mach dich nicht älter, sondern feiere jedes Jahr, mein Schätzchen.

Feiern, sagte Rebekka hohl.

Wie auch immer, sagte Veronika, der Uli soll sich auf jeden

Fall mal umhören. Und fürs Erste könntest du ja bei denen wohnen oder wenigstens deine Sachen dort unterstellen.

Blöde Idee, dachte Rebekka, sagte aber nichts, weil sie wusste, dass ihre Mutter sich Ulrich in einem großen Haus vorstellte, in dem es jederzeit ein Zimmer, wenn nicht ein ganzes Geschoss für seine Tochter aus der Beziehung mit ihr, Veronika, zu geben hatte. In Wirklichkeit handelte es sich um eine vollgestellte, mit Teppichboden ausgeklebte Doppelhaushälfte, in der sich Ulrich, seit er in Rente war, rund um die Uhr aufhielt, es sei denn, sein Zweitberuf rief ihn. Denn DJ Uli spielte zu allen Anlässen. *Ihr ruft an, ich leg auf*, wie er es auf seinem Businessflyer ausdrückte. Ob er mittlerweile auch online zu finden war, wusste Rebekka nicht, die so selten an ihren Vater dachte, dass es sich fast anfühlte, als hätte sie keinen. Wie Marie-Claire, ihre einzige wirkliche Schwester, die genau genommen auch ihre Halbschwester war, was Rebekka aber nie so empfunden hatte. Und die sie jetzt nicht anrufen würde, weil sie nicht da war, wie sie aus dem Familienchat wusste, in den MC Fotos von nächtlich schillernden Skylines und stahlblauen Himmeln über Wüsten postete. Mit allerliebsten Grüßen.

Elfriede, falls man es ihr gezeigt hatte, war sicher stolz auf ihr Marie-Clairchen. Veronika freute sich, dass MC so viel reiste, so musste sie es nicht tun. Das kannte Rebekka von den Eltern ihrer Schüler, denen ständig Dinge eingefallen waren, die sie selbst verpasst hatten und die ihre Kinder nun stattdessen machen könnten. Capoeira. Aikido. Stand-up-Comedy. Kitesurfen. Bogenschießen, nicht als Sportart, als Zen-Übung. Alle möglichen Sprachen sprechen und Instrumente spielen sowieso. Als Rebekka sich in ihr Sabbatical verabschiedete, plante man gerade die Kooperation mit einer Falknerei.

Rebekka würde nicht an die Schule zurückkehren, hatte für diese Mitteilung aber noch Zeit. Man hatte sie ungern in ihre Auszeit entlassen, man würde aufheulen, wenn man erfuhr, dass sie ganz wegblieb. Die Diskrepanz zwischen ihrer Beliebtheit als Lehrerin Frau Sturm und als Privatperson Rebekka war bestürzend. Sie hätte diese Beliebtheitsgrade gern getauscht. Obwohl sie ihre Kollegen und Schüler gemocht hatte. Und ihre Fächer, Englisch, Kunst, Religion. Aufgrund der vielen Muttersprachler, die an einer internationalen Privatschule arbeiten wollten, zuletzt nur noch Kunst und Religion, weniger Stunden und besser bezahlt als an einer Staatsschule. Frau Sturm, Sie sind so kreativ, hätte ich eine Lehrerin wie Sie gehabt, wer weiß, was aus mir geworden wäre, hatte ihr einmal ein entzückter Vater gesagt. Ja, wer weiß, vielleicht erfolgloser Künstler und nicht Finanzvorstand, dachte Rebekka und lachte ihn freundlich an. Die kreative Frau Sturm wäre selbst gern Künstlerin geworden, anstatt sich zu fühlen wie ein besonders inspirierendes Kinderfräulein.

Einmal hatte sie kurz davor gestanden, sich hinaus in die Kunstwelt zu wagen. In ihrer phlegmatischen Fernsehphase mit Tobi hatte sie einen Beitrag über einen bekannten Maler gesehen, der sich beklagte: Die Meisterklassen würden aus höheren Töchtern bestehen, was vielleicht für ein Aufwachsen mit Kunst sprechen würde, nicht jedoch für Talent. Er wolle, tönte der Maler, der Rebekka trotz seiner absichtlich abstoßenden Bilder sympathisch war, mit Leuten arbeiten, denen niemand gesagt habe, Kunst sei schön oder wichtig oder lukrativ oder leck mich am Arsch, sondern die den Drang spürten, sich auszudrücken. Junge Leute, deren Umfeld auf Kunst pfiff und die sich den Zugang zu ihr selbst erarbeiten mussten. Leute aus kunstfernen Verhältnissen, Leute, die schon jung erkannt hatten, woraus diese Welt bestand: zu einem großen Teil aus Schmerz.

Okay, dachte Rebekka, was war der Unterschied zwischen ihr und diesem Maler, der sich im dreckigen Anorak und mit verschmierten Brillengläsern auf der Art Basel interviewen ließ? Er machte, was er wollte, sie machte, was man von ihr erwartete. Und sie war nicht kunstfern und auch nicht mehr blutjung, hatte aber gerade deshalb, wonach er verlangte: etwas mitzuteilen und Erfahrung mit Schmerz. Den leise schnarchenden Tobi neben sich, beschloss Rebekka, sich mit ihren Arbeiten bei diesem Maler zu melden. Und wenn nicht bei ihm, dann bei einem anderen. Schon dieser leise Entschluss beflügelte sie ungefähr einen Monat lang. Warum war er verkümmert? Sie hatte es sich nicht zugetraut.

Wie eigentlich alles.

Als sie mit Verspätung begriffen hatte, dass der Finanzvorstandsvater verknallt in sie war, dass die teuren Blumen und Pralinen nichts mit seinem Sohn und dessen wiedergefundenem Spaß am Lernen zu tun hatten, folgte auch daraus nichts. Die Kollegen grinsten, Rebekka reagierte verschämt, auf die Avancen reagierte sie nicht. Sie eignete sich nicht zur Geliebten, schon gar nicht zur Frau, die in eine Ehe eindrang. In diesem Fall auch noch eine, in der sie die Frau kannte und nett fand. Was hätten andere Frauen getan? Wer waren andere Frauen? Frauen, die von guten Partien sprachen? Gab es die überhaupt noch unter achtzig? Oh ja. Rebekka Rührmichnichtan jedenfalls, das Gegenteil einer Femme fatale, vielleicht war es das, was den CFO so angezogen hatte, lebte im Lehrerinnenzölibat. Benutzte dieses Wort als Running Gag, über den niemand lachte, trotzdem fand sie es besser als *allein-stehend*.

Sie saß an ihrem Küchentisch, starrte nach oben auf ihren Küchenschrank, wo Wodka, Tequila und Amaretto beieinanderstanden wie Freundinnen auf einer Party, und dachte über ihre Optionen nach. Die kleinen und die großen. Aus den Flaschen dort oben war kein Drink zu mixen, der sie aufheitern oder betäuben könnte. Sie hatte nichts im Kühlschrank, was sie darauf schütten könnte. Sie hatte gar nichts im Kühlschrank außer Butter, Senf, Pesto und einem Stück Parmesan. Jahrelang hatte sie von der Schulkantine gelebt, die auch das Lehrerkollegium mit Bio-Vollwertkost versorgte. Jetzt ernährte sie sich größtenteils von den Imbissbuden und Restaurants in ihrem Viertel. Dabei war sie eine gute Köchin. Im Gegensatz zu ihrer Mutter, die immer der Meinung gewesen war, lieblos zu kochen sei emanzipiert, und ihrer Schwester, die selten an so profane Dinge wie Essen dachte, hatte Rebekka sich alles von ihrer Oma beibringen lassen. Das große Einmaleins der fränkischen Küche plus Weihnachtsbäckerei inklusive Lebkuchen. Zum Einsatz war dieses Know-how nur in ihrer Beziehung zu Tobi gekommen. Der es ihr nicht wirklich gedankt hatte, warum auch. Der auch den komfortablen Zustand, sich jahrelang nicht um das Thema Verhütung scheren zu müssen, hingenommen hatte und kurz nach ihrer Trennung Vater geworden war.

Es hatte sie damals nicht gestört. Rebekka wollte raus aus dieser Beziehung. Sie war ohne ihn in die Innenstadt gezogen und hatte festgestellt, dass sie mit einem Kleinstadtmann zusammen war, der für immer in der Nähe seiner Eltern bleiben würde. Eine Weile waren sie hin- und hergefahren, um sich zu sehen. Das Problem war gewesen, dass der weite Weg sich lohnen musste – dass es vorbei war zwischen ihnen, hätten sie in einer gemeinsamen Wohnung besser vertuschen können. Ich wollte etwas anderes als zu zweit auf dem Sofa sitzen, sagte sie sich und ihren Freundinnen. Nicht originell, aber wahr. Nur kurze Zeit später hockten ihre Freundinnen außerhalb der Stadt auf Sofas. Weil es sich so ergeben hatte. Weil Rebekka zu spät dran gewesen war mit ihrem Freiheitswunsch. Und jetzt, wo sie sich so schwach und entrechtet fühlte, fragte sie sich, ob sie damals nicht einen Fehler gemacht hatte. Ob nicht jede ihrer Entscheidungen ein Fehler gewesen war, andernfalls würde sie jetzt, mit fast achtunddreißig, nicht vor dem Nichts stehen, oder? Sogar ihrer Schwester hatte sie leidgetan, als sie erfuhr, dass Tobi so schnell weitergezogen war. Damals hatte sie Marie-Claires ungewöhnliches Mitgefühl nicht richtig verstanden, jetzt schon. Und wenn selbst Marie-Claire so dachte, was hieß das für sie? Die nicht einmal von sich sagen konnte, sie hätte eine Karriere?

Ich bin immer die gewesen, die nichts verlangt hat. Und genau das habe ich jetzt: nichts, dachte Rebekka, während sie in den Flur ging und versuchte, ihre auseinandergeklappten Umzugskartons wieder zusammenzubauen. Wie ging das noch mal? Der modrige Geruch der Pappe zog sie hinab in einen Gedankenkeller. Niemand liebt mich. Ich bin allein. Und weil das so ist, liebt mich erst recht keiner. *Hast du denn gar niemanden? Was sagt dein Vater?* Was muss ich mir eigentlich ständig für Scheißfragen anhören?

Es kam ihr vor, als hätten alle anderen ein paar Grundregeln eingehalten und sie nicht vorgewarnt.

Du musst dich mit jemandem zusammentun, anders geht es nicht. Es ist nicht vorgesehen, dass du allein glücklich wirst. Um allein glücklich zu werden, muss man sich selbst richtig spannend finden. Oder einen konkreten Lebensplan haben. Du traust dich doch noch nicht einmal, allein nach Lissabon zu fliegen, wie kommst du darauf, dass ausgerechnet du allein leben kannst?

Schau dir deine Kolleginnen an und deren Gruppenchats: Er hat's getan! Juhu! Was hat er getan? Ring-Emoji, Juwelen-Emoji, Braut-Emoji. Schau dir deine Schüler an, erinnere dich an die Aufgabe, die du ihnen gestellt hast: ihre Zukunft auf einem Dreamboard darzustellen. Collagen mit rasanten Fortbewegungsmitteln, action-orientierten Sportarten und schönen Orten bei den Jungs. Die zu wissen schienen, dass der Rest folgen würde, Hauptsache, erst mal Spaß und Erfolg. Collagen mit Häusern, Männern, Hunden, Babys bei den Mädchen. In die Mitte hatten sie sich selbst gemalt oder geklebt. Durchgehend mit Beruf, immerhin. Wieso eigentlich so oft Meeresbiologin, hatte sich Rebekka damals gefragt. Wieso eigentlich immer Babys, fragte sie sich jetzt. Das Einzige, was sich änderte, waren Technologie, Begriffe und Mode, obwohl die immer schneller zurückkam, ihre Schülerinnen sahen genauso bescheuert aus wie sie selbst in den Nullerjahren.

Erinnere dich an Marie-Claires Zustand vor ein paar Jahren. Du hast nicht begriffen, was los war, du dachtest, sie hätte eine Depression, hatte sie vermutlich auch, und zwar mit gutem Grund: Sie war genau an dem Punkt, an dem du jetzt bist.

Schau dir Justyna an. Eine Hundertachtziggraddrehung. Über die du nicht die Augen verdrehen, sondern dich fragen solltest, warum du nicht hast, was sie hat.

Normalerweise hätte sie Justyna schon längst angerufen. Normalerweise war das falsche Wort, denn normal war es jetzt, dass Justyna ein zwei Monate altes Baby hatte.

Wollte Rebekka ein Baby?

Ich hätte immer gedacht, dass du mal die Erste von uns bist, die Mami wird, hatte Justyna ihr gesagt, als sie schon eine Kugel und eine Liste mit Vornamen hatte.

Wieso ich?

Na, so wie du aufgestellt bist. So viel Liebe, wie du zu geben hast. So cool und souverän, wie du mit Kindern umgehst. Das ist eine Gabe, verstehst du?

Sollte sie diese Gabe wirklich an die Kinder Fremder verschwenden? Rebekka ließ die Worte cool und souverän durch ihren Kopf kreisen wie Eiswürfel in einem Glas. Sie taten ihr gut. Und Liebe. Ja, die hatte sie zu geben, und die würde sie als Mutter auch zurückbekommen, in ihrer reinsten Form, zumindest in den ersten Jahren. War das ein Grund für das Kinderhaben, einen Menschen in die Welt zu setzen, um wenigstens einmal bedingungslos geliebt zu werden?

Rebekka stand zwischen ihren muffigen Umzugskartons und fragte sich, ob sie mit ihrem Alleinsein wieder einmal ihrer Schwester gefolgt war. Die sie immer für das klügste und schönste Mädchen der Welt gehalten hatte, deren Klamotten sie auftragen musste, deren Geschmack sie in so vielen Dingen übernommen hatte, wegen der sie die Pille nehmen musste. Marie-Claires Angst war es immer gewesen, Singlemutter zu werden. Das hatte sie ihr irgendwann gesagt, und Rebekka dachte jetzt darüber nach, wie diese Angst aussah. MC wollte auf keinen Fall leben wie ihre Mutter. Diese Wurschtelei geht mir auf den Keks, hatte sie immer gesagt, so als hätte sie es geordneter und vor allem schöner verdient. Im Grunde hatte sie ihrer Mutter immer vorgeworfen, ihr nicht den richtigen Papi geboten zu haben. Was Rebekka erst schräg, später anmaßend fand, aber so nie formuliert hatte. Und dieses selbst herbeigeredete Trauma hatte zur Folge gehabt, dass MC permanent befürchtete, irgendwo nicht dazuzugehören, abgehängt, uncool, pleite zu sein. Vielleicht waren ihre Ängste auch komplexer, ganz sicher sogar, sagte sich Rebekka, die ihre Schwester immer in Schutz nahm, auch vor sich selbst. Fest stand aber, dass diese Ängste Marie-Claire gehörten, nicht ihr. Dass sie Rebekka nur betrafen, weil sie sich jedes Problem ihrer Schwester zu eigen machte. Das war die Analyse ihrer Therapeutin gewesen. Woraufhin Rebekka sich nicht verstanden, sondern schuldig fühlte. Sie nahm es der Frau übel, dass sie ihre Schwester, die sie gar nicht kannte, als erdrückend einstufte. Sie nahm es sich selbst übel, der Frau die Hinweise für ihre Einschätzung gegeben zu haben. Die Justyna im Übrigen teilte, der zufolge Marie-Claire eine egomanische Kuh war, seit sie einen Abend zu dritt verbracht oder besser gesagt nicht verbracht hatten. MC hatte das Restaurant ausgesucht und kannte den Besitzer, der vorher in Berlin ein Restaurant gehabt hatte, was okay war und für Freigetränke sorgte. Dann aber ließ sie Rebekka und Justyna sitzen und redete stundenlang mit irgendwelchen Leuten an einem anderen Tisch. Ewig-nicht-gesehen-was-macht-ihr-denn-hier-Leuten, die wichtiger waren als ihre kleine Schwester und deren Freundin, die sich auf sie gefreut hatten. Marie-Claire und die anderen liefen ununterbrochen im Restaurant hin und her, nach draußen und wieder herein, umweht von Zigarettenduft und eisiger Luft, und bestellten neue Flaschen, während Rebekka und Justyna vor drei teuren

Hauptgerichten saßen, die langsam kalt wurden. Dass Marie-Claire irgendwann zurückkam und die Rechnung übernahm, machte es nicht wieder gut, zumindest nicht bei Justyna, die Rebekka riet, sich von ihrer Schwester zu lösen.

Du musst ja den Kontakt nicht abbrechen, aber du musst aufhören, dich an ihr zu orientieren. Sie ist auch nicht glücklich, sie ist nur aufgedreht, damit sie sich selbst nicht spüren muss, sagte sie.

Die benimmt sich wie auf einem Schulhof, wo man bei den Coolen stehen will, wie alt ist sie eigentlich?, sagte sie.

Sie hat keine Tiefe. Aber du. Du bist so ein schöner Mensch, Rebekka, und das werden die richtigen Leute auch erkennen, sagte sie.

Hieß das nicht auch wieder, dass sie eben nicht schön war, fragte sich Rebekka bei dem letzten Satz. Sie schätzte es, dass Justyna sie so sehr mochte und deshalb die Rolle der bösen Widersacherin MC geben musste, doch leider verfing sich Justyna irgendwann in einem Loop, so oft und mit so viel küchenpsychologischem Beiwerk versehen, dass Rebekka ihr den Beinamen Dr. küch.-psych. gab, was Justyna lustig fand. Ja, sie würden Freundinnen bleiben, dachte sie an diesem trostlosen Samstagabend.

Was würde Justyna ihr raten? Sie würde ihr raten, Frank und Anne für die verbleibenden Monate keine Miete zu zahlen, wogegen die nichts tun könnten, weil sie ihnen andernfalls Ärger mit den Besitzern machen würde. Erpressung? Notwehr, würde Justyna sagen, nur fair. Mit dem Geld könnte sie sich einen Wellnessurlaub gönnen. Rebekka, die Saunalandschaften und Massagen nicht ausstehen konnte, würde mit den Augen rollen. Die Idee mit dem Geld war jedoch nicht schlecht.

Sie zog sich einen langen Mantel über ihre Jogginghosen und ging nach unten. Samstagabendlärm, an jeder Straßenecke standen Leute in Gruppen, vor jedem Restaurant hockten Leute in dicken Jacken und spielten sich selbst mediterranes Flair vor. Sie ging in einen neonbeleuchteten Imbiss, dessen Stärke nicht in der Hygiene lag, dafür in der Schnelligkeit, und bestellte sich eins der vielen Gerichte, die alle gleich schmeckten und die sie bei sich Reis & Scheiß nannte. Der Mann hinter der Theke freute sich wie immer, sie zu sehen. Der einzige Mensch, dem auffallen wird, wenn ich hier fehle, dachte sie traurig.

Im Treppenhaus, in dem der Auftakt von Samiras Party schon zu hören war, sagte sie sich, dass sie diesen Schub von außen gebraucht hatte. War vielleicht an der Zeit, dachte sie.

Als sie am nächsten Morgen aufwachte, fühlte sie sich, als läge sie in einer fremden Wohnung. Einer Ferienwohnung zum Beispiel, einem Ort jedenfalls, der nichts mit ihr zu tun hatte. Sie badete lang und heiß. Das würde sie jetzt täglich tun und später entscheiden, ob sie die letzte Nebenkostenrechnung zahlen würde oder nicht. Eher nicht, dachte sie, während sie heißes Wasser nachlaufen ließ. Ihre Wut auf Anne war über Nacht stabil geblieben, jetzt aber, der Gerechtigkeit halber, war sie genauso wütend auf Frank.

Ihre frische, ausgeschlafene Wut betraf auch ihre Familie. Das war neu. Und überfällig. Was ihre ehemalige Therapeutin, Justyna und ab und zu auch Tobi ihr über Jahre hinweg versucht hatten mitzuteilen, kam jetzt bei Rebekka an. Während sie ihre Schränke aufriss, ihre Bücher aus den Regalen nahm und ihre Klamotten aussortierte, als müsste sie die Wohnung morgen schon verlassen. Jedes Ding, das sie besaß, schien ihr zu sagen, was sie schon immer gewusst hatte. Dass sie die Nummer zwei war. Unterschätzt, übersehen, halbherzig, vielleicht nur pflichtbewusst geliebt, wenn überhaupt. Passend dazu wurde sich in der Familiengruppe über Marie-Claires aktuelle Destination unterhalten.

Schönen Sonntag an alle – Foto mit Hut und Sonnenbrille vor einem Geländewagen.

Oh! Das sieht ja toll aus, genieß es! Bei uns regnet's – Foto von Harald mit Hund. Bussi-Emoji.

Wer will im Winter Leute in der Sonne sehen? Masochisten. Wer will ältere Männer mit nassen Hunden sehen? Niemand. Diese Gruppe war die Pest, stellte Rebekka fest, und selbst das hatte Marie-Claire zuerst gesagt. Vor ein paar Jahren, als sie ungefähr so alt war wie Rebekka jetzt, hatte Veronika ihr ein Paket mit Rosenquarzen geschickt, das MC vor Wut aus dem Fenster geworfen hatte. Gut gemeint, schlecht gemacht, typisch für ihre Mutter, aber: wieso Marie-Claire? Rebekka war ab ihrem dreizehnten Lebensjahr eine zuverlässige Babysitterin gewesen und nach der Schule ein Jahr Au-pair. Erstaunlich unerschrocken hatte sie damals die Verantwortung für zwei Kinder getragen, die sie täglich quer durch Dublin kutschieren musste, im Linksverkehr. Marie-Claire hätte man für diese Leistung einen Altar errichtet. Danach hatte sie studiert, und zwar zu Ende, und sich seither um Hunderte von Kindern gekümmert. Trotzdem schien Rebekka als Mutter in der Vorstellung ihrer eigenen Mutter nicht stattzufinden. Wieso eigentlich nicht? Sie könnte ihre Bewunderung für Marie-Claire beibehalten, könnte sie weiterhin schön, klug, stark und schillernd finden, während sie trotzdem sah, was offensichtlich war, nämlich dass Rebekka, ihre weniger aufregende Tochter, besser zur Mutter geeignet war. Es war ausgeschlossen, dass sie es sich heimlich wünschte und aus Taktgefühl den Mund hielt, denn: Welcher Mensch entwickelte mit Mitte sechzig plötzlich Taktgefühl?

Du willst nicht endlich mal Kinder haben, hatte Erika sie gefragt, in einem Ton, als ginge es ums Duschen oder Aufräumen.

Die jungen Frauen heute lassen sich doch viel mehr Zeit als wir damals, hatte Elfriede co-moderiert.

Nö, wieso, hatte Rebekka, damals neunundzwanzig, reflexartig geantwortet und eine Replik unterdrückt, in der sie Erika unter die Nase rieb, dass sie sich ihr gesamtes Leben in einem geografischen Radius von zwanzig Kilometern bewegt hatte und in einem geistigen Radius, der noch kleiner war. Die sie sich aber sparte, denn Rebekka war ein liebes Mädchen, und nichts war schwerer abzulegen als dieser Ruf.

Ihr könnt mich mal, alle miteinander, dachte Rebekka, während sie Unmengen von Tiegeln, Tuben und Flaschen erst in eine Mülltüte warf und sie anschließend wieder herausholte, um sie doch noch mal zu prüfen. In den Jahren in dieser Wohnung, in denen sie täglich an Leuten mit einem offensichtlichen Drogenproblem vorbeiging und das Haus nie ohne Münzen verließ, hatte sie selbst eine Sucht entwickelt. Es zog sie in den Laden, der passenderweise Drogeriemarkt hieß, in dem sie sich dann mit diesen Fläschchen und Döschen eindeckte, zwischen Müttern, die dort Bio-Haferflocken und Windeln einkauften, und Teenagern, die eigentlich die Zielgruppe für Billigkosmetik waren. Nicht Rebekka, die sich zwei bis drei Mal im Jahr eine gescheite Creme kaufen könnte, die sie jetzt nicht in eine Mülltüte stopfen müsste. Antibla, Antiblubb, Glow hier, Effekt da, täglich wurden neue Pseudobedürfnisse kreiert, und Rebekka hatte sie alle. Eine Sucht, ja. Aber nicht illegal, gefährlich oder teuer. Ich bin eine Kleinkrämerin ohne Mut zum Risiko, dachte sie und schmiss die Kosmetika zurück in den Müllsack. Morgen würde sie in die Drogerie gehen, weil sie mehr Müllsäcke brauchte, und mit neuem Plunder herauskommen.

Schönen Sonntag euch allen, schrieb sie ihrer Familie.

Nur um sich die Bestätigung zu holen, dass ihre Nachricht unbeantwortet im Äther schweben würde wie ein Nichts.

Immerhin setzte die Wut Energie in ihr frei. Aus Rebekka, der Sparflamme, wurde etwas, das brodelte. Sie ging ins Wohnzimmer und stieg auf die Leiter, um ihr Bücherregal weiter auszuräumen. Stieg mit jedem Stapel nach unten und wieder hoch, weil sie die Bücher nicht von der Leiter runterschmeißen wollte. Vielleicht sollte sie auch die wegwerfen? Nein. Der Kult ums Wegwerfen war ihr zuwider. Alle, die ständig vom Wegwerfen redeten, besaßen mehr als die, die ihr Zeug einfach behielten. Das hier war ihre Biografie, auch wenn ihr die nicht immer gefiel. Lehrbücher, Fachbücher, Kunstbücher. Bücher, mit denen sie nichts anfangen konnte, in denen Widmungen standen. Verfehlte Geschenke also. Was schenken wir denn der Rebekka zu Weihnachten? Keine Ahnung, ein Buch?

Sie hörte, wie die Sonntagszeitung draußen vor ihre Tür gepfeffert wurde und der Bote die Treppen hinunterrannte. Eines der wenigen Dinge, die Rebekka durchgesetzt hatte. Mit der Drohung, sie würde andernfalls ihr Abo kündigen. Die dicke Zeitung passte nicht in ihren Briefkasten und wurde deshalb jahrelang geklaut, von wem, wusste sie nicht, doch sie bezahlte dafür und wollte sie auch bekommen. Was halten Sie von der E-Paper-Version? Nichts, sagte Rebekka, die sich wohlzufühlen begann in ihrer Rolle der alten Dame, die auf ihrer Papierzeitung bestand. Und so war es geschehen. Geht doch, dachte sie jedes Mal, wenn sie das Kilo Papier hereinholte. Vor Samiras Tür stand eine Armee leerer Flaschen. Babyshower, dachte Rebekka und wusste nicht, ob die Stimme in ihrem Kopf verbittert oder amüsiert klang.

Sie machte sich den dritten Kaffee des Tages, holte sich den Amaretto vom Schrank und versetzte dem Kaffee einen Schuss. Blöde Idee, schmeckte aber nicht schlecht.

Interview mit der Berliner Bildungssenatorin, deren Foto aussah wie eine Hochglanzkosmetikanzeige: Wir müssen den Lehrern den roten Teppich ausrollen.

Nur zu, dachte Rebekka.

Auf fruchtbarem Boden – quo vadis Fortpflanzungsmedizin?

Brauch ich nicht, dachte Rebekka, aber vielleicht bald? Scheiße.

Solomom. Sah aus wie ein Männername mit Tippfehler, war aber der Titel eines Sachbuchs, in dem die Autorin über ihren Entschluss schrieb, allein Mutter zu werden. Solomom, nicht zu verwechseln mit einer Singlemom, die unfreiwillig allein ist. Wer sagt das, wer definiert das, warum wird jede Woche neu über ein Wort herumgeklugscheißert, fragte sich Rebekka.

Nein, es war nicht die Entscheidung für die Karriere und gegen das Kind, das mochte es geben, aber die meisten Frauen haben eher ein Timingproblem. Warum? Weil sie immer noch auf den richtigen Mann warten.

Nichts Neues, dachte Rebekka und schüttete sich einen Hauch mehr Amaretto in den Kaffee. Marzipankaffee. Was noch?

Rhein-Main. Immobilienpreise fallen wieder. Hahaha, echt? Schnell ein Penthouse mit Mainblick kaufen. Schnell weiterblättern.

Bericht über einen deutschen Basketballspieler, der jetzt NBA-Star war. Meine Mutter ist die Coolste, sagte der Millionär, der Rebekkas Sohn sein könnte und trotzdem ein Mann war. Wie konnte das sein?

Ein paar Wochen später hatte das Matriarchat seine Älteste verloren. Rebekka organisierte die Beerdigung ihrer Großmutter so, wie die es gern gehabt hätte. Es tat ihr weniger weh als gedacht. Vielleicht lag es daran, dass das Organisieren sie beruhigte, vielleicht lag es daran, dass sie gerade ihr Leben in Frankfurt aufgelöst hatte.

Sie hatte mehrere Gelegenheiten gehabt, sich an Frank und Anne zu rächen, und sie nicht ergriffen. Rebekka rechnete mit einer Belohnung dafür, von wem auch immer, als Religionslehrerin für alle drei abrahamitischen Religionen vermutlich von dem einen Gott, an den sie sich selten wandte. Im Zuge eines ihrer zaghaften Dating-Versuche hatte sie einen Mietrechtsanwalt kennengelernt, der ihr anbot, die Sache in die Hand zu nehmen. Er bot ihr auch andere Sachen an, er war das, was man früher versaut genannt hatte. Als sie seinen Kontakt blockierte, fühlte sie sich einmal mehr wie eine verklemmte Spießerin, war aber auch erleichtert, keine obszönen Vorschläge plus Fotos mehr zu erhalten.

Eines Tages hatte sie eine Jeans im Treppenhaus gefunden, buchstäblich stehend vor Dreck, so unfassbar besudelt, dass ihr Besitzer es offenbar vorzog, ohne Hosen herumzulaufen. Wie wäre es, fragte sich Rebekka, wenn sie dieses Teil mithilfe von Gummihandschuhen in einen großen Umschlag stecken und an Anne schicken würde, der Spezialistin in Sachen Jeans für alle? Für ein paar Stunden hielt sie das für eine super Idee und erfreute sich an der Vorstellung von Annes pikiertem Gesicht beim Auspacken ihres anonymen Abschiedsgeschenks. Als sie mit einem Paar extra robuster Gummihandschuhe aus der Drogerie zurückkam, hatte jemand die Jeans entsorgt. Gut, dachte Rebekka, denn eigentlich ist das nicht mein Stil.

Sie hatte außerdem darüber nachgedacht, jeden Tag zweimal zu baden, die Heizung voll aufzudrehen und ihre Hauptmieter auf der Miete plus Nebenkosten sitzen zu lassen. Sie hatte dann alle zwei Tage gebadet, ausgiebig geduscht hatte sie schon immer, und die Rechnung würde sie zahlen, denn sie war Rebekka und eigentlich wollte sie auch Rebekka bleiben.

Kurz vor der Schlüsselübergabe ihrer besenreinen Wohnung in Frankfurt hatte sie gemeinsam mit ihrer Mutter das Haus ihrer Großmutter ausgeräumt, in dem Elfriede siebzig Jahre ihres Lebens verbracht hatte. Es war, als würde alles gleichzeitig zu Ende gehen. Kurz, ganz kurz nur, war die Idee aufgekommen, Rebekka könnte dieses Haus übernehmen.

Ja, sagten ihre Mutter und deren Schwester Ursula, das wär fei was. Gar nicht so verkehrt wär das. So würde es wenigstens in der Familie bleiben.

Innerhalb kürzester Zeit von keiner Wohnung zu einem Haus. Allerdings am falschen Ort. Auf direktem Weg vom

Leben auf Studentenniveau ins Leben einer alleinstehenden alten Frau. Nein, Marie-Claire würde damit leben müssen, dass sie nach Berlin kam, auch wenn es ihr nicht passte. Rebekka erinnerte sich nicht daran, sich jemals gegen ihre Schwester durchgesetzt zu haben. Es war an der Zeit, fand sie.

Es sah so aus, als würde man sie in Berlin mit offenen Armen empfangen. Nicht Marie-Claire, aber der Schuldienst. Sie konnte sich die Schule aussuchen, ihre Bedingungen, man riss sich um Leute wie sie. Dann eben weiter als Lehrerin. Vielleicht nebenher etwas mehr Kunst. Vielleicht nebenher etwas mehr Aufregung. Neue Leute. Ein neuer Start. Bei dem Marie-Claire ihr helfen würde, weil sie es ihr schuldete. So hatte sie es ihr noch nicht gesagt, aber vielleicht war das nicht nötig.

Es ist schön, dass ihr für eine Zeit zusammenwohnt, das freut mich, hatte ihre Mutter gesagt.

Sie hatten Elfriedes Schränke ausgeräumt, und Rebekka hatte das Gefühl gehabt, es würde nie aufhören, dass sie zwischen Bergen von Sachen stand. Elfriede hatte Kram in Kästchen und Kartons gehortet, auf denen weiße Etiketten mit ihrer kleinen, spitzen Omaschrift klebten, was nicht immer hieß, dass drin war, was draufstand. Tabletten und Salben, abgelaufen. Kugelschreiber, Kalender. Fasching! Strumpfhosen mit Laufmaschen, falls der Beruf der Maschenaufnehmerin jemals ein Comeback erleben sollte. Glühbirnen. Abgetrennte Pelzkrägen. Büroklammern, Reißzwecken. Brillen. Rabattmarken. Andenken. Knöpfe. Zöpfe. Ja, es gab eine Schachtel mit abgeschnittenen Zöpfen, altes, blondes, geflochtenes Mädchenhaar. War das jetzt märchenhaft oder morbide, fragte sich Rebekka. Es gab Ordner mit Kochrezepten und Artikeln über Krankheiten, die irgendwen in der Familie betreffen könnten. Es gab einen Ordner mit Kreuzworträtseln und Sudokus, denen Elfriede sich offenbar später noch einmal widmen wollte. Über Marie-Claire existierte eine Akte mit Zeitungsausschnitten, angefangen bei der Basketball-Kreisliga bis hin zu ihrem letzten Podcast. Im Kästchen mit der Aufschrift *Walter* lagen nur zwei Paar Manschettenknöpfe und ein Foto des jungen Walter, von dem Rebekka sich fragte, ob sie es sich rahmen und aufhängen sollte, so schön sah ihr Großvater darauf aus.

Hach, es zerreißt mir das Herz, sagte ihre Mutter am Telefon zu ihrer Schwester, aber ich glaube, wir müssen das ganze Zeug wegtun. Wohin denn sonst damit? Was? Welches Service? Das geblümte Hornreiter? Ich dachte, das hast du schon längst?

Gut, dass es nicht um Geld geht, dachte Rebekka, die angenommen hatte, dieses Service wäre die eine Sache, die Elfriede ihrer treuen Kochschülerin zugedacht hätte. Andererseits: Lebte sie ein Leben für ein 24-teiliges Speiseservice?

Dann der Karton, der hinter zwei Paaren der orthopädischen Schuhe stand, die Elfriede in den letzten Jahren ihres Lebens tragen musste und deren Anblick Rebekka aus der Geschäftigkeit in die Trauer riss. Weil sie nicht schön waren und weil ihre Oma so gern schön gewesen war. Weil sie da standen wie Mahnungen: Nichts wird schöner, mein Kind.

Rebekka, stand auf dem Karton. Darin war eine halb fertig gestrickte Mütze. Weiß-blau und winzig klein. Am Kassenbon für die Wolle sah Rebekka, dass Elfriede sie ungefähr zu dem Zeitpunkt gekauft haben musste, als sie zum ersten Mal mit Tobi zu Besuch kam.

Sie hatte es ihr zumindest zugetraut.

Ihre letzten Wochen in Frankfurt verbrachte sie bei Justyna, die mit ihr wettete, dass sie in zwei Jahren eine Familie haben würde.

Worum willst du wetten, fragte Rebekka.

Um eine Magnum-Flasche Champagner?

Sagen wir in vier Jahren.

Okay? Warum?

Weil zweiundvierzig die Antwort auf alles ist, weißt du das nicht?

Lass dich nicht unterkriegen, sagte Justyna, als sie sich zum Abschied umarmten, und sie meinte damit nicht das Leben, sondern Marie-Claire.

GLÜCK

Ava heulte, Anahita legte ihr matt die Hand auf die Schulter. Der Taxifahrer lächelte sie milde im Rückspiegel an: Kinder, so waren sie.

Es sind nur sechs Stunden.

Es sind fast sieben.

Du kannst dir ein Ladegerät von jemandem leihen.

Ich traue mich nicht, zu fragen.

Süß, dachte Anahita, die ihre Schüchternheit nie so offen zugegeben hatte. Also stieg sie mit in den Zug und fragte einen der Reisenden, ob er ihrer Nichte sein Ladegerät leihen könnte.

Bien sûr, pas de problème.

Merci beaucoup.

Hier. Siehst du, alles gut.

Ava heulte weiter. Das vergessene Ladegerät war ein guter Auslöser gewesen, doch eigentlich weinte sie immer, wenn sie zurück nach Berlin fuhr. Während Anahita jedes Mal, wenn sie Ava in Bruxelles-Midi in den Zug setzte, besorgt und erleichtert zugleich war.

Anahita, die früher nie das Gefühl gehabt hatte, ihre Neffen und Nichten wären die Menschen, die eigenen Kindern am nächsten kamen, war zur Lieblingstante auserkoren worden.

Mit der Pubertät hatte Ava angefangen, Kontakt zu ihr zu suchen, unabhängig von ihren Eltern, was einfacher wurde, nachdem sie ihr eigenes Telefon bekommen hatte. Ab diesem Zeitpunkt schickte sie ihr Textnachrichten, Sprachnachrichten, Bilder, bat sie um Rat, bat sie, sie abzuholen, sie zu treffen, wann immer es ging. Ava hatte Anahitas Distanziertheit einfach ignoriert, weggeliebt, könnte man sagen, denn Anahita hatte sich irgendwann ergeben. Und da war sie, Rezas älteste Tochter, die ihr so ähnlich sah, dass man sie selbstverständlich für Mutter und Tochter hielt, wenn sie zusammen unterwegs waren.

Kinderlose Erwachsene haben diese Anziehung, weil sie nicht mit dem Elternblick schauen, sondern die Kinder mit sich selbst in diesem Alter vergleichen, analysierte Anahita. Was womöglich zu kurz griff. Was Ava ihr entgegenbrachte, war Familienliebe, eine Art Urvertrauen. Sie, die Pädagogin, brauchte eine Zeit, um zu verstehen, wann ihre Nichte eine Fast-Frau war, wann ein kleines Mädchen. Sie schlief mit einer kleinen weißen Robbe aus Plüsch. Sie lackierte sich die Nägel. Sie verlangte, gekrault zu werden. Sie sagte *hypothetisch*, *ad absurdum*, *elaboriert* und *justiziabel*. Und Anahita musste jedes Mal neu entscheiden, ob sie das lustig oder altklug finden sollte. Hatte sie diesen Wortschatz in diesem Alter gehabt? Hatte Ava zu oft zugehört, wenn Reza telefonierte? Lag es, wie fast alles, am Internet?

Schwächere und Benachteiligte waren ein großes Thema für das Mädchen, das jetzt schon so gut mit Worthülsen um sich schießen konnte und niemanden kannte, der schwach oder benachteiligt war. Im Restaurant jedenfalls benahm sie sich, als würde sie dorthin gehören, Preislage egal.

Ich nehme den Sancerre Rosé.

Mal nicht übertreiben, du bist vierzehn.

Okay. Sorry. Dann nehme ich den anderen.

Sie wünschte sich bunte Strähnchen, eine Gitarre, eine Nachttischlampe in Form eines gläsernen Vollmonds. Harmlos und machbar. Später dann dicke Wimpern, dicke Augenbrauen und einen runden Hintern. Tja. Der gehört zu runden Frauen, sagte Anahita, die an die Zeit dachte, in der sie sich einen großen Busen gewünscht hatte. Wir sind zu dünn, jammerte Ava. Wir sind okay, sagte Anahita und hoffte, dass Ava sich diesen Satz für immer merken würde.

Sie hatte eine Weile gebraucht, um mit Avas grenzenlosem Vertrauen umgehen zu können. Du kannst mir alles sagen – das war ein Satz, den Anahita noch nie ausgesprochen hatte. Nicht als Freundin, nicht als Lehrerin, denn dieses großspurige Angebot war für sie immer mit der Frage verbunden gewesen, was man anschließend mit diesem *alles* anfangen sollte. Und dann sah es so aus, als wäre sie unaufgefordert zu der Person geworden, der Ava alles anvertraute. Die pubertären Grausamkeiten unter Mädchen, die Frage, wer man in diesem engen Kreis war, die Frage, wer man überhaupt war. Sie erinnerte sich so gut an diese Zeit, dass sie irgendwann die richtigen Antworten fand. Anfangs hatte Anahita sich gefragt, ob sie das, was sie in diesen Gesprächen erfuhr, an Reza und Lydia weitergeben sollte, wenigstens in Andeutungen, dann hatte sie sich gegen diesen Verrat entschieden. Manchmal dachte sie an ihre eigenen Tanten, Familienmütter bis auf eine, die Interessanteste, die ältere Schwester ihres Vaters, die ihr noch deutlicher als die anderen zu verstehen gegeben hatte, dass ihr Besuch ihren Eltern galt und nicht ihr. Anahita fand das als Kind respekteinflößend, später nachvollziehbar. Ihre Tante wollte Kaffee trinken, Mentholzigaretten rauchen und sich über Erwachsenendinge unterhalten. Genauso würde sie es später auch machen, dachte sie. Doch dann kam Ava. Ein Kind, das es gewohnt war, dass man es ernst nahm und in den Mittelpunkt stellte. Ein Kind, das ihr ständig zeigte, wie lieb es sie hatte, und das Anahita in so vielen Dingen an sich selbst erinnerte, dass es manchmal wehtat. Ein Kind, das davon ausging, dass es zu ihr gehörte. So lange, bis es tatsächlich zu ihr gehörte. Reza und Lydia waren begeistert über diese neue Konstellation, auch sie vertrauten ihr blind. Anahita war beeindruckt von dem, was man Blutsbande nannte und was schon immer da gewesen, bisher nur nicht genutzt worden war. Und es war schon abzusehen, dass auch Avas drei Jahre jüngere Schwester Anouk mehr mit Anahita machen wollte. Und Anouk war ohne Frage süß. Aber unbezähmbar und zu klein.

Sie könnten mit Kindern erst ab einem bestimmten Zeitpunkt etwas anfangen, diese Aussage hatte sie früher öfter von Männern gehört. Wenn sie sich richtig erinnerte, hatten sie das auch über die eigenen Kinder gesagt. Und damit ihre Abwesenheit im Kleinkindstadium erklärt. Es wäre lustig, wenn sich diese Haltung unter Müttern durchsetzen würde, dachte Anahita und blieb dabei, den Forderungen ihrer jüngeren Nichte auszuweichen. Vielleicht, dachte sie, lag ihre immer enger werdende Verbindung zu Ava auch daran, dass sie genau in dem Alter war, in dem ihr Kind jetzt wäre, hätte sie es zum richtigen Zeitpunkt bekommen. Den sie jetzt mit fast fünfundvierzig auf ungefähr dreißig zurückdatierte. Anouk jedenfalls würde voraussichtlich nicht in den Genuss der Freundinnentante kommen. Die Regel, dass die Kleine alles bekam, was die Große auch bekommen hatte, mochte für die Eltern gelten, nicht für sie. Als Tante hatte sie außerdem den unbezahlbaren Vorteil, das Kind wieder abgeben zu können. Früher hatte sie diesen Status als Trostpreis für Kinderlose betrachtet. Jetzt bezog sie Ava in ihre Ferienplanung ein, ohne auch nur darüber nachzudenken.

Und so war es auch Ava gewesen, die am meisten unter Anahitas Umzug gelitten hatte. Ein liebeskummerartiges Leiden, das Anahita an sich selbst und ihre erste beste Freundin Leyla erinnerte und das zur Folge hatte, dass Ava zu ihrer regelmäßigsten Besucherin in Brüssel wurde.

Es hatte gut begonnen hier. Brüssel war nett zu ihr, und Anahita liebte es dafür.

Es gehörte zum guten Ton in Brüssel, sich über Brüssel zu beklagen, und es langweilte sie. Es langweilte sie fast noch mehr als die immergleichen Beanstandungen, die man in Deutschland über Berlin hörte. Sie, die Berlinerin, hatte sich immer zurückgehalten, wenn man ihr sagte, wie unerträglich hässlich, grobschlächtig, dysfunktional Berlin wäre. Und im Winter so kalt! Vermutlich sagte man ihr das so gern, weil man annahm, sie würde sagen, es wäre schöner da, wo sie ursprünglich herkam. Woher noch mal? Anahitas Background hatte eine Rolle gespielt bei ihrer Aufstellung zur Spitzenkandidatin fürs Europaparlament. Man unterstellte ihr Weltläufigkeit, dazu kamen Alter, Geschlecht, Erfahrung als Senatorin. Alle Fauxpas und Aufreger der Berliner Landespolitik würden bald niemanden mehr interessieren. Das noch, hatte sie während der Kandidatur gedacht, und ich bin vom Eis. Umgeben von Pendlern aus ganz Europa, könnte sie sich neu erfinden. Niemanden würde es mehr interessieren, was ihre Handtaschen, Schuhe, Dienstreisen kosteten. Man würde annehmen, ihr Partner säße zu Hause in

Berlin. Sie klickte sich durch die Lebensläufe der anderen Parlamentarier und sah, dass der Familienstand nicht erwähnt wurde, wie sich das im Übrigen auch gehörte. Das Impostor- Syndrom, unter dem sie gelitten hatte, das nicht auf Tatsachen beruhende Gefühl, eine Hochstaplerin zu sein, die sich ihre Position erschlichen hatte, es könnte in Brüssel heilen.

Ein paar Monate später saß sie im EU-Parlament, hatte ein Büro in Brüssel und eins in Straßburg, hatte ihr Team eingearbeitet, ein paar nette Kollegen kennengelernt und eine Wohnung gefunden.

Sie wollte keine Dienstwohnung, sie wollte ein Zuhause. Und sie fand es. Auch ihr Vermieter entschied sich aufgrund ihrer Familienherkunft für sie, Monsieur Nazari – *Nennen Sie mich Aram* –, der ihr unter den vielen Bewerbern für seine außerordentlich schöne und zentrale Wohnung den Vorzug gab.

Es war abzusehen gewesen, dass Ava sie dort besuchen kam, dass Cyrus kam und seinen Sohn mitbrachte, aber es war wie ein Wunder, dass ihre Mutter ohne ihren Vater anreiste, um anschließend von Brüssel weiter nach Paris zu fahren, wo eine Cousine wohnte.

Soll ich dich begleiten?

Eine rhetorische Frage, weil Anahita ein Montag voller Sitzungen bevorstand. Eine ernst gemeinte Frage, weil sie nie mit eigenen Augen gesehen hatte, dass ihre Mutter allein etwas unternahm.

Es sind doch nur anderthalb Stunden mit der Bahn, Liebes.

Außerdem kenne sie sich in Paris aus, früher sei sie so gern dort gewesen. Anahita kannte diese Aussagen ihrer Mutter, musste sie aber immer wieder neu abspeichern. Arezu war dem Netzwerk Hochbegabter beigetreten, in dem es auch eine

Gruppe namens Post Cognosco gab, für Leute wie sie, deren Hochintelligenz man spät entdeckt hatte. Was macht ihr da, fragte Anahita sie. Vorträge hören, Wandern, Brettspiele, sagte Arezu mit ihrem abwinkenden, leisen Lachen. Am besten gefalle ihr aber eine Onlinegruppe, die sich mit dem Lösen mathematischer Aufgaben befasse, so könne sie zu Hause bleiben. Wie andere ältere Leute Sudokus lösen, weißt du? Verstehe, sagte Anahita und fragte sich, ob das nicht Verschwendung sei, um sich gleich darauf zu fragen, was ihre Mutter sonst mit ihrem IQ anfangen sollte. Studieren? Und dann? Nachhilfe geben? Nein, sie schien sich besser zu fühlen als in jüngeren Jahren, was Anahita früher nicht für möglich gehalten hätte. Wenn sie mit ihrem Vater telefonierte, hörte Anahita, wie sie ihn leise fragte, wie es ihm ging, und ihm leise sagte, wie es ihr ging: Sehr gut, mein Liebling, mach dir keine Sorgen.

Auch Ava führte diese Art des Gesprächs mit ihren Eltern. Nur dass sie sich das Telefon waagerecht vor den Mund hielt und hineinschrie, was Anahita ihr alles gekauft oder erlaubt hatte, wie lieb sie ihre Mama habe und dass die bitte auch den Papa grüßen solle.

Dann fragte sich Anahita, ob sie diese Art von Liebe vermisste oder nicht.

Du hast alles richtig gemacht, sagte ihre Mutter, als sie in den Eurostar nach Paris stieg wie eine routinierte Reisende. Hatte sie das? Oder war es etwas, was ihre Mutter sagte, weil sie ihre Mutter war?

Ihre Mutter hatte ihr auch gesagt, sie sähe besser aus als in Berlin und wie sehr sie das freue. Dabei hatte sie ihr die Hand auf den Arm gelegt und sie wissend angelächelt. Und Anahita hatte ihr nicht widersprochen. Sie hatte gar nichts gesagt, nur in sich hineingegrinst, froh darüber, dass ihre Mutter nie verlangte, mehr zu wissen, als man ihr freiwillig sagte.

Ihre Blicke hatten sich in einer besonders langatmigen Sitzung getroffen. Er konnte mit den Augenbrauen einen Witz machen, so wie Cyrus. Er konnte den sterilsten Büroflur in eine Showbühne verwandeln und darauf einen Tanz aufführen, den weder sein Parteifreund noch ihre persönliche Referentin bemerkten, nur Anahita. *Bonjour.* Jeder Tag, an dem sie sich sahen, war ein guter Tag.

Als sie sich trafen, war sie seit einem halben Jahr in der Stadt und er seit fünfeinhalb. Es roch nach Frühling, als er ihr seine Lieblingsorte zeigte, nein, es roch nach Waffeln und Muscheln, denn sie waren in Brüssel. Man muss Glück haben, um glücklich zu sein. Und sie fand, dass sie Glück gehabt hatte. Vor ein paar Jahren hätte sie noch gesagt, sie hätte Pech gehabt. Nicht weil er in der falschen Fraktion war, sondern weil er verheiratet war.

Wieso sollte man Pech haben, wenn man sich so wohlfühlte, wie sie sich fühlte? Wenn man in jeder gemeinsamen Minute lachte oder Sex hatte oder etwas Gutes aß oder an einen Ort fuhr, den man sich selbst ausgesucht hatte, oder über ein Thema sprach, das einen interessierte?

Weil man die Vorstellung in den Kopf gehämmert bekommen hatte, dass es so nicht ging. Dass dies nur ein Anfang sein dürfte, ein unerlaubter Anfang, der etwas anderes, das richtig war, zerstörte. In diesem Fall seine Ehe. Und erst nach deren Ende wäre es ihr erlaubt, glücklich zu sein.

Und weil es diese Vorstellung, dieses Bild war, das auch sie vor Augen hatte, wenn sie Familie sagte, ein Wort, das sie beruflich ständig benutzte. Das Bild war vielschichtiger geworden, ja, aber nach wie vor war es ideal, wenn zwei Erwachsene darauf zu sehen waren und zwei bis drei Kinder. Zwei von drei Deutschen, sagte das Institut für Demoskopie, sahen in der intakten Familie die Voraussetzung für das persönliche Glück. Und, auch das war mit Zahlen belegt, sie schwebte auch den ganz jungen Leuten vor, wenn sie beschreiben sollten, wie eine glückliche Zukunft für sie aussah. Egal, wie sie jetzt lebten, wie sie sich selbst bezeichneten, als was sie gelesen werden wollten, die Grenzen der Fantasie wurden durch dieses alte Bild markiert. Wie viel oder wie wenig es mit wirklichem Glück zu tun hatte, diese Frage stellte Anahita sich zum ersten Mal, als sie selbst glücklich war.

Glück, diese nicht zuverlässig messbare Größe, war ein großes Thema im EU-Parlament. Die Europäische Erhebung zur Lebenszufriedenheit wurde alle vier Jahre durchgeführt, der Glücks-Index jedes Jahr ermittelt. Als Anahita in Brüssel ankam, hatte ihr Land es geschafft, vom vorletzten auf den letzten Platz zu rutschen und damit nicht nur das Klischee vom ewig meckernden Deutschen zu bestätigen, sondern auch die Weisheit, Geld mache nicht glücklich. Vielleicht, stellte Anahita sich vor, gehörte das Beklagen aber auch zum Glück der Deutschen, das aus diesem Grund in der Studie nicht abbildbar wäre?

Wie glücklich sind Sie?

Es erfüllt mich mit großer Zufriedenheit, Ihnen zu sagen, dass ich höchst unzufrieden bin.

Womit?

Mit allem. Besonders mit den anderen, denen, die an allem schuld sind. Sie sind austauschbar beziehungsweise abwählbar, wichtig jedoch ist, dass ich mich beklagen kann.

Sie erinnerte sich an eine Studie, die ein paar Jahre lang gern von der Presse herangezogen wurde, weil ihr Ergebnis so schlicht und befriedigend war: Paare sind glücklicher als Singles. Sie hatte die für Laien aufbereiteten Studienergebnisse gefühlt hundertmal gelesen, die Aussage lautete: Der erwachsene Mensch muss sich paaren. Er ist kein Fuchs, er ist ein Schwan. Auch kein Affe, der in der Gruppe lebt? Nein, er muss zu zweit sein. So sterben auch die Männchen nicht so früh, weil sie besser ernährt und im Zweifel zum Arzt geschleppt werden. Die Statistik bestätigte die Romantik. Irgendwann hatte sich allerdings herausgestellt, dass der Studie ein eklatantes Methodenproblem zugrunde lag: Man hatte die Paare gemeinsam befragt. Es brauchte wenig Fantasie, sich vorzustellen, dass es nicht so leicht war, über etwas anderes als Beziehungsglück zu sprechen, wenn der Partner neben einem saß. Die Paar-Studie wurde als unterhaltende Bestätigung weit verbreiteter Annahmen abgelöst durch andere: über die Verblödung durch Medienkonsum, über die miesen Zukunftsaussichten von Kindern mit den falschen Vornamen, Wohnorten und Eltern, über den Anstieg von Depressionen und Einsamkeit. Einsamkeit ist so schädlich wie das Rauchen von fünfzehn Zigaretten täglich, las Anahita, damals alleinstehende Raucherin. In ihrem letzten Jahr als Senatorin war sie dem Kompetenznetz Einsamkeit beigetreten, einer Initiative der Bundesregierung. Und als sie vor dem Umzug nach Brüssel ihre Bücher aussortierte, war sie auf *Die Festung der Einsamkeit, Hundert Jahre Einsamkeit* und *Elf Arten der Einsamkeit* gestoßen. Sie konnte sich nicht daran erinnern, diese Bücher gekauft oder gelesen zu haben. Geschenke, nahm sie an, sprechende Geschenke, und legte sie zu anderen, die sie in einem Karton vor die Haustür stellte.

Ja, laut Definition hätte Anahita einsam sein müssen. Doch sie sah keinen Zusammenhang zwischen diesem Begriff – bei dem sie einen älteren Mann allein auf einer Parkbank ein Eis essen oder, schlimmer, einen Toten wochenlang unbemerkt in seiner Wohnung liegen sah – und ihrem Leben, in dem sie täglich so vielen Menschen begegnete, dass sie froh war, wenn sie abends die Tür hinter sich schließen konnte. Die Ahnung, dass auch sie zu den Einsamen gehören könnte, hatte keine Zeit gehabt, sich breitzumachen, weil sie die brauchte, um zu schlafen und liegen gebliebene Arbeit nachzuholen. Es gab diese Momente, in denen sie sich kurz von außen sah: samstagabends mit einem gelieferten Abendessen vor ihrem Laptop. An einem lauen Septemberabend auf einer italienischen Piazza, einen Aperitivo vor sich, allein. Na und, dachte sie und verscheuchte die Wehleidigkeit, es ist, wie es ist. Und: Nichts ist für immer.

Moment, da muss ich kurz rangehen, sagte sie, wenn er anrief. Die Leute in ihrem Büro nahmen dann an, der Anrufer, der sie sofort zum Lachen brachte, säße in Berlin, nicht zwei Etagen über ihnen im selben Gebäude. Sie nahmen an, es sei derselbe Mann, mit dem sie ihre Wochenenden verbrachte, von denen sie nur wahrheitsgemäß sagte, sie seien schön gewesen. Mr. Dobalina stand auf ihrem Display, wenn er anrief. Nach einem Hip-Hop-Song, den Reza immer gehört hatte, während er angeblich lernte und die kleine Anahita nicht in sein Zimmer ließ. Er fiel ihr wieder ein, als sie zum ersten Mal seinen Namen las. Er stand auf dem Schild vor ihm, sie saßen sich in einer u-förmigen Tischanordnung direkt gegenüber. Was redet er da, fragte sich Anahita, während ihr der Refrain dieses Songs durch den Kopf ging: *Why are you stupid, Mista Bob Dobalina?*

Sie war in keinem Punkt seiner Meinung, aber sie mochte seinen Akzent, seine Gesten, seine Art, sich an die Zuhörer zu wenden. Ein hervorragender Redner. Ein Verführer. Sie sagte kaum etwas in dieser Sitzung, sie schaute ihn an. Er schaute zurück, so lange, bis sie lachen musste.

Zwei Tage später hatte er sie auf ihrer Durchwahl angerufen und gefragt, ob sie etwas gegen ein Abendessen mit ihm hätte. Haben Sie Fragen an mich, fragte sie. Unendlich viele, sagte er, hörbar grinsend.

Sex beim ersten Date. Nichts, was man später seinen Kindern erzählen würde, dachte Anahita und dann: welchen Kindern? Da wusste sie bereits, dass er zwei Kinder hatte, daheim in seinem EU-Land, die er sah, so oft es eben ging. Und zum ersten Mal störte sie nichts an dieser Information. Sie dachte nicht, sie sei zu spät, fragte sich nicht, was sie hier verloren hatte, auch nicht, wie sie aussah, als sie nackt durch sein Schlafzimmer ins Bad ging, seinen Blick auf ihrer Rückansicht. Sie duschte sich das Geruchsgemisch ab, das sie gemeinsam produziert hatten, zog sich an und fuhr in ihren Klamotten vom Vortag ins Büro.

Ein Novum im Leben der sonst fast aseptisch reinlichen Anahita, das niemand zu bemerken schien. Und falls doch, fragte niemand nach. Denn die Abgeordnete Martini legte Wert auf eine korrekte Trennung von Beruf und Privatleben.

Das hatte sie immer gekonnt, und jetzt machte es sogar Spaß, weil sie wirklich etwas zu verheimlichen hatte. Es war ein andauernder Kick. Anahita schwebte. Nicht nur weil sie verliebt war, sie schien auch über den Leuten zu schweben, um die es bei ihrer Arbeit ging. Sie schaute nicht auf sie herab, das war es nicht, sie hatte nur keine unzufriedenen, maulenden Berliner mehr vor sich, sondern ein abstraktes internationales Konglomerat unzufriedener Europäer, die ihrerseits nicht Anahita Martinis Gesicht vor Augen hatten, sondern eine graue Abgeordnetenmasse, die sie *die in Brüssel* oder *Bürokratenpack* oder einfach nur *EU* nannten. Sie fühlte sich wohlversteckt im Apparat. Sie war eine der stellvertretenden Vorsitzenden im Ausschuss für Kultur und Bildung, kurz CULT. Sie entschied, dass sie ab jetzt immer die Stellvertreterin sein würde, diese Position war ein Heilmittel für ihren Schlaf, ihre Verdauung, ihre Haut. Sie saß außerdem im Ausschuss für die Rechte der Frauen und die Gleichstellung der Geschlechter, kurz FEMM, und als Stellvertreterin im Ausschuss für bürgerliche Freiheiten, Justiz und Inneres, kurz LIBE, in dem ihr passenderweise die Liebe begegnet war. Und auch wenn ihr weiterhin kein einziger der Millionen von EU-Bürgern positives Feedback für ihre Arbeit gab, hätte es ihr zu keinem Zeitpunkt egaler sein können als in dieser ersten Zeit in Brüssel.

Ich fühle mich besser als mit dreißig, sagte sie bei ihrem vierteljährlichen Termin in Berlin zu Dr. Nonnenmacher. Tatsächlich hatte sie das schon vor dem Auftauchen des Mannes gespürt.

Kann das sein? Ich meine, kann es sein, dass ich extrem gut auf diese Hormonkombination reagiere? Dann würde ich sie nämlich nehmen, bis ich achtzig bin.

Dr. Nonnenmacher wusste nicht, dass Anahita neben ihrer Einnahme von Ambeth auch noch Eizellen auf Eis hatte legen lassen, die sie Martini on the rocks nannte und für deren Lagerung sie monatlich rund sechshundert Euro an ein belgisches Labor zahlte. Dr. Nonnenmacher wusste auch nicht, dass Anahita weiterhin rauchte. Nicht mehr viel, aber genüsslicher als früher, denn Anahita befand sich fast durchgehend in einem französischen Film aus dem zwanzigsten Jahrhundert, in dem Rauchen etwas Erotisches war, das man nackt zelebrierte, postkoital und zufrieden mit der eigenen, unzerstörbaren Sinnlichkeit und der blütenweißen Bettwäsche. Und Dr. Nonnenmacher hätte es sicher gefreut zu erfahren, dass die Patientin Martini ihre Aufputsch- und Runterkomm-Pillen fast komplett abgesetzt hatte, von deren Einnahme sie allerdings sowieso nichts gewusst hatte, weil sie die Patientin Martini ebenso wie die Zigaretten und die Oozyten auf Eis von der Teilnahme an der Studie zum fruchtbarkeitsverlängernden Medikament Ambeth ausgeschlossen hätte.

Wie Sie vielleicht wissen, treten bei manchen Patienten paradoxe Reaktionen auf, sagte die Ärztin, wie immer in eine Kombination aus Gelb- und Sandtönen gekleidet, die ihre Blondheit unterstrichen.

Das heißt, dass wir bei diesem Medikament bisher depressive Verstimmungen als Nebenwirkung beobachten konnten, leider. Und es könnte sein, dass bei Ihnen ein gegenteiliger Effekt auftritt, ein stimmungsaufhellender.

Es ist mehr als das, sagte Anahita und fragte sich, warum es ihr so schwerfiel, auszudrücken, wie wohl sie sich fühlte.

Ich habe keine Angst mehr, sagte sie schließlich, und Dr. Nonnenmacher tippte mit. In ein Formular, dessen Kästchen und Zeilen nicht ausreichen würden für das, was Anahita an sich beobachtete und von dem weder sie noch die Ärztin wissen konnten, ob es tatsächlich im Zusammenhang mit dem Präparat stand. Sie befürchtete nicht mehr, nicht zu genügen. Sie befürchtete nicht mehr, erwischt, gehasst, bedrängt, blamiert, hintergangen zu werden. Sie hatte keine Angst mehr vor ihren Fehlern. Sie hatte keine Angst mehr vor den anderen und vor der Zukunft.

Noch etwas?, fragte Dr. Nonnenmacher, auf deren Schreibtisch ein Foto stand, das die Familie nach Wunsch zeigte. Frau Dr. Nonnenmacher neben einem großen, grau melierten Mann in einem weißen Poloshirt, vor ihnen ein braun gelockter, ernster Junge und ein weißblondes, dickes Mädchen, das fröhlich strahlte.

Ja, sagte Anahita, mein Erinnerungsvermögen scheint besser geworden zu sein.

Wie zeigt sich das?

Ich erinnere mich an meine frühe Kindheit.

Dr. Nonnenmacher schrieb mit. Anahita erinnerte sich an ihre Mutter, bevor diese im Schlafzimmer verschwand und zum Geist wurde. Sie erinnerte sich an eine Frau, die mit ihr lachte und spielte. Erinnerungen, die schön waren und von denen sie nicht wusste, ob sie vielleicht Fiktionen waren, die auf jeden Fall nicht relevant waren für dieses Blatt zur Erfassung der Nebenwirkungen. Dr. Nonnenmacher nickte.

Außerdem lerne ich gerade parallel zwei Sprachen. Und es fällt mir so leicht, als wäre ich ein Kind.

Die Ärztin schaute sie fragend an.

Ich kenne mich ein bisschen aus mit Sprachenlernen, und ich weiß, dass meine Fortschritte bei der wenigen Zeit, die ich ins Lernen investieren kann, ungewöhnlich sind.

Aha? Interessant. Sie wollen in Brüssel bleiben?

Ich denke schon, ja.

Schön, sagte Dr. Nonnenmacher auf ihre spitze Art, die Anahita gelernt hatte zu mögen.

Und ich fühle mich besser durchblutet.

Diese rein physischen Aussagen gefielen der Ärztin besser, geschäftig klickte sie in ihr Dokument hinein. Besser durchblutet hieß, dass Anahita pulsierte. Nicht mehr fror. Angenehm warme Hände und Füße hatte, keine nasskalten Flossen mehr wie früher, und dass sie eine Orgasmusfähigkeit entwickelt hatte, die man dem Mann zugutehalten konnte, für die man aber auch dieser Pille ein paar Punkte gönnen könnte.

Meine Libido ist stärker.

Dr. Nonnenmacher nickte, tippend und zufrieden.

Darf ich Sie dazu etwas fragen?

Selbstverständlich, nur zu.

Ist es nicht so, dass die fruchtbaren Tage die Lust und auch die Attraktivität verstärken? Wie ist es dann möglich, dass dieser Effekt mit dem Medikament einsetzt, das die fruchtbaren Tage ja eigentlich blockiert?

Dr. Nonnenmacher schaute sie an, schob sich die Brille in die Haare, rieb sich die Nasenwurzel und schaute sie wieder an. Wie Anahitas Vater hatte auch ihre Frauenärztin ohne Brille diese müden, verletzlichen Äuglein.

Frau Martini, ich glaube, Sie müssen einfach akzeptieren, dass es Ihnen im Moment sehr gut geht, sagte sie.

Sie verbrachten jedes Wochenende an einem anderen Ort, unternahmen gemeinsam Reisen durch den Kontinent, in dessen Dienst sie standen. Sie sprachen Englisch oder Französisch miteinander, ein Wechsel, so intuitiv richtig wie der Sex, den sie hatten. Er war fast so klein wie sie oder sie fast so groß wie er. Ein Mann auf Augenhöhe. Der sich so hundertprozentig wohl in seinem Körper fühlte, dass es ansteckend war. So wie sein Lachen. Er sah das Komische überall und zeigte es ihr. Sie lachte mit und dachte daran, wie humorlos ihr Leben jahrelang gewesen war.

Du hast so viel gelacht, als du klein warst, du warst unser Sonnenschein, hatte ihre Mutter bei ihrem Besuch gesagt, und jetzt, da sie so viel lachte, manchmal so sehr, dass ihr die Tränen übers Gesicht liefen, dass sie ihr Getränk ausspucken oder aufs Klo rennen musste, erinnerte sie sich auch an das Lachen ihrer Schulzeit und das mit ihrem Ex-Mann, Daniel, dessen Nachnamen sie behalten hatte. Egal, was mit diesem Mann und ihr sein würde, dachte sie einmal, als er schon schlief, sie würde ihm immer dankbar sein, dass er diesen Teil von ihr wiedererweckt hatte.

Meine Kinder würden dich lieben, sagte der Mann an einem Samstagnachmittag, auf dem Rücken liegend, seine Hand in ihren Haaren.

Er sagte auch, dass seine Mutter sie lieben würde, dass sie ihn sogar an seine Mutter als junge Frau erinnern würde. Ein Kompliment, das sie weglachte. Er durfte das, er durfte alles. Es schien ihm wichtig, dass seine Lieben sie lieben würden.

Sogar meine Frau würde dich lieben.

Oh bitte, sagte Anahita, die nackt neben ihm lag und rauchte. Bei offener Terrassentür mit Blick aufs Meer.

In den ersten Monaten hatten sie sich einen hermetischen Raum gebaut, in dem es nur sie beide gab. Dann fiel ihr auf, dass es in ihrem Leben niemanden gab, den seine Anwesenheit verletzen würde. Also hatte sie ihm Ava vorgestellt, die ihn sofort um den Finger wickelte.

Bezaubernd. Sie sieht aus wie du.

Kurz darauf auch ihre Mutter, die er um den Finger wickelte.

Ihr könntet Schwestern sein.

Sie Charmeur.

Ihre Mutter war die einzige Person, die weiterhin den alten Anahita-Schmerz in ihr auslösen konnte. Unbeabsichtigt, was es nicht besser machte. Manchmal, wenn sie sie ansah, war es, als würde sie von einer Tanzfläche in ein Krankenzimmer gezerrt. Mama, warum bist du so traurig, hörte sie sich dann in ihrer Kinderstimme sagen. Im Moment war ihre Mutter nicht traurig. Sie war zum ersten Mal in ihrem Leben besorgt um ihren Vater, der unter seinen Zipperlein und den damit einhergehenden, demütigenden Einschränkungen litt. Nachdem man ihm auch noch den Führerschein entzogen hatte, wegen eines winzigen Irrtums, der jedem hätte passieren können, wie er nicht müde wurde zu betonen, war er es jetzt, der das Haus nicht mehr verließ.

Was war das für ein Irrtum, fragte Anahita ihren Bruder.

Er hat sich in der Fahrtrichtung geirrt. Die meisten Geisterfahrer sind in seinem Alter, sagte Cyrus. Er sagte auch, dass dieser Rollentausch gar nicht so schlecht war, dass er ihrer Mutter guttun würde, die sogar darüber nachdachte, nach über vierzig Jahren wieder Auto zu fahren. Für Anahita, die ihre Mutter nie am Steuer gesehen hatte, blieb emotional alles so, wie es immer gewesen war. Um ihren Vater, der jetzt beleidigt im Wohnzimmer saß, dort das Internet und darin das Thema Altersdiskriminierung für sich entdeckt hatte, sorgte sie sich nicht. Doch wenn sie ihre Mutter ansah, wurde sie schwermütig. Dann hatte sie das Gefühl, einen Teil von sich selbst zu sehen, gegen den sie bis zur Erschöpfung angekämpft hatte. Auch jetzt, wo ihre Mutter das Einkaufen und Kochen übernommen hatte, ihren Vater zu seinen Arztterminen begleitete und allein verreiste. Es setzte ihr so sehr zu, dass sie manchmal mitten im Gespräch mit ihr einen Anruf vortäuschte und sich kurz verzog, weil ihr die Tränen kamen beim Gedanken an das versäumte Leben ihrer Mutter, das die vielleicht gar nicht als versäumt betrachtete. So viel ungelebtes Leben, hörte sie ihre schreckliche Ex-Therapeutin dann sagen.

Beim Mann kam die Außendarstellung ihrer Mutter sehr gut an. Auch weil er all ihre leise lachend vorgetragenen Geschichten zum ersten Mal hörte. Und natürlich weil sie eine so aparte Erscheinung war. Auch würde Arezu ihr Gegenüber niemals ins Verhör nehmen, so wie ihr Mann das tun würde. Ihr Werdegang? Aha, aha. Und? Haben Sie Familie? Niemals hätte ihr Vater einen Endvierziger, noch dazu einen, der mit seiner Tochter verkehrte, mit Geplänkel über Reisen, Essen und Weine davonkommen lassen wie ihre Mutter. So gesehen hatte sein dramatisches Zuhausegebleibe viel für sich.

Von allein kam niemand auf die Idee, dass dieser Mann an Anahitas Seite verheiratet sein könnte. Nur einer wusste Bescheid. Es musste diese eine Person geben, fand selbst Anahita, die Heimlichtuerin. Ihre wenigen Freunde waren zu Bekannten geworden. Ava war zu jung. Ihre Eltern zu alt. Reza und Lydia zu zusammen. Blieb Cyrus. Der sich lachend noch ein Bier bestellte, Cosmo neben sich, der wie immer seine Kopfhörer aufhatte.

Ja klar hat der in seinem Alter ein Vorleben, sagte Cyrus, auf den zweiten Blick ist das besser für dich. Was heißt auf den zweiten Blick? Es ist besser für dich.

Wieso?

Weil du dich noch nie hundertprozentig auf jemanden einlassen wolltest, sagte Cyrus, so selbstverständlich, als wisse das jeder, immer schon, auch sie.

Einen Tag später reiste Cyrus mit seinem Sohn weiter nach Amsterdam. Ihr letzter Vater-Sohn-Trip, sagte er wehmütig, denn Cosmo war neunzehn, flügge, wie Cyrus es nannte, ein Wort, dass er früher spießig gefunden hätte.

Anahita verbrachte eine Woche allein. Es waren Sommerferien, und der Mann war mit seinen Kindern verreist. Der Plan war, sie ins Bild zu setzen, ihnen zu erklären, dass auch er ein Recht auf sein Glück hatte, auch wenn dieses Glück nichts mehr mit ihrer Mutter zu tun hatte. Die Kinder waren dreizehn und sechzehn, altersmäßig würden sie Ava in ihre Mitte nehmen, dachte Anahita. Was hatte ihre Nichte mit den Kindern ihrer Affäre zu tun? Nichts. Würde der Mann nicht immer öfter das Wort Patchwork benutzen.

Seine Frau und er hatten vereinbart, offiziell ein Paar zu bleiben, bis das jüngere Kind mit der Schule fertig, also quasi erwachsen war. Sie führten getrennte Leben, die sie mit dem Beruf des Mannes erklären konnten, ohne sich scheiden lassen zu müssen. Dazu existierte ein gemeinsames Leben als Eltern und auf dem Papier, das als Ehegemeinschaft einfacher zu verwalten war. Man könnte auch sagen, räumte der Mann ein, dass wir einfach zu faul waren, uns scheiden zu lassen. Seine Frau, erzählte er in einem liebevoll großzügigen Tonfall, habe nach seinem Weggang ihr Leben neu geordnet, arbeitete Vollzeit in der Verwaltung der Uni und schien sich wohler zu fühlen als in den letzten Jahren ihres Zusammenseins.

Wo ist der Haken, fragte sich Anahita und musste nichts sagen, denn er verstand sie auch so.

Glaub mir, sagte er, es gibt da keine Beziehung mehr, in die du eindringst. Es gibt die Mutter meiner Kinder, mit der ich mir in allen wichtigen Punkten einig bin. Etwas anderes muss dich nicht interessieren. Ich gehöre dir.

I'm all yours.

Es war gut, dass er alles mit dieser nonchalanten Leichtigkeit sagte, die so ansteckend war wie sein körperliches Wohlgefühl.

Dennoch: Die Fragen nach der Zukunft häuften sich. Und das bedeutete, dass ihre sorglose Anfangszeit vorbei war.

Seine Nachrichten blieben ihre Lieblingstexte. Einfallsreich und sexy. Doch jetzt mischten sich auch Familienbilder darunter. Er zeigte ihr das, was auf sie zukam. Zwei Teenager, von denen einer aussah, als würde er jede Minute mit seinem Vater genießen, und der andere, als würde er seine Freunde daheim vermissen. Süß, dachte sie. Doch wohin in diesem Bild gehöre ich? Die nette, vielleicht coole Freundin des Vaters könnte eine schöne Rolle sein, ähnlich der, die sie in Avas Leben spielte. Und war es nicht so, dass Liebe bedeutete, dass man die Kinder des anderen mit liebte, mit zu lieben hatte? Sie hatte ihn mit Ava gesehen. Ava war bezaubernd gewesen, doch er hätte sie auch akzeptiert, wenn sie rumgezickt hätte, weil sie zu ihr gehörte.

Und die Mutter der beiden?

Sogar meine Frau würde dich lieben.

Früher hätte sie eine Obsession für diese Frau entwickelt, wäre sich währenddessen ihrer Erbärmlichkeit bewusst gewesen und hätte deshalb noch mehr darunter gelitten, sich ständig mit einer anderen Frau zu vergleichen. Älter, jünger, dicker, dünner, klüger, dümmer, wie war sie angezogen, wo kam sie her, was fand er an ihr? War sie besser, und wenn ja, worin? Sie hatte diese Art von Raserei erlebt und bei anderen gesehen. Aufputschend und mächtig wie eine Droge. Sie war jung gewesen und hatte es Leidenschaft genannt.

Jetzt sah sie nur eine Frau vor sich, deren Leben eine andere Reihenfolge als ihres genommen hatte. Eine Frau, die versucht hatte, den Klassiker zu leben, mit Ehe, Haus und Kindern, und die jetzt, nachdem die Kinder fast groß waren, ohne deren Vater sehen würde, wie es weiterging. Sie hatte sich lange geweigert, Fotos von ihr zu sehen. Sie traute ihrer eigenen Entspanntheit nicht, so neu war sie ihr. Sie wollte sich kein Bild in den Kopf setzen lassen, dachte sie. Doch ohne das real existierende Bild würde ihr Kopf eins erschaffen müssen. Ein Phantom, das immer aufpoppte, wenn er sagte: meine Frau, die Mutter meiner Kinder, wir. Außerdem ließ ihre Verweigerung sie aussehen wie eine ängstliche Neurotikerin, die sie nicht mehr war. Also: Her mit den Familienfotos! Sympathisch. Attraktiv. Nein, es würde keine Vergleiche geben. Auch wenn sie durch die Liebe und Vorliebe des Mannes miteinander verbunden waren. Anahita fand, dass es genügte, jetzt ein Gesicht vor Augen zu haben, das sie genauso wenig beunruhigte wie die Fotos seiner Mutter und seiner Schwestern. Es war unnötig, dass der Mann betonte, dass es seiner Noch-Ehefrau gut ging. Ob es nun stimmte oder nicht, das hatte die Frau nicht nötig. Und falls die beiden mehr als Vernunftspartner einer Papierehe sein sollten, hätte er es auch nicht nötig, ihr das zu verschweigen. Doch das konnte er nicht wissen. Er konnte nicht wissen, wie sehr Anahita in sich ruhte. Und paradoxerweise war dieser Zustand das Einzige, was sie noch erschüttern konnte.

Sie fuhr nach Berlin, ging zu Dr. Nonnenmacher, ging zu ihrer Zahnärztin, zur Kosmetikerin, zur Friseurin. Ihre Berliner Wohnung hatte sie untervermietet, deshalb schlief sie bei Reza und Lydia, die mit den Kindern verreist waren. Nach einem Abendessen mit ihren Eltern, das ruhig verlief, reiste sie vorzeitig ab, um in Brüssel ein paar Tage für sich zu haben, bevor der Mann aus den Ferien zurückkam.

Sie legte sich ins Bett und las, ließ nebenher den Fernseher laufen, ließ sich gehen. Nein, warum so negativ, sie ließ sich nicht gehen, sie ruhte sich aus. Sie ließ sich Essen bringen, legte sich auf den Balkon und freute sich, nicht in einem Hotel zu sein. Wenn die Hölle die anderen sind, ist das Paradies vielleicht das Alleinsein, dachte sie.

In diese friedliche Melancholie platzte schließlich der Mann. Gebräunt und sehnsüchtig. Wie ein Kind, das sich nach den Ferien auf sein Lieblingsspielzeug stürzt. Nach den Ferien war bekanntlich auch der richtige Zeitpunkt für Neuerungen aller Art: Die Kinder, mittlerweile vernünftige Menschen, konnten es kaum erwarten, die Frau kennenzulernen, wegen der ihr Vater nicht nur besser aussah, sondern auch viel lockerer geworden war, erzählte er ihr lachend. Die Mutter der Kinder, von Haus aus vernünftig, ebenso. Auch schien es, als würde sie jemanden treffen. Es war noch nichts, was sie herausposaunte, zu Recht, sie war eine diskrete Frau, aber wenn dem so wäre, würde ihn das wirklich von Herzen freuen. Warum sollte so eine tolle Frau auch allein bleiben?

Warum nicht, fragte sich Anahita, die sich aus ihrem Pyjama herausgeschält hatte und in einem langen Seidenkleid auf dem Sofa lag. Warum hatte sie so spät entdeckt, dass man auch liegen konnte, wenn man nicht schlief oder vögelte?

Der Mann, der einen exzellenten Cava entdeckt hatte, der viele Champagner übertraf, schenkte ihnen nach. Und blieb selbst überschäumend.

Diese Vereinbarung, zusammenzubleiben, bis der Kleine die Schule beendet hatte, sie sei immer Blödsinn gewesen. Nun. Blödsinn vielleicht nicht, schließlich waren sie liebende Eltern, er ein Scheidungskind, sie die Tochter einer alleinerziehenden

Mutter – insofern war es schon nachvollziehbar, was sie sich damals gedacht hatten, als sie diesen Entschluss fassten. Zum Wohle der Kinder, klar. Aber! Es sei ein Versuch gewesen, kein Vertrag. Und warum sollte man einen Versuch nicht abbrechen dürfen? Warum sollte man sich nicht umentscheiden dürfen, nachdem Zeit ins Land gegangen war, nachdem sich herausgestellt hatte, dass die Kinder diese Art von Rücksicht, vielleicht auch falscher Rücksicht – die Kinder waren schließlich nicht blöd –, gar nicht brauchten. Und, last but not least, nachdem sich die Lebensumstände der einen Vereinbarungspartei –

Hast du gerade Vereinbarungspartei gesagt?

Lass mich ausreden, my love. Sagen wir also, nachdem sich einer verliebt hat. Und zwar nach der Vereinbarung, sprich Trennung. Was bedeutet ohne Betrug, ohne Verrat, ohne Schmerz.

Eine faszinierende Geschichte über wechselseitige Abhängigkeit entfaltet sich zwischen zwei außergewöhnlichen Kreaturen, sagte der Sprecher der Unterwasserdokumentation im Fernsehen. War nicht jede Kreatur außergewöhnlich? Und abhängig?

Kannst du das bitte ausschalten, chérie?

Sie schaltete den Fernseher aus und sah sich selbst in der schwarz spiegelnden Fläche. Hindrapiert in einem negligéartigen Sommerkleid, lächelnd einem temperamentvollen Mann lauschend, der für sie beide sprach. Hallo, Mama, dachte sie.

Ich bin so glücklich, sagte er, kniete sich vor das Sofa und küsste ihre Schlüsselbeine, die er liebte, fast fetischisierte. Körperteile, die sie nie beachtet hatte. Madame Clavicula.

Ich auch, sagte sie.

Der Unterschied bestand in der Zeitform. Er hatte im Präsens gesprochen, aber die Zukunft gemeint. Er meinte, dass er bald frei wäre, für sie. Dass es zeitnah beginnen könnte, das Glück.

Während Anahita in den Tagen allein in ihrer Wohnung klar geworden war, dass sie zum ersten Mal in ihrem Leben wollte, dass alles so blieb, wie es war. Es war ein Wunder, und es fühlte sich so gut an, dass sie es pflegen und beschützen wollte. Der Mann hob den Kopf von ihrem Hals, schaute ihr direkt in die Augen, küsste sie auf den Mund und erhob sich. Eins seiner Knie knackte.

Yesterday is history, tomorrow is a mystery, today is a gift, that's why we call it present.

Diesen Spruch hatte sie aus einer E-Mail von Maren, Rezas alter Bekannter, deren Methoden sie aus dem Weg gegangen war, weil sie ihr sinnlos vorgekommen waren in ihrem Unglück kurz vor dem vierzigsten Geburtstag. Anahita hob die Augenbrauen, wenn sie Marens Betreffzeilen las, doch musste sie ihr lassen, dass ihre E-Mails tatsächlich oft etwas Erhellendes hatten, weshalb sie sich in Anahitas privatem Mail-Account aus der Flut von Newslettern und Langeweile abhoben. Anstatt sich aus dem Verteiler abzumelden, war sie zur regelmäßigen Leserin von Marens Weisheiten geworden, zusammengeborgt von Mystikern, Lamas, Weisen, Gurus aller Lebensphilosophien und Religionen. Woher sie diesen Spruch hatte, wusste Anahita nicht, aber er hatte ihr gefallen.

Was hast du gesagt, Darling?

Der Mann wühlte in seiner Reisetasche herum.

Ich sagte, ich finde alles perfekt, wie es ist.

Er kam strahlend auf sie zu, eine Hand hinter dem Rücken. Nein, dachte Anahita.

Der uralte Frauentraum vom Mann mit dem kleinen Samtkästchen wurde wahr. Sie war froh, dass er nicht wieder kniete, sondern sich neben sie setzte.

Es war kein Ring. Es war eine Kette, die er in ein Ringkästchen hatte legen lassen, um ihren Gesichtsausdruck zu sehen. Kleiner Scherz. Perfekte Kette.

Cheers, sagte er, auf unsere nächsten Schritte.

Wie sehen die aus, fragte sie und wusste, was kommen würde.

Er würde ihr die Kinder vorstellen, dann die Frau. Das war nur fair, dass sie die Person kennenlernte, mit der ihre Kinder künftig Zeit verbringen würden, oder?

Natürlich.

Außerdem war es ja, wie gesagt, auch so, dass die beiden sich in vertrauter Freundschaft verbunden blieben.

Anahita nickte und strich nachdenklich über die kühle Platinkette, die auf ihren Schlüsselbeinen lag. Sie kannte diese Beziehung nur von einer Seite, was sollte sie da anderes tun als nicken?

Alles würde ab jetzt offen laufen können. Was für eine Erleichterung. Das Abholen und die Besuche der Kinder, die gemeinsamen Ferien, gemietete Häuser, in denen alle wohnen könnten, auch die Frau und ihr künftiger Partner –

Ich will, dass alles so bleibt, wie es ist, sagte Anahita. Es fiel ihr schwer, ihn anzuschauen und nicht mehr sich selbst – ihre Mutter – in der schwarz glänzenden Fläche des Fernsehers.

Aber Anahita, ich will mit dir zusammen sein.

Wir sind zusammen.

Ich meine offiziell.

Ich habe genug Offizielles in meinem Leben. Und meist schlafe ich davon schlecht. Ich möchte, dass du mein Privatleben bleibst.

Ich bleibe dein Privatleben, aber wir müssen uns nicht mehr verstecken.

Sie hatte die Heimlichkeit genossen. Sie war ein Verstärker für alles gewesen, was so gut zwischen ihnen funktionierte. Sie waren im Stadium der Verliebtheit stehen geblieben. Der nächste Schritt wäre Alltag, der alles kaputtmacht. Sie sah eine Paartherapeutin vor sich, die sagte: An einer Beziehung muss man arbeiten. Sie hatte so viel gearbeitet, und jetzt war ihr etwas in den Schoß gefallen. Warum sollte sie das aufgeben? Und wofür? Für ein Arrangement, das der Mann, der nun einmal Jurist und Parlamentarier war, dargestellt hatte wie einen Bund, seine Union, bestehend aus drei großen Ländern und zwei Zwergstaaten, in der er sie herzlich willkommen hieß. Alle Beteiligten waren sich einig, die Verträge lagen zur Unterschrift bereit.

Sie legte ihre Hand auf seine. Er legte seine andere Hand darauf. Eine liebe Geste, vielleicht auch eine Besiegelung.

Er bekannte sich zu ihr. Früher wäre ihr das wichtig gewesen. Jetzt brauchte sie es nicht, was schwer zu erklären war. Denn offiziell ein Paar zu sein schien gleichbedeutend mit Glück zu sein. Jede Liebeserzählung handelte von der Unmöglichkeit, die die Liebe vergrößerte, und von den Hürden, die es zu überwinden galt. Um dann was?

Sieh's mal so, sagte sie in sein erwartungsvolles Gesicht. Wir haben, was alle wollen: Zuneigung, Sex, Austausch, Luxus, Spaß. Wir haben nicht, was keiner will, aber die meisten haben: Alltag, Überdruss, Geldsorgen, Langeweile.

Er stand nachdenklich auf und ging im Zimmer auf und ab, streckte sich. Er sah nicht überzeugt aus. Was auch daran liegen konnte, dass es nicht sein Vorschlag war. Dieses Angebot, von dem sie früher geglaubt hatte, es wäre das, was Männer sich wünschten. Keine lästigen Pflichten, nur die Rosinen. Und sie? Sie hätte nicht gedacht, dass der Status der Geliebten ihr so gut gefallen würde. Ein Status mit einem schlechten Ruf, wie das Alleinsein. Ging es nicht in der immer wieder erzählten, immer gleichen Geschichte darum, endlich reinen Tisch zu machen, endlich die Frau an seiner Seite sein zu dürfen, die offizielle? Die, die Ansprüche stellen durfte, auch vor dem Gesetz? Die dann diesen Status, und das wiederum war das Problem der Geliebten, um jeden Preis behalten wollte und daher lieber Affären akzeptierte, als das Feld zu räumen? Ein Dickicht aus Abhängigkeiten und Angst. Gewissheiten mussten her, irgendetwas, woran man sich klammern konnte, selbst wenn es nur Unterhaltsansprüche waren. Deprimierend. Aber offenbar nicht vorbei. Anahita kannte niemanden, der ihr Liebesleben der letzten anderthalb Jahre als optimales Modell bezeichnen würde. Egal. Sie fand es optimal.

Ich dachte sogar, dass wir vielleicht noch ein Kind haben. Ich meine, so gut, wie es uns miteinander geht. Ich jedenfalls wäre bereit. Was heißt bereit, ich würde mich freuen.

Sie hatte sich jahrelang gefragt, was wäre, wenn der Mann, mit dem sie gern Kinder hätte, zu spät in ihr Leben treten würde. Hatte sich vorgestellt, dass das schmerzhafter wäre, als allein zu sein, weil er sie jeden Tag daran erinnern würde, was sie verpasst hatte. So war es nicht. Wenn das Labor den Monatsbetrag abbuchte, dachte sie an ihre Reserve, und jeden Morgen, wenn sie ihre Pille schluckte, dachte sie an ihre Verlängerung. Doch sie dachte kaum noch an sich selbst als Mutter.

Lass uns darüber ein anderes Mal reden, okay?

Kurz sah er aus, als würde er die Augen verdrehen, dann strahlte er sie an. Erst bemüht, dann wieder echt. Ihr schöner Mann.

Ich habe uns einen Tisch für acht reserviert, frag nicht wo, du wirst es lieben! Bleibst du so?

Eigentlich hatte sie vorgehabt, in diesem Kleid den Abend zu verbringen, für ein Restaurant musste sie sich umziehen. Er reservierte ständig in Restaurants im Umland, von denen er sagte, keiner der anderen würde sie kennen. Anahita fragte sich jedes Mal, wieso die anderen Brüssel-Pendler die Restaurants der Umgebung nicht kennen sollten, ließ ihm aber die Freude an seinen Geheimtipps. Geheim, das war schließlich das, was auch sie anmachte. Vielleicht, weil sie verinnerlicht hatte, dass alles, was Spaß machen sollte, verboten sein musste? Sie schenkte sich nach, zündete sich eine Zigarette an und ließ es zu, dass er ihr die Füße massierte. Mit den Fingerknöcheln strich er ihre Fußgewölbe aus, sie hatte nicht gewusst, wie gut das sein konnte.

So?

Genau so.

Sie hatte nicht gewusst, dass man sagen musste, was man wollte, und es dann auch bekam. Beruflich war sie immer eine Kompromissmacherin gewesen, privat hatte sie gehofft, die anderen würden sie auch ohne klare Ansagen verstehen, was nie eingetreten war.

Versteh mich nicht falsch: Natürlich werde ich deine Kinder kennenlernen. Ich will nur im Moment nicht Teil eines Arrangements sein.

Sie wollte nichts planen. Weil sie es nicht musste. Außer, um ihm einen Gefallen zu tun. Oder ihm zu gefallen. Sie gefiel ihm auch so. Weil sie sich gefiel.

Okay, wie du willst.

Er hörte sich an, als wäre er es, der eine Massage bekam. Geben und Empfangen verschmolzen. Schön.

Und offiziell sehe ich auch keine Notwendigkeit, die anderen einzuweihen. Wen auch? Und warum?

Sie standen in keinem Abhängigkeitsverhältnis zueinander, konnten sich gegenseitig keine Vor- oder Nachteile verschaffen, waren somit auch nicht verpflichtet, irgendwem Rechenschaft abzulegen.

Es wäre einfacher im Alltag, findest du nicht?

Ich will ja, wie gesagt, keinen Alltag.

Sie wollte weiter in sich hineingrinsen, während sie in Sitzungen saß, wollte den anderen Mitgliedern des Ausschusses, in dem sie gemeinsam saßen, vorspielen, sie wären nichts als zwei Abgeordnete mit meist unterschiedlichen Ansichten, während die letzte Nacht noch in ihnen nachklang.

Ich ziehe mich um.

Zieh das Grüne an, ach nein, zieh an, was du willst.

Sie stellte sich vor ihren Kleiderschrank und blätterte sich durch ihre langen Kleider, die dort hingen wie magere Bräute. Es hatte eine Zeit gegeben, in der sie so verzweifelt gewesen war, dass sie über eine Ehe mit einem Parteifreund nachgedacht hatte. Einem Mann, den man früher eingefleischter Junggeselle genannt hätte, der nie eine Beziehung gehabt hatte und nicht darüber redete, warum das so war. Er lebte mit seiner Mutter in einem verwunschen aussehenden Haus an einem See im Südwesten Berlins, und es schien keine Notlösung zu sein, sondern das Leben, das ihm gefiel. Wie Anahita hatte auch er die Fragen satt. Wie Anahita wusste auch er, dass mehr Erfolg noch mehr Fragen aufwerfen würde. Ein Mann müsste doch heute nicht mehr verheimlichen, dass er mit Männern zusammen war, würde es heißen, oder was sollte es sonst sein, was er nicht offenlegen wollte? Sie hatten Witze über ihre Scheinehe gemacht und es beide halb ernst gemeint. Er war liebenswürdig und kultiviert, die Möglichkeit einer Vereinbarung mit ihm hatte Anahita etwas beruhigt. Doch nicht so sehr wie die Möglichkeit, Zeit zu haben. Selbst wenn sie nur eine Illusion war.

Sie entschied sich für das lindgrüne Kleid, das der Mann vorgeschlagen hatte. Sollte das Verliebtsein die Transformation zur Liebe schaffen, würde sie ihm alles erzählen. Sie würde ihm von der Zeit erzählen, in der nichts in ihrem Leben zusammengepasst hatte. In der sie so tun musste, als hätte sie sich ihr Leben selbst ausgesucht, obwohl sie es hasste. In der sie einen Kinderwunsch mit sich herumgetragen hatte, der ihr jeden Tag wehtat, der ihr vorkam wie ein schmutziges Geheimnis. In der sie so allein war, dass sie alle anderen als Angreifer sah, sogar ihren Bruder, dessen Vorzeigefamilie sie aus dem Weg gehen musste, wofür sie sich verachtete. Was war aus ihr geworden, eine Frau, die das Glück des eigenen Bruders nicht erträgt? Der Mann würde es sich kaum vorstellen können, dass die Frau, die jeden Zukunftsplan abwehrte, sich vor Kurzem noch nichts mehr gewünscht hatte als eine Familie. Ja, würde sie ihm sagen, ich hätte mich auf deine Kinder gestürzt, um dir zu beweisen, dass ich eine gute Mutter wäre. Und vermutlich hätte ich darauf bestanden, ein eigenes Kind zu haben, ohne das unsere Beziehung nicht vollständig wäre. Ich hätte gebetet, dass sich meine Wünsche erfüllen, von denen ich heute nicht mehr sagen kann, ob es jemals wirklich meine Wünsche waren.

Sie würde ihm von der Zeit erzählen, in der sie sich mit einer imaginären Interviewerin unterhalten hatte, weil sie vor jedem Interview Angst hatte. In der sie nicht nur darüber nachdachte, irgendwen zu heiraten, sondern auch, ein Kind von irgendwem zu bekommen. Wie ihr damaliges Vorbild, die französische Ministerin, die den Namen ihres Kindsvaters so lange geheim gehalten hatte. Brava. So muss ich dieses Thema angehen, mir läuft die Zeit davon, es besteht dringender Handlungsbedarf, das hatte sie gedacht, und dabei war ihr sogar selbst aufgefallen, dass ihre innere Wortwahl sich ihrem Arbeitsjargon anpasste, aber so war es gewesen, jeden Tag. Ich will eine Frau sein, die nach spätestens drei Monaten wieder arbeitet und so aussieht und funktioniert wie zuvor. Ich will endlich, dass in meinem Lebenslauf unter den Abschlüssen und Funktionen steht: Anahita Martini ist verheiratet, hat eine Tochter, hat einen Sohn, lebt mit ihrer Familie in X.

Keiner dieser Wünsche war geblieben. Sie ging zurück zu ihm ins Wohnzimmer und ließ sich sagen, wie sie aussah: stunning, adorable, umwerfend.

Merci. On y va?

Man muss seine Wünsche loswerden, dachte Anahita, als sie in der Abendsonne in ein Taxi stiegen, wieder lachend. Dann ist man wunschlos. Vielleicht nicht für immer, aber für jetzt.

EPILOG

Dante Sturm geht an der Hand seiner Tante die Straße entlang. Seine kleine kalte Hand in ihrer großen warmen Hand, ihre großen Schritte seinen kleinen angepasst. Es ist Samstagvormittag, und er hat bei ihr übernachtet, so wie fast jede Woche von Freitag auf Samstag. Die Tage und Abende mit ihr werden zu seinen ersten klaren Erinnerungen gehören, detailliert mit Gerüchen, Geschmäckern, Spielen, Liedern. Doch daran denken im Moment weder seine Tante noch er.

Montags und dienstags ist Dante bei seiner Mutter, am Mittwoch und Donnerstag bei seinem Vater, am Freitag bei seiner Tante, der Samstag ist der Joker, und die Sonntage verbringt Dante mit beiden Eltern. Er weiß nicht, dass die drei Erwachsenen eine Zeit brauchten, um sich auf diesen Wochenplan zu einigen. Er weiß nicht, was es heißt, ein Paar zu sein, verheiratet zu sein oder nicht. Begriffe wie klassisch, konventionell oder Beziehungsmodell gehören noch nicht zu seinem Wortschatz, genauso wenig wie geteiltes Sorgerecht oder Ambeth-Baby. Man meint, er sei eines. Man meint diese Kinder am Alter der Mutter zu erkennen.

Wie alle Menschen erinnert sich Dante nicht an seine Geburt und seine ersten Jahre. Später wird er ein paar Dinge erzählt bekommen, in verschiedenen Varianten, abhängig von der Erzählperspektive. Kurz bevor er selbst Vater wird, werden diese Fragen ihn wieder beschäftigen, aber bis dahin ist noch viel Zeit. Dante weiß, dass sein nächster Geburtstag die vier sein wird, eine Zahl, die er gern mit den Fingern zeigt. Drei findet er auch gut. Und diesen Hund, der ihm hier entgegenkommt, den er kurz anfassen darf, weil er mit seiner Tante unterwegs ist, nicht mit seiner Mama, die sich ungern mit Hundebesitzern unterhält und das Anfassen fremder Tiere als unhygienisch empfindet. Nicht dass Dante das so ausdrücken würde, aber er weiß, dass es Unterschiede gibt zwischen den Leuten, die er kennt. Bei seiner Tante darf er durch Pfützen gehen, sich auf den Bürgersteig legen und an Kanaldeckeln horchen, stehen bleiben und schauen, solange er will, die meisten Dinge anfassen. Er ist noch nie jemandem begegnet, dem er nicht vertrauen kann. Er hat noch niemanden kennengelernt, der ihn nicht liebt.

Eine seiner Großmütter lebt in Oberfranken, die andere an der Ostsee. Einer seiner Großväter ist ein paar Jahre vor seiner Geburt gestorben, der andere ist nicht sein leiblicher Großvater, sondern der Lebensgefährte seiner Oma. Das wird Dante in ein paar Jahren erfahren, und es wird ihn nicht sonderlich beeindrucken, denn für ihn bleibt dieser Mann sein Opa, er kennt keinen anderen.

Auf unterschiedliche Weise und zu verschiedenen Gelegenheiten wird man ihm sagen, dass er eine Überraschung war. Eine Information, mit der er nie viel anfangen können wird, auch wenn sie lieb gemeint ist. Mit dir hat ja wirklich niemand mehr gerechnet, wird es heißen. So als hätte er die anderen versetzt. Als hätte er die anderen warten lassen, bis sie es schon aufgegeben hatten. Er sei ein Wunder, hieß es auch. Und: Man habe ihn sich gewünscht. Wer? Alle. Also alle, die er zu diesem Zeitpunkt seines Lebens kennt.

Wieso auch sollte man einem Menschen erzählen, wie hart die ersten Monate mit ihm gewesen waren? Wieso ihm erzählen, dass es auch ihm nicht gut ging in dieser Zeit? Dante würde nur erfahren, wie winzig er gewesen sei. Wie niedlich er ausgesehen habe. Putzig, würde die eine Oma sagen, entzückend, die andere. Beweismaterial existierte. Er wurde fast so oft fotografiert, wie er geküsst wurde.

Natürlich war auf den Fotos nicht zu sehen, dass er die Nächte durchschrie. Rot angelaufen und verzweifelt. Nicht nur er, auch seine Mutter. Und sein Vater. Es gab keine Fotos ihrer müden Gesichter. Auch keine Tonaufnahmen. Keine Bestätigung für seine Eltern, dass sie wirklich tapfer gewesen waren. Warum auch, es handelte sich um die normalste Sache der Welt. Was soll ich denn mit dir machen, fragte ihn seine Mutter, wenn sie im langen Flur mit ihm auf und ab ging, was machen wir denn mit dir? Ich würde alles tun, damit du glücklich bist. Wie wär's denn mal mit Ruhe für uns beide, hm? Du musst jetzt aufhören, bittebittebitte hör auf, ich kann nicht mehr, sagte sie irgendwann, Monate bevor es besser wurde.

Dante hörte ihre Stimme, die ihn beruhigte, auch wenn er nicht aufhören konnte zu schreien, aber er verstand nicht, was sie sagte. Sie sagte ihm alles mit einer kleinen Melodie, ein lieber Singsang in seinen kleinen Ohren, dessen Text er nicht verstand.

Be careful what you wish for, sagte seine Mutter und lachte dabei ihr typisches Lachen, denn selbstverständlich handelte es sich um einen Scherz. Wir sind zu alt, sagte sie zu Dantes Vater an Tagen, an denen sie ganz besonders erschöpft war, an denen sie meinte, sie wären nicht spät beschenkt, sondern bestraft worden. Sind wir nicht, im Gegenteil, sagte er dann, denn er war zwar noch etwas älter als sie, hatte aber eine weniger dramatische Sicht auf das Leben mit seinem winzigen Sohn und auf das Leben an sich. Und vielleicht auch leichter reden, was sie beide wussten, weshalb sie auch keine Lust verspürten, diese Diskussion zu führen, die von Abertausenden schon geführt worden war, unter anderem von ihm, Dantes Vater. Sie wussten, diese Zeit würde vorübergehen. Sie weigerten sich, sie zu dramatisieren, zu politisieren, zu analysieren. Es gab dem, was so viele andere darüber gesagt und geschrieben hatten, nichts hinzuzufügen. Und selbst wenn, wer würde das hören wollen? Und was wäre die Konsequenz? Das Baby würde für eine Zeit weiterschreien und irgendwann damit aufhören.

Bald schon wird Dantes Vater ihm das Radfahren beibringen, seine Mutter das Schwimmen. Es wird Zeiten geben, in denen er lieber etwas mit seinem Vater macht, andere, in denen er seine Mutter bevorzugt. Die Vergleiche, die er im Moment zieht, sind so klein wie er. Es gibt den guten und den besseren Spielplatz. Er hat einen Stein gefunden, den er behalten, aber nicht werfen darf. Er wäre jetzt doch lieber auf den anderen Spielplatz gegangen. Seine Tante lacht ihn an und küsst ihn auf die Wange. Dann darf er losrennen.

Er hat noch zehn Jahre Zeit bis zu seinem ersten Pickel, noch dreizehn Jahre, bevor ihm jemand zum ersten Mal das Herz bricht. In ein paar Jahren wird er sein Leben mit dem seiner Freunde vergleichen. Dabei wird er lernen, dass es Eltern gibt, die immer zusammenwohnen, Eltern, die ganz allein sind, Eltern, die sich verstehen, und Eltern, die sich nicht ausstehen können. Er wird nicht das Gefühl haben, seine Kindheit wäre nicht geordnet genug gewesen. Ein Vorwurf, den seine Mutter ihrer Mutter gemacht hatte. Wenn Dante ihn zum ersten Mal hört, wird er schon zur Schule gehen und sich fragen, was so verkehrt gewesen sein soll am Leben mit seiner Oma, die er so gern besucht. Dante wird später auch nie behaupten, seine Eltern seien kleingeistige Kleinbürger, wie sein Vater das für eine Weile getan hatte, um es irgendwann sein zu lassen und seine Eltern einfach zu akzeptieren, wie sie waren. Trotzdem wird es eine Zeit geben, in der Dante seinen Vater als spießig und rechthaberisch empfindet und seine Mutter als egozentrisch und verpeilt. Er wird zu keinem Zeitpunkt den Kontakt zu ihnen abbrechen. Auch nicht zu seiner Tante, die sich unter das Klettergerüst stellt, auf das er gerade steigt, und sagt: Gut festhalten, Dante, okay?

Es wird eine Zeit geben, in der er lieber Noah oder Max heißen würde als Dante. Diese Zeit wird eingeläutet werden von der Bemerkung einer Erzieherin, die er zufällig hört. Was ist brettensös?, wird er seinen Vater an diesem Tag auf dem Heimweg fragen, und sein Vater wird lachen. Dante ist die Kurzform von Durante – was für Ausdauer und Fortbestand steht. Außerdem gibt es eine Geschichte zu seinem Namen, die sich anhört wie ein Märchen. Und nachdem Dante das Wort prätentiös begriffen hat, wird er finden, dass es zu dieser gern erzählten Geschichte ganz gut passt.

Es war einmal eine Frau, die wünschte sich nichts mehr als ein Kind. Deshalb dachte sie sich einen Sohn aus und nannte ihn Dante, weil es der erste Name war, der ihr einfiel. Er stand in warmgelben Leuchtbuchstaben über dem Restaurant unten im

Haus, in dem die Frau wohnte und vor dem sie gerade stand: *Da Dante*, ein netter Italiener mit exzellenter Speisekarte. Die Frau trug eine Pyjamahose und ein Feinrippmännerunterhemd unter einer ausgeleierten Strickjacke und verschränkte die Arme, weil sie keinen BH trug und mit zwei fremden Männern sprach. Von denen einer sie anbrüllte. Der andere würde der Vater ihres Sohnes werden, was zu diesem Zeitpunkt noch niemand wissen konnte. Und was auch hätte schiefgehen können, denn die Frau hätte den Mann mit einem Stein, den sie aus dem Fenster geworfen hatte, fast zur Strecke gebracht, zumindest aber schwer verletzt. Sie stand auf der Straße, um sich zu entschuldigen. Beim Taxifahrer, der einen relativ kleinen Lackschaden zu beklagen hatte, das aber sehr laut. Und bei seinem Fahrgast, dem die Frau gefiel, der sie auch fragte, wie ihr Sohn hieß, der den Stein aus dem Fenster geschmissen haben sollte. Dante. Der Mann mochte die Frau und den Namen so sehr, dass er beide nicht vergaß. Fast zwei Jahre darauf trafen sie sich auf einem Kongress wieder, wo der Mann die Frau erkannte, während er der Frau, die am Abend des Steinwurfs viel zu genervt war, um ihn wirklich wahrzunehmen, nur vage bekannt vorkam. Sie unterhielten sich gut. Und hier kommt ein Teil des Märchens um seine Namensgebung, den weder Dante noch die anderen kennen: An jenem Abend hatte die Frau beschlossen, dass es in Ordnung für sie sein würde, kein Kind zu haben. Sie war nicht besonders versiert in der Kunst der Akzeptanz, doch sie spürte, dass dies ein Weg sein könnte.

Die Frau und der Mann waren beide nicht mehr jung zu dieser Zeit. Zumindest hatten sie auf jeweils eigene Weise genug Federn gelassen, um zu wissen, dass man sich selbst bei allem Wohlgefühl nicht immer und vor allem nicht sofort trauen sollte. Sie verabschiedeten sich als gute Bekannte und gingen ihrer Wege. Der Mann stieg ins Taxi und fuhr nach Hause, die Frau winkte ihm zu, als er sie überholte, mit hochgeschlagenem Mantelkragen, ihren großen Schritten und ihrem breiten Lächeln. Der Mann hatte sie an diesem Abend mehrmals fast auf den Abend mit dem Stein angesprochen. Ob sie sich erinnerte? Offenbar nicht, wie durchschnittlich sehe ich eigentlich aus? Und so erzählte der Mann ihr nur kurz von seiner Tochter, und als sie ihren Sohn unerwähnt ließ, nahm er es hin.

Später dann, abermals waren ein paar Monate ins Land gezogen, hatte er ihr vorgeschlagen, ihren Sohn mitzubringen, als sie sich wieder verabredeten. Er hätte sie lieber allein getroffen, aber er hatte genau an diesem Wochenende seine Tochter, ein Termin, der nicht zu verschieben war. Die Frau reagierte nicht auf die Einladung mit Kindern, was er als gutes Zeichen nahm. Kinderfrei, schrieb sie, als sie den Termin verschob. Yes, dachte der Mann. Es wurde der Abend, an dem sie das Missverständnis aufklärten, die Frau erzählte ihm in sorgfältig kuratierten Auszügen, wie ihre Situation gewesen war, als der Stein aus dem Fenster flog, bis der Mann sagte: Genug geredet. Dann folgte der Part, der nicht ins Märchen gehörte, zumindest nicht in die Version, die Dante kannte, denn wie die meisten Menschen war auch er nicht sonderlich interessiert an einem expliziten Bild seiner Eltern beim Sex. Der Rest der Geschichte geht deshalb in Kurzform so: Die Frau mit dem abgelegten Kinderwunsch traf den Mann, den sie einst fast umgebracht hätte und der annahm, sie hätte einen Sohn namens Dante. Und zusammen fanden sie, es sei an der Zeit. Wofür? Für alles. Die Frau, befreit von ihrem Druck, und der Mann, der sie unter diesem Druck nicht erlebt hatte oder nur einmal ganz kurz, wurden zu einem guten Team. Sie waren an ähnlichen Punkten in ihren Leben. Sie hatten Entscheidungen getroffen und begriffen, dass man zu ihnen stehen musste. Sie hatten Fehler gemacht und dafür bezahlt. Anderes hatten sie gut hinbekommen, wovon sie jetzt profitierten. Sie waren unabhängig, sie hatten ihre Berufe, sie hatten Wohnsituationen, in denen sie sich wohlfühlten. In ihren alten Beziehungen hatten sie aufgeräumt, so gut es eben ging. Sie waren erwachsen und frei und wären nie auf die Idee gekommen, der/die andere müsste sich dem eigenen Lebensstil oder den eigenen Marotten anpassen. Die Frau war allein, lebte aber mit ihrer Schwester zusammen, der Mann hatte ein Kind, das er jedes zweite Wochenende sah. Mathilda, die Dantes große Halbschwester werden würde. Zu groß, um seine Spielgefährtin zu sein, doch für ihn die Größte. Er liebte sie abgöttisch. Sie würden sich immer nah sein und irgendwann auch mal zusammenwohnen, aber noch war es nicht so weit. Das Märchen ist noch nicht aus.

Dantes Ankunft kündigte sich klassisch an. Der Zyklus der Frau setzte aus. Sie, die sich diese Situation so lange herbeigesehnt hatte und dann nicht mehr, rechnete nicht mit dem Kind. Stattdessen ging sie davon aus, dass der Chong Mai und der Ren Mai nun leer seien. Was sich anhörte wie große Flüsse, die sich durch Gebirge und Städte in Asien schlängelten, waren laut chinesischer Medizin Meridiane in ihrem Körper, die man auch als Penetrationsgefäß und Konzeptionsgefäß bezeichnete. Wenn die Frau das richtig verstanden hatte, die gern Tee mit ihrem Nachbarn trank, der diese Medizin direkt neben dem Ristorante Da Dante praktizierte. Das Leben einer Frau wird in Abschnitte von sieben Jahren unterteilt, was sich nach einem Märchen im Märchen anhört, aber auf empirischem Wissen beruht. Mit zwei mal sieben Jahren ist sie demnach in der Lage, Mutter zu werden, mit sieben mal sieben Jahren heißt es Tschüss oder *bàibài*. Dann, hatte ihr Nachbar gesagt, sei das Himmlische Wasser vertrocknet. Und mit einem weisen Grinsen hinzugefügt: Und die Frau muss sich neuen Lebensaufgaben zuwenden. Die Frau, die noch nicht sieben mal sieben Jahre gelebt hatte, rechnete fest mit dem Versiegen ihres Himmlischen Wassers und erfreute sich an ihrer Gelassenheit. Doch sie hatte sich getäuscht, es war ihr Sohn, der sich ankündigte, das himmlische Kind. Ein Wunder, das würde seine Großmutter mütterlicherseits später sagen. Okay – sein Vater. Scheiße – die Frau, die seine Mutter werden sollte, deren Reaktion Dante nie erfahren würde.

Doch es konnte nicht angehen, dass sie, die mehr als ein halbes Jahrzehnt lang ihr Umfeld und sich selbst damit terrorisiert hatte, kein Kind zu haben, dieses Angebot jetzt ausschlug. Das fand auch der Vater. Der sie beruhigte. Der ihr sagte, sie würden das gemeinsam schaffen, sie wären alt genug – wohl wahr, alt genug waren sie wirklich – und er würde da sein für dieses Kind. Immer. Und er hatte Wort gehalten. Auch ihre Frauenärztin beruhigte sie und stellte sie, ihrem Alter entsprechend, unter Sonderbeobachtung. Die Frauenärztin hatte jetzt eine Kollegin eingestellt, die sich auf Schwangerschaften ab Mitte vierzig spezialisiert hatte, denn durch ein neues Medikament (das die Frau einst auch probiert und dann verschmäht hatte) war sie kein Sonderfall mehr, sondern ein Fall, der sich häufte.

Dante wird nie erfahren, dass seine Mutter eine Weile gebraucht hatte, um ihren Schock zu überwinden und sich auf ihn zu freuen. Dass sie sich gefragt hatte, ob nicht einmal etwas normal laufen konnte in ihrem Leben, bis sie sich besann und dankbar war für das, was beglückend normal verlief, nämlich die Schwangerschaft mit ihrem einzigen Kind. Normal verlief auch seine Geburt, aus medizinischer Sicht jedenfalls. Das Baby Dante, für das es keinen alternativen Mädchennamen gegeben hatte, war winzig und gesund. Das war die Geschichte von Dantes Entstehung und Benennung. Und von da an lebten sie weiter. Aber wie?

Für eine Weile wurden alle Fragen von Babyglück und Babygeschrei übertönt.

Dante wird sich nicht an die Zeit erinnern, in der seine Eltern versuchten, eine sogenannte normale Kleinfamilie um ihn herum zu etablieren. Eine Zeit, in der sie versuchten, die Wohnung, in der seine Mutter vorher mit ihrer Schwester gelebt hatte, zu einem gemütlichen Nest zu machen. Mutter, Vater, Kind. Seine Mutter hatte dieses Spiel schon als Kind gelangweilt. Sein Vater hatte dieses Spiel in seinem Erwachsenenleben schon ausprobiert und schließlich beendet. Im Guten. Doch es war seine Mutter, die fand, sie sollten sich ein anderes Modell suchen, ein offeneres, weniger zum Scheitern verurteiltes. Was sie dann auch taten. Und ein Paar blieben, zunächst, nachdem der Vater zurück in seine alte Wohnung gezogen war. Sie werden nie wissen, ob sie ohne Kind gemeinsam alt geworden oder viel früher auseinandergegangen wären. Dantes Mutter nahm an, dass ihre Kraft nicht für einen Mann und ein Kind ausreichte, was sie nie so aussprach. Sein Vater nahm an, dass man die Kraft zweier Leute brauchte, um ein Kind aufzuziehen. Beide werden auf ihre Art recht gehabt haben, und Dante wird nie genau erfahren, wie lange die beiden ein Paar geblieben sind. Der Übergang ins freundschaftliche Elterndasein war so fließend, dass nicht einmal seine Tante, in manchen Dingen seine engste Vertraute, ihm den Zeitpunkt der Trennung nennen konnte.

Dante, der jetzt in seiner Lieblingscordhose im feuchten Sand sitzt, wird die Frage trotzdem noch manchmal stellen, und die beiden werden sie weglächeln oder mit freundlichen Allgemeinplätzen verscheuchen. Wir haben alles richtig gemacht. Was für ein Glück, als du plötzlich kamst. Wir hatten wirklich gute Zeiten miteinander. Alles andere ist zweitrangig, oder? Viele Jahre später wird er dann ihren Nachlass sortieren. Er wird glauben, dass niemand so viele Schallplatten besaß wie seine Mutter und niemand so viele Bücher wie sein Vater. Der auch Platten besaß, so wie seine Mutter Bücher. Dante wird das alles archivieren und dabei wird ihm auffallen, wie viele dieser Bücher und Tonträger sich doppeln, wie einig sich seine Eltern oft gewesen sind, vielleicht ohne es zu wissen. Im digitalen Nachlass wird er auf Fotos stoßen, auf denen er mit ihnen zu sehen ist. Auf Ausflügen, Festen, Reisen. Er wird sich fragen, ob sie in diesen Momenten noch Liebende waren oder nur noch Eltern. Er wird allein leben zu dieser Zeit und viel an die beiden denken. Die sich nicht immer einig waren, aber oft, die immer in Verbindung geblieben sind. Die fast alle Feste zusammen feierten, die sich beschenkten und anriefen bis zum Schluss. Eigentlich sonst nicht meine Art, hatte seine Mutter gesagt. Aber meine, hatte sein Vater gesagt, der die Kunst lebenslanger Beziehungen außergewöhnlich gut beherrschte.

Noch sind sie Mama und Papa. Und er ist Dante, der seinen Namen nur kurz nicht mögen wird und irgendwann dankbar für ihn sein wird, nicht nur weil er seine gesamte Kindheit über unten im Ristorante alles aufs Haus bekommen wird. Er wird groß werden, seine Eltern sind groß. Er wird das kantige Gesicht seiner Mutter haben, die hellen Augen seines Vaters hat er jetzt schon. Du kommst nach deinem Vater, werden die einen sagen, während andere meinen, er wäre ganz die Mama. In ein paar Jahren wird seine Mutter mit ihm Basketball spielen gehen, und sein Vater wird ihm beibringen, wie man kocht.

Bald wird er zum ersten Mal erleben, wie sich Trennungsschmerz anfühlt. Seine Tante wird in die Ferne ziehen. Zehn Flugstunden weit weg. Sie wird die Leiterin der deutschen Schule dort werden, einer renommierten Schule. Genug herumgehockt, oft genug zaghaft gewesen, wird sie sich sagen, was habe ich zu verlieren? Seine Tante, die ihr eigenes Leben braucht, wie Dante irgendwann verstehen wird. Und die nicht zurückkehren, sondern dort eine Familie finden wird, aber das ist eine andere Geschichte. Auch ihr wird der Abschied schwerfallen, denn sie liebt ihren kleinen Neffen sehr, der jetzt die Leiter zur Rutsche hochsteigt, vorsichtig und langsam, wie sie es ihm angetragen hat: Prima machst du das.

Es sind gerade keine anderen Kinder auf der Rutsche, das ist gut. Niemand drängelt hinter ihm, so hat er Zeit, in Ruhe oben zu stehen und sich kurz auf dem Spielplatz umzuschauen. Er muss keine Angst haben, denn unten steht seine Tante und wird ihn in die Arme nehmen, wenn er ankommt, das kennt er schon. Bevor er sich hinsetzt, um zu rutschen, sieht er eine bekannte Person durch die kleine Pforte zum Spielplatz kommen. Sie geht in großen Schritten durch den Sand, und sie hat zwei Becher dabei, einen für sich, einen für seine Tante. Und: ein Eis! Dante ist aufgeregt, auf die gute Art, ganz kurz weiß er nicht, auf welchem Weg er am schnellsten zu den beiden kommt. Dann weiß er es wieder. Er setzt sich hin, er wird jetzt hinunterrutschen, und dabei wird es sich in seinem Bauch so anfühlen, wie er es mag. Als würde er fliegen. Das Wort dazu ist: hui. Auf der Schaukel ist dieses Gefühl noch stärker, aber in diesem Moment denkt er nicht an die Schaukel, in diesem Moment sieht er nur seine Tante, die ihre Arme ausbreitet, und seine Mama, die ihm zuwinkt. Er winkt zurück und stößt sich ab und lacht. Das Gefühl, das er auf diesem kurzen Weg nach unten hat, ist pures Glück.

Ich danke meinem Lektor und Verleger und meiner Agentin, die schon an dieses Buch geglaubt haben, bevor es entstand. Ich danke meiner Mutter, die mir beigebracht hat, dass man sich nie langweilen muss, sondern stattdessen lesen oder sich etwas ausdenken kann. Ich danke meinen Freunden und Freundinnen, die mich in lustigen und nicht so lustigen Zeiten begleitet haben. Einer Freundin danke ich auch dafür, dass ich mir ihren wunderschönen Vornamen für eine fiktive Figur ausleihen durfte.

Ich danke dem Mann an meiner Seite. Für unsere Zeit miteinander und ohneeinander. Du bist immer da, auch wenn ich alleine vor mich hin schreibe.

Ein Glück, dass es Euch alle gibt.